Kohlhammer *PflegeManagement*

W0098630

Die Autorinnen:

Susanne und Cornelia Geppert, Kranken-/Kinderkrankenschwestern und Dipl.-Pflegewirtinnen (FH), sind im Caritas-Pflegezentrum St. Agnes in Mering/Augsburg als Pflegedienstleitung und Pflegedienstleitung Organisation tätig.
Lydia Füg, Krankenschwester mit der Fachweiterbildung Anästhesie und Intensivmedizin, Dipl.-Pflegewirtin (FH), ist als Schulleiterin von zwei Berufsfachschulen für Altenpflege und einer Berufsfachschule für Krankenpflegehilfe tätig. Dorothea Eidam, Dipl.-Sozialpädagogin (FH) und Master of Adult Education (M. Edu), ist als Dozentin an derselben Altenpflegeschule tätig.

Geppert/Geppert/Füg/Eidam

Lernfelder in der Pflegeausbildung

Theorie und praktische Umsetzung

Verlag W. Kohlhammer

Dieses Werk einschließlich aller seiner Teile ist urheberrechtlich ge-
schützt. Jede Verwendung außerhalb der engen Grenzen des
Urheberrechts ist ohne Zustimmung des Verlags unzulässig und
strafbar. Das gilt insbesondere für Vervielfältigungen, Übersetzungen,
Mikroverfilmungen und für die Einspeicherung und Verarbeitung in
elektronischen Systemen.

Die Wiedergabe von Warenbezeichnungen, Handelsnamen und sons-
tigen Kennzeichen in diesem Buch berechtigt nicht zu der Annahme,
dass diese von jedermann frei benutzt werden dürfen. Vielmehr kann
es sich auch dann um eingetragene Warenzeichen oder sonstige
gesetzlich geschützte Kennzeichen handeln, wenn sie nicht eigens
als solche gekennzeichnet sind.

1. Auflage 2005

Alle Rechte vorbehalten
© 2005 W. Kohlhammer GmbH Stuttgart
Umschlag: Gestaltungskonzept Peter Horlacher
Gesamtherstellung:
W. Kohlhammer Druckerei GmbH + Co. Stuttgart
Printed in Germany

ISBN 3-17-018361-3

Vorwort

Die Arbeitssituation des Pflegepersonals der Altenpflege, Gesundheits- und Krankenpflege sowie Gesundheits- und Kinderkrankenpflege ist gekennzeichnet durch ständig neue, sich verändernde und komplexe Pflegesituationen und Probleme.

Aufgrund dieser dynamischen Gegebenheiten ist es heutzutage nicht mehr möglich, dass die Berufsfachschulen des Gesundheitswesens ihre Auszubildenden auf die konkrete Situation im beruflichen Alltag, d. h. auf alle möglichen Pflegesituationen vorbereiten. Das Ziel der Berufsfachschulen muss heutzutage lauten, die Auszubildenden handlungsfähig und handlungskompetent zu machen. Handlungsfähigkeit und Handlungskompetenz führen zu Anpassungsfähigkeit, die es dem Pflegepersonal ermöglicht, „in einer Welt, in der sich (Erkenntnisbestände), Anforderungen, Gefahren und Chancen schnell wandeln, selbstständig zurecht zu kommen".[1]

Berufliche Kompetenz ist die Voraussetzung dafür, dass das Pflegepersonal auch in Zukunft fähig sein wird, professionelle Pflege zu leisten, indem es die vielschichtigen und sich ändernden Pflegesituationen und Probleme erkennen sowie eigenständig und eigenverantwortlich darauf reagieren kann. Um dem Wandel der Zeit standhalten und das bestehende pflegerische Wissen jederzeit auf den neuesten Stand bringen zu können, müssen die Pflegenden fähig sein, auf der „Basis eines breiten Grundwissens neue Erkenntnisse selbstständig ... (zu) erarbeiten".[2]

Das Bundesaltenpflegegesetz und das Gesundheits- und Krankenpflegegesetz mit den dazugehörigen Ausbildungs- und Prüfungsverordnungen haben auf die neuen beruflichen Anforderungen in der Pflege mit der Einführung des Lernfeldkonzepts reagiert. Ziel des Lernfeldkonzepts soll das Erwerben von Handlungsfähigkeit und Handlungskompetenz sein.

Beim Lernfeldkonzept wird der Fächerkanon aufgelöst und durch Lernfelder bzw. Themenbereiche ersetzt. Die Fächer stehen fortan nicht mehr als so genannte „Einzelfäden" nebeneinander, sondern werden zu einem „Seil" zusammengedreht. „Auch so bleiben die Einzelfäden durchaus bestehen, werden aber durch den Drall zu einer einheitlichen und völlig neuen Sache – Seil statt bloß Fäden! Aufdrehen kann man das Seil jederzeit wieder, wenn es seine Schuldigkeit getan hat und nicht mehr benötigt wird; dann lassen sich aus den zurückgewonnenen Einzelfäden u.U. sogar später völlig andersgeartete Seile drehen."[3]

Die Lernfeldkonzeption ermöglicht vernetztes Denken, Lernen mit Hand, Kopf, Herz und allen Sinnen und das Sammeln von Erfahrungen und Wissen aus erster Hand. Sinn und Zweck der Abkehr vom Fächer-

---

[1] Klafki, 1996, S. 54
[2] Internetportal „Wissensschule für Bildungseinrichtungen", 2003, S.1
[3] Peterßen, 2000, S. 59

kanon hin zum Lernfeldkonzept sind gut nachvollziehbar. Der Nutzen in den Lernfeldern bzw. Themenbereichen liegt in der Handlungskompetenz und Handlungsfähigkeit und scheint gerechtfertigt. Die Notwendigkeit dieser „neuen" Lehr- und Lernform ist inzwischen in der Fachliteratur hinreichend erörtert und plausibel erklärt.

Schwierigkeiten für die Berufsfachschulen im Gesundheitswesen sehen die Herausgeberinnen weniger in der Akzeptanz der Lernfeldkonzeption als vielmehr in der praktischen Umsetzung. Genau an dieser Stelle möchte das Buch eine hilfreiche Unterstützung zur erfolgreichen Bewältigung geben. Es zeigt mögliche praktische Umsetzungsformen des Lernfeldkonzepts in der Altenpflege, Gesundheits- und Krankenpflege sowie Gesundheits- und Kinderkrankenpflege.
Die Besonderheit dabei ist, dass die dargestellten praktischen Umsetzungsformen der Lernfelder bzw. Themenbereiche ausreichend Spielraum für eigene Kreativität, Ideenreichtum und Einzigartigkeit lassen. Die Beispiele sollen keinesfalls als Patentrezept, sondern lediglich als Vorschlag verstanden werden.

Ganz entscheidend bei der Umsetzung des Lernfeldkonzepts ist die Einstellung des Lehrteams (Lehrer und Lehrerinnen). Es sollte unbedingt Teamfähigkeit und die Bereitschaft zur Einführung des Lernfeldkonzepts mitbringen. Dies stellt zumindest die Basis für die praktische Umsetzbarkeit dar.

Möge dieses Buch ebenfalls einen Beitrag dazu leisten, den neuen Anforderungen zu entsprechen.

Susanne Geppert
Im August 2004

Inhaltsverzeichnis

1 Lernfelddidaktik und ihre Entstehung

Dorothea Eidam

Gemäß den Lehrplänen der Berufsfachschulen für Altenpflege und der Schulen für Gesundheits- und Krankenpflege sowie Gesundheits- und Kinderkrankenpflege soll der Unterricht nach dem sog. Lernfeldkonzept gestaltet werden. Demnach ist das Unterrichtsgeschehen nicht mehr nach Fächern zu organisieren, sondern nach Lernfeldern, welche aus sog. Handlungsfeldern situationsbezogen zum Pflegeberuf abgeleitet sind.

Viele Unterrichtsteams stellen sich nun die Frage, ob das Lernfeldkonzept geschichtlich gesehen ein neuer Ansatz ist?

Lehrkräfte in der Berufspädagogik beschäftigen sich schon seit längerem mit der Frage, welche Erziehungsideen und Umsetzungsmöglichkeiten hinsichtlich der Erziehung in früheren Zeitepochen vorherrschten. Manches, was früher in und für Erziehung gedacht und entwickelt wurde, hat auch heute noch Gültigkeit. Grundlegend neu ist in der Pädagogik nur wenig. Die Forderung für eine moderne Berufsbildung nach einer Erziehung zu selbstbestimmtem Handeln und Verhalten gab es bereits in der Vergangenheit. In der Geschichte hat sich die Pädagogik bereits des Öfteren mit diesem Thema befasst. Ein Blick zurück kann somit nicht schaden, sondern – im Gegenteil – den Horizont erweitern. So kommt März zu der Einsicht, „dass man irrt, wenn man glaubt, dass fortschrittliches Denken und effektives Handeln erst in der Gegenwart entwickelt wurde. Es wurden bereits vor unserer Zeit eine Unzahl von Irrtümern begangen, welche eine Fülle wertvoller Erfahrungen in sich bergen. Wirklich Neues kann nur auf der fundierten Kenntnis des Geschehenen erarbeitet werden"[1].

Auch Dörschel geht auf die Gegenwartsbedeutung historischer Prozesse ein. Für ihn ist „der Blick in die Geschichte ein Blick in den Strom des Lebens, dessen letzte Woge uns im Augenblick trägt. Alles was heute geschieht und pädagogisch wirksam ist, ist irgendwie mit Historischem verknüpft"[2].

Der Ursprung des heutigen Lernfeldkonzepts gründet sich auf unterschiedliche didaktisch-methodische Konzepte. Bereits im **Mittelalter** wurde in der zünftischen Berufsausbildung mit dem **handlungsorientierten Ansatz** gelehrt und gelernt. Die historischen Ausführungen zu den Wurzeln des Lernfeldkonzepts beschränken sich an dieser Stelle nur auf einige Theorien des 20. und 21. Jahrhunderts.

Handlungsorientierter Ansatz

Zu Beginn der **60er-Jahre** entstand die **bildungstheoretische Didaktik** (Primat der Didaktik), die bis in die **80er-Jahre** weiterentwickelt wurde.

Bildungstheoretische Didaktik

---

[1] vgl. März, 1998, S.18
[2] Dörschel, 1972, S. 8

Diese Theorie geht auf die Zeit des **Humanismus** und somit auf den Philosophen Immanuel Kant zurück. Mit Hilfe der Theorie sollten **praktische Situationen durchleuchtet und reflektiert** werden. Auszubildende sollten von ihren Lehrern/Lehrerinnen mit sog. „**Schlüsselproblemen**" konfrontiert werden, um dadurch **allgemeine Bildung** zu erhalten.

In den **80er-Jahren** hielt der **handlungsorientierte Unterricht** Einzug in die Didaktik. Hier wurden Traditionen aus der **Reformpädagogik** und aus **kognitiven Handlungstheorien** (Piaget, Aebli) aufgenommen. Lehrkräfte sollten in ihre Unterrichtsvorbereitungen und den Unterrichtsprozess einbeziehen, dass **Kopf- und Handarbeit** im Lernprozess voneinander untrennbar sind. Das **situationsbezogene Lernen** schließt unterschiedliche theoretische Fachgebiete in seinen Prozess ein.

Psychologische Lerntheorien

Im Zusamenhang mit der Lernfelddidaktik ist aus dem Bereich der **psychologischen Lerntheorien** der **Konstruktivismus** (Glaserfeld, Varela, Mandl) zu nennen. Hier wird das **situative Lernen durch Erleben und Interpretieren** in den Vordergrund gerückt. Lernen kommt durch **eigene Erfahrungen** zustande, durch Ausprobieren, Fehlentscheidungen und dem Entdecken von Zusammenhängen. Dies kann letztlich nur auf der **Basis von Handlungsorientierung** geschehen. Dazu müssen Lernumgebungen zur Verfügung gestellt werden, die es ermöglichen, etwas auszuprobieren, um Zusammenhänge eigenständig zu entdecken und zu bilden (exploratives, ganzheitliches Lernen). Dabei darf der Austausch mit anderen Menschen über das eigene Erleben nicht zu kurz kommen. Lernen ist also kein passives Aufnehmen und Abspeichern von Information und Wahrnehmung, sondern ein **aktiver Prozess der Wissenskonstruktion**. Etwas lernen heißt, das Konstrukt im Kopf überarbeiten und erweitern. Dabei ist Lernen ein **individueller, selbst gesteuerter Prozess**, der je nach Vorkenntnissen und Vorerfahrungen sehr unterschiedlich ausfallen kann.[3]

---

[3] vgl. Glaserfeld, 1996, S. 29 ff.

2 Professionelle Pflege und Lernfeldkonzept

2.1 Professionelle Pflege und ihre Bedeutung für den Lernfeldansatz

Susanne Geppert

2.1.1 Der Begriff „Professionelle Pflege"

Die Pflegenden sehen sich einer neuen beruflichen Realität gegenüber, die Situation einerseits durch **komplexe und heterogene Pflegesituation** und andererseits durch eine **anspruchsvolle Bedürfnislage pflege- und hilfsbedürftiger Patienten bzw. Bewohner** gekennzeichnet ist.

So tragen sowohl die immer höher werdenden Ansprüche der Pflege- und Hilfsbedürftigen als auch das Fortschreiten von Medizin und Technik, der Anstieg chronischer Erkrankungen, die Multimorbidität und darüber hinaus das Bestreben nach individueller, ressourcenorientierter Pflege zu einer Veränderung des „Kundengutes" bei.

Das Pflegepersonal von heute muss sehr unterschiedliche Anforderungen und Herausforderungen bewältigen und über ein großes Handlungsrepertoire verfügen. Kurz gesagt, Pflegende müssen Professionalität in ihrem Tun und Handeln aufweisen.

> **Merke:** Nur wer professionelle Pflege leistet, wird die heterogene Bedürfnislage und die sich ständig verändernden Pflegesituationen erfolgreich und zur Zufriedenheit der Patienten/Bewohner bewältigen können.

Doch wie sieht professionelle Pflege aus? Was zeichnet eine professionell handelnde Pflegeperson gegenüber Laien aus? Um diese Frage beantworten zu können, bedarf es zunächst der Definition des Begriffes „Profession".

> **Definition:** Der Begriff „Profession" stammt aus dem Lateinischen und bedeutet: Beruf.[1]

Professionelle Pflege, auch „Berufspflege" genannt, ist demzufolge eine **beruflich ausgeübte Tätigkeit**, die entgeltlich und auf Basis eines in einer **geregelten Berufsausbildung** erworbenen, theoretischen und praktischen Wissens an hilfsbedürftigen und/oder kranken Menschen durchgeführt

---

[1] vgl. Duden, 1990, S.636

wird. Die erworbenen Kompetenzen, Fähigkeiten und Fertigkeiten führen zur **Spezialisierung** und ermöglichen **qualifiziertes Handeln**, das von einem Laien nicht erbracht werden kann.

> **Merke:** Beruflich ausgeführte Pflege (= professionelle Pflege) basiert auf qualifizierten theoretischen und praktischen Kompetenzen, Fähigkeiten und Fertigkeiten, die in einer Ausbildung für Gesundheitsberufe erworben wurden.

Qualifizierte theoretische und praktische Kompetenzen, Fähigkeiten und Fertigkeiten zeichnen sind dadurch aus, dass sie „besonders geeignet"[2] sind, den Leistungsansprüchen zu genügen.

Merkmale

Im Folgenden werden **Merkmale der professionellen Pflege** aufgeführt:
- „Professionelle Pflege ist berufsmäßig durchgeführte Pflege, deren Hauptaufgabe „das Pflegen" ist. Damit erfüllt professionelle Pflege die Merkmale eines Berufes:
  - Die Pflege basiert auf spezifischer Sachkenntnis, erlangt durch eine anerkannte, staatlich geregelte theoretische und praktische Ausbildung und nachgewiesen durch ein bestandenes Examen.
  - Sie ist eine Dienstleistung, die gegen Entgelt verrichtet wird.
- Professionelle Pflege beinhaltet die Fähigkeit und Bereitschaft, durch begründete Entscheidungen Pflegearbeiten zu planen und zu reflektieren.
- Sie setzt Kompetenz und didaktisches Geschick voraus, Patienten, Angehörige und Laienpflegekräfte anzuleiten und in die Pflegearbeiten einzubeziehen.
- Die Mitglieder der Profession haben eine gemeinsame Berufsethik, die in einem Berufskodex begründet ist (ICN-Code für Pflegende). Wer diesen Kodex nicht einhält, muss mit Sanktionen rechnen."[3]

Um die anspruchsvollen Pflegesituationen und Probleme hilfsbedürftiger Menschen meistern zu können, bedarf es professioneller Pflege. Die erworbenen Kompetenzen, Fähigkeiten und Fertigkeiten ermöglichen ein zielgerichtetes, strukturiertes, geplantes und reflektiertes Bewältigen verschiedenartiger, anspruchsvoller Bedürfnislagen und komplexer Aufgabenstellungen.

Im Anschluss wird ein Blick auf die qualifizierten theoretischen und praktischen Kompetenzen, Fähigkeiten und Fertigkeiten geworfen, die professionelle Pflege auszeichnen.

2.1.2 Komponenten professioneller Pflege

Professionelle Pflege ist durch spezifische Kompetenzen, Fähigkeiten und Fertigkeiten gekennzeichnet, mit Hilfe derer komplexe, wandelbare Aufgaben- und Problemstellungen bewältigt werden können. Diese spezifi-

---

[2] Duden, 1990, S. 654
[3] vgl. Arets et al., 1996, S. 28–29

schen Kompetenzen beziehen sich sowohl auf theoretische als auch auf praktische Inhalte. Die Inhalte ihrerseits sind besonders geeignet (d. h. qualifiziert), um angemessene bzw. optimale Pflege leisten zu können.

Entzian hat die qualifizierten Kompetenzen, Fähigkeiten und Fertigkeiten professioneller Pflege wie folgt beschrieben: „Professionelle Pflege zeigt sich in der Gleichzeitigkeit und Gleichwertigkeit eines fachlich fundierten Handelns und eines berufsethisch begründeten, menschenwürdigen Umgangs mit Pflegebedürftigen und ihren Angehörigen."[4]

Wie bereits mehrfach dargestellt, ist die berufliche Realität der Pflegenden durch eine schnelllebige Entwicklung bestimmt. Sachverhalte, die heute als qualitativ hochwertig gelten, können morgen schon veraltet sein. Aus diesem Grund zeichnet sich das Arbeitsfeld „Pflege" durch eine ständige Konfrontation mit neuen Pflegetechniken und -methoden, innovativen Denkansätzen und (pflege-)wissenschaftlichen Erkenntnissen aus. Um dem Wandel der Zeit standhalten zu können, ist sowohl das eigenständige, eigenverantwortliche Aneignen aktuellen Wissens gefragt als auch die Fähigkeit, sich permanent auf Neues einzulassen; darüber hinaus die Gabe, trotz Komplexität den Überblick zu behalten.
So müssen sich heutzutage dem fachlich fundierten und berufsethisch begründeten Handeln adaptive Fähigkeiten und Fertigkeiten anschließen. Gefragt ist Anpassungsfähigkeit, sog. Adaptionsbereitschaft.

Professionelle Pflege definiert sich wie folgt:

> **Definition:** Professionelle Pflege, erworben in einer geregelten Berufsausbildung für Pflegeberufe, basiert auf qualifizierten theoretischen und praktischen Kompetenzen, Fähigkeiten und Fertigkeiten eines fachlich fundierten, berufsethischen und adaptiven Handelns.

Im Anschluss wird aufgezeigt, was unter **fachlich fundiertem, berufsethischem und adaptivem Handeln** verstanden werden soll.

Fachlich fundiertes Handeln

Unter **fachlich fundiertem Handeln** soll Folgendes verstanden werden:
• Grundbedürfnisse des Patienten/Bewohners identifizieren,
• pflegerische Methoden, Techniken und Maßnahmen fach- und sachkundig einsetzen,
• Pflegesituation im Ganzen wahrnehmen,
• aktuelles Pflegewissen auf Basis der neuesten wissenschaftlichen Erkenntnisse aus der Pflege und ihren Bezugswissenschaften in die Interventionen integrieren,
• Maßnahmen der Qualitätssicherung wie Pflegestandards, Pflegeprozess/ Pflegeplanung, Pflegemodell, Pflegevisite einsetzen,
• adäquate Beratung, Anleitung und Begleitung des Patienten/Bewohners und der Angehörigen/Bezugspersonen.

Unter **berufsethischem Handeln** soll verstanden werden:

Berufsethisches Handeln

• Wertschätzung des Patienten/Bewohners,

_____
[4] Entzian Hildegart, 1999, S. 127

- Würde des Menschen achten,
- dem Patienten/Bewohner Achtung und Respekt entgegenbringen,
- Autonomie, Selbstbestimmung und Selbstständigkeit erhalten und gewähren,
- Wahrung der Privatsphäre des Patienten/Bewohners,
- Verschwiegenheit/Schweigepflicht.

Adaptives Handeln

Unter **adaptivem Handeln** soll verstanden werden:
- selbstständiges, eigenverantwortliches, kontinuierliches Aneignen von Wissen im Bereich der Pflegetechniken, -methoden, -interventionen und der Bezugswissenschaften,
- Offenheit für Neuerungen und Veränderungen,
- Überblick über heterogene, vielfältige und vielschichtige Aufgaben- und Problemstellungen bewahren,
- Analysieren und Bewältigen komplexer Situationen und Pflegeprobleme
- die sich ständig wandelnde berufliche Realität wahrnehmen und das Handeln darauf abstimmen.

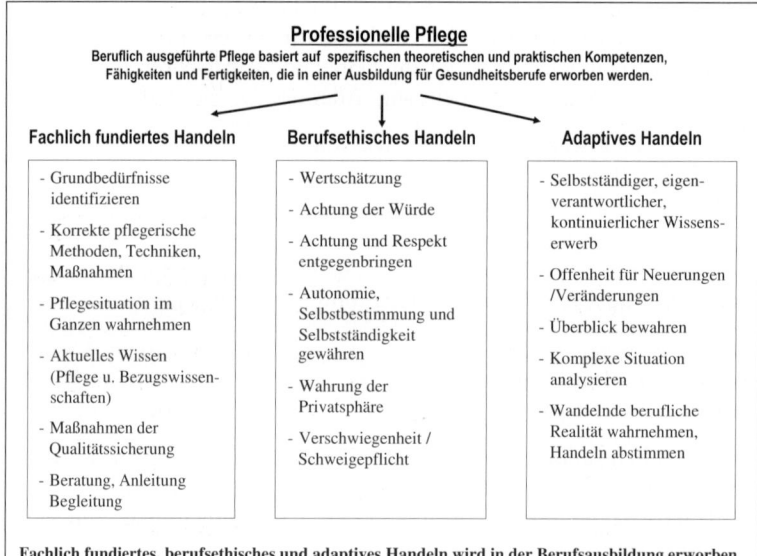

Professionelle Pflege
Beruflich ausgeführte Pflege basiert auf spezifischen theoretischen und praktischen Kompetenzen, Fähigkeiten und Fertigkeiten, die in einer Ausbildung für Gesundheitsberufe erworben werden.

Fachlich fundiertes Handeln	**Berufsethisches Handeln**	**Adaptives Handeln**
- Grundbedürfnisse identifizieren - Korrekte pflegerische Methoden, Techniken, Maßnahmen - Pflegesituation im Ganzen wahrnehmen - Aktuelles Wissen (Pflege u. Bezugswissenschaften) - Maßnahmen der Qualitätssicherung - Beratung, Anleitung Begleitung	- Wertschätzung - Achtung der Würde - Achtung und Respekt entgegenbringen - Autonomie, Selbstbestimmung und Selbstständigkeit gewähren - Wahrung der Privatsphäre - Verschwiegenheit / Schweigepflicht	- Selbstständiger, eigenverantwortlicher, kontinuierlicher Wissenserwerb - Offenheit für Neuerungen /Veränderungen - Überblick bewahren - Komplexe Situation analysieren - Wandelnde berufliche Realität wahrnehmen, Handeln abstimmen

Fachlich fundiertes, berufsethisches und adaptives Handeln wird in der Berufsausbildung erworben, indem sich Auszubildende berufliche Kompetenzen, Fähigkeiten und Fertigkeiten aneignen.

Übersicht 1: Komponenten professioneller Pflege

Die **drei Komponenten** „fachlich fundiertes, berufsethisches und adaptives Handeln" zeichnen **professionelle Pflege** aus.

2.1.3 Kompetenzen, Fähigkeiten und Fertigkeiten professioneller Pflege

Komponenten

In den Ausführungen des vorigen Kapitels wird deutlich, dass eine Pflegeperson **fachlich fundiertes, berufsethisches und adaptives Handeln** benötigt, um mit den unterschiedlich strukturierten Pflegesituationen und

Bedürfnislagen der Patienten/Bewohner erfolgreich umgehen zu können. Diese **drei Komponenten** zeichnen eine **professionelle Pflegeperson** aus.

Für Berufsfachschulen des Gesundheitswesens bedeutet dies, ihren Auszubildenden diese Kompetenzen zu vermitteln, um im beruflichen Alltag Professionalität zeigen zu können. Kompetenzbereiche

Hier schließt sich die Frage an, welche Kompetenzen, Fähigkeiten und Fertigkeiten sich hinter den drei Komponenten professioneller Pflege verbergen. Lehrkräfte müssen die **Kompetenzbereiche professioneller Pflege** kennen, um sie den Auszubildenden im Rahmen geeigneter Lernarrangements zu vermitteln.

> **Merke:** Hinter den drei Komponenten, dem fachlich fundierten, berufsethischen und adaptiven Handeln, verbergen sich materielle und formale Kompetenzbereiche.

materielle Kompetenzbereiche	formale Kompetenzbereiche
Fachkompetenz	Methodenkompetenz
Sozialkompetenz	kommunikative Kompetenz/ Sprachkompetenz
Human-/Personal-/Selbstkompetenz	Lernkompetenz
ethische Kompetenz/Moral- kompetenz	

Tabelle 1: Kompetenzbereiche professioneller Pflege

Die sieben Kompetenzen werden in Kap. 3.2 „Bestandteile der beruflichen Handlungskompetenz/Handlungsfähigkeit" erläutert.

Die **Kompetenzen** lassen sich den **Komponenten** professioneller Pflege wie folgt **zuordnen**: Zuordnung
- **Fachlich fundiertes Handeln** setzt folgende Kompetenzen voraus:
  - Fachkompetenz
  - Sozialkompetenz
  - Sprachkompetenz.
- **Berufsethisches Handeln** setzt folgende Kompetenzen voraus:
  - ethische Kompetenz
  - Sozialkompetenz
  - Sprachkompetenz.
- **Adaptives Handeln** setzt folgende Kompetenzen voraus:
  - Methodenkompetenz
  - Lernkompetenz
  - Humankompetenz.

Die Gesamtheit an materiellen und formalen Kompetenzen führt zu beruflicher Handlungsfähigkeit, die ein Merkmal professioneller Pflege darstellt.

> **Merke:** Grundsätzlich kann gesagt werden, dass der Erwerb von Kompetenzen wie Fach-, Sozial-, Human-, Methoden-, ethische,

> Sprach- und Lernkompetenz Basis und Grundvoraussetzung für das Erbringen professioneller Pflege ist.

Das Unterrichtsteam steht vor der Aufgabe, den Auszubildenden materielle und formale Kompetenzen zu vermitteln. Doch wie eignet sich ein Auszubildender z. B. Sozialkompetenz an? Um diese Frage beantworten zu können, muss ein einheitliches Verständnis bezüglich der Sozialkompetenz vorliegen. Wann besitzt eine Person soziale Kompetenz? Welche Eigenschaften, Fähigkeiten und Fertigkeiten muss sie zeigen?

Erst wenn das Lehrteam Fähigkeiten und Fertigkeiten jeder der sieben Kompetenzbereiche kennt, kann es sich Gedanken bezüglich geeigneter Lernarrangements machen.

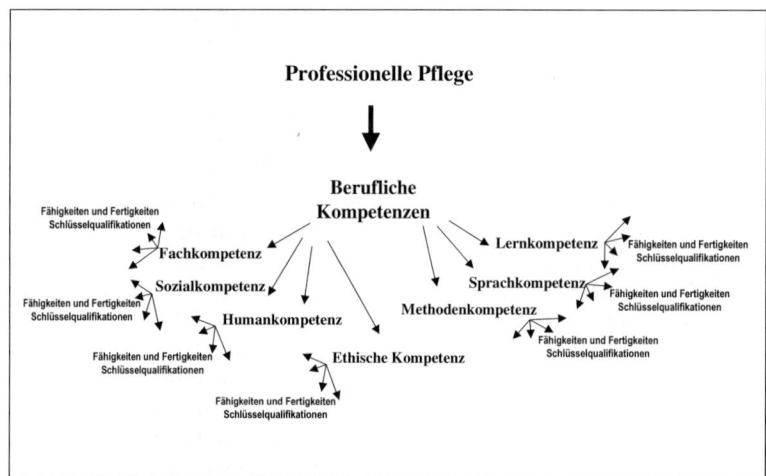

Abb. 1: Berufliche Kompetenzen im Rahmen professioneller Pflege

Schlüsselqualifikationen

Konkret heißt dies, jede materielle und formale Kompetenz zu definieren, indem ihr spezifische Fähigkeiten und Fertigkeiten, sog. **Schlüsselqualifikationen**, zugeschrieben werden. Erst die Gesamtheit aller Schlüsselqualifikationen führt zu **beruflicher Handlungskompetenz**, also zum Besitz von Fach-, Sozial-, Human-, ethischer, Methoden-, Sprach- und Lernkompetenz.

Wer beruflich handlungskompetent ist, pflegt professionell. Wer professionelle Pflege leistet, handelt fachlich fundiert, berufsethisch und adaptiv.

In Kap. 4.3 „Schlüsselqualifikationen als Basis für Handlungskompetenz" werden die einzelnen Fähigkeiten und Fertigkeiten (Schlüsselqualifikationen) vorgestellt, die zu Fach-, Sozial-, Human-, ethischer, Methoden-, Sprach- und Lernkompetenz führen.

2.1.4 Erwerb professioneller Pflege mit Hilfe des Lernfeldkonzepts

Ziel der Berufsfachschulen für Gesundheitsberufe ist es, ihre Auszubildenden zu professionellen Pflegepersonen auszubilden. Damit dies gelingt, ist das Aneignen einer Vielzahl einzelner Fähigkeiten und Fertigkeiten aus den Bereichen des fachlich fundierten, berufsethischen und adaptiven Handelns erforderlich.

Das Lehrteam muss eine **Lernmethode** wählen, mit der folgende **Schlüsselqualifikationen** vermittelt und erworben werden können:

Kompetenzbereiche

- aus dem Bereich **Fachkompetenz** (z. B. Grundbedürfnisse des Patienten/Bewohners identifizieren, pflegerische Methoden, Techniken und Maßnahmen fach- und sachkundig einsetzen, Pflegesituation im Ganzen wahrnehmen, aktuelles Pflegewissen besitzen),
- aus dem **sozial-ethischen Kompetenzbereich** (z. B. Wertschätzung, Achtung, Respekt, Kommunikationsfähigkeit, Teamarbeit, Einfühlungsvermögen) und
- aus dem Bereich **Methoden- und Lernkompetenz** (z. B. selbstständiges, eigenverantwortliches, kontinuierliches Aneignen von Wissen, Überblick über heterogene, vielfältige und vielschichtige Aufgaben- und Problemstellungen bewahren).

Bislang dominiert im Unterrichtsgeschehen die **Lehrmethode „Frontalunterricht"**. Die Auszubildenden übernehmen dabei eine passive Rolle, wobei der Wissenserwerb über die Kanäle „Hören und evtl. Sehen" erfolgt. Der Sprachkanal und das eigenständige Handeln bleiben oft unberührt. Dabei fällt es nicht schwer, sich die Ernüchterung vorzustellen, mit der die Auszubildenden den beruflichen Alltag bestreiten, in dem gerade Fähigkeiten und Fertigkeiten aus dem sozialen Bereich und der Methoden-, Sprach- und Lernkompetenz wichtig sind. Mehr als noch vor Jahren sind die **formalen Kompetenzbereiche** gefragt, mit Hilfe derer Auszubildende und examinierte Pflegepersonen ihr Wissen im Bereich der Pflegetechniken, Pflegemethoden und pflegerischen Interventionen kontinuierlich und eigenverantwortlich auf den neuesten Stand der pflegewissenschaftlichen Erkenntnisse und ihren Bezugswissenschaften bringen können. Die Komplexität der Aufgaben- und Problemstellungen pflege- und hilfsbedürftiger Menschen verlangt ein systematisches, zielgerichtetes, geplantes und reflektiertes Handeln. Dies wird dem Pflegepersonal nur gelingen, wenn es ausreichende Möglichkeiten zur Erprobung und Bewältigung erhalten hat.

Lehrmethoden

Der Frontalunterricht bietet hierfür wenig Platz, denn statt Aktivität, Handeln, Einsatz zeigen, aus Fehlern lernen, knifflige Aufgaben eigenständig lösen etc. steht Passivität im Vordergrund. Schnell wird klar, dass eine Lernmethode gefunden werden muss, die Auszubildende besser auf den beruflichen Alltag einer Pflegeperson vorbereitet. Bei dieser Suche fallen Begriffe wie **handlungsorientiertes, ganzheitliches und berufsorientiertes Lehren und Lernen**. Das **Lernfeldkonzept** vereint alle drei Aspekte. Die Auszubildenden werden mit dem **Lernfeldkonzept** auf ihre berufliche Realität vorbereitet, indem sie während der Berufsausbildung mit einer Vielzahl komplexer und multipler Pflegesituationen und Aufgabenstellungen konfrontiert werden. Die sog. **Lernsituationen** stammen aus dem beruflichen Alltag und werden mit in der Realität (auf der Station/in der Wohngruppe) vorkommenden Materialien, Methoden und Vorgehensweisen bearbeitet. Das **Bearbeiten findet aktiv statt**, indem die Auszubildenden Sprache, Interaktion, Kommunikation, Bewegung, Emotion

Lernfeldkonzept

und all' ihre Sinne einsetzen, um die Lernsituation erfolgreich zu bewältigen.

> **Definition:** Dieses aktive Herangehen an Aufgaben- und Problemstellungen im Rahmen einer Unterrichtssequenz nennt man **handlungsorientiertes Lernen.**

Aktivität bedeutet „selbst tätig sein"[5]. Hinter diesem „selbst tätig sein" verbergen sich Handlungen wie beispielsweise komplexe pflegerische Situationen einzuschätzen sowie pflegerische Handlungen daraufhin zu planen, durchzuführen und zu bewerten.

Im Rahmen dieses aktiven Handelns erwerben die Auszubildenden ein umfangreiches Qualifikationsspektrum verschiedenartiger Fähigkeiten und Fertigkeiten, die sich ihrerseits den materiellen und formalen Kompetenzbereichen zuschreiben lassen. Wer Fach-, Sozial-, Human-, ethische, Methoden-, Sprach- und Lernkompetenz besitzt, ist in der Lage, professionell zu pflegen.

> **Merke:** Das Lernfeldkonzept mit seiner Handlungsorientiertheit, Ganzheitlichkeit und Berufsorientiertheit fördert professionelle Pflege, indem es fachlich fundiertes, berufsethisches und adaptives Handeln ermöglicht.

2.2 Lernfelder zum Erwerb von Professionalität

Prof. Dr. Barbara Städtler-Mach

2.2.1 Zur Notwendigkeit der Professionalisierung der Pflege

Das Gesundheitswesen unterliegt derzeit einem Wandel wie kaum ein anderer Sektor unserer Gesellschaft. Als System innerhalb des gesundheitswirtschaftlichen Marktes stellt es eine Mischung aus markt- und planwirtschaftlichen Elementen dar. Inhaltlich wandelt sich das Denken – wenn auch nur ansatzweise und mit graduellen Unterschieden in den einzelnen Bereichen – vom pathogenetischen, d. h. krankheitszentrierten zum salutogenetischen, also ganzheitlichen Denken. Durch neue Entwicklungen entstehen weitere Gesundheitsberufe, die neue Qualifikationen fordern und althergebrachte als überflüssig erscheinen lassen. Fachwissen veraltet schnell, soll nach drei bis fünf Jahren aktualisiert und beständig weiterentwickelt werden. Im Zuge dieses Wandels verändert sich seit Jahren das Handlungs- und damit auch das Berufsverständnis der Pflegeberufe. Zusammenfassend lässt sich dabei feststellen, dass sich

---

[5] vgl. Duden, 1990, S. 42

Pflege zunehmend als ein Dienstleistungsberuf versteht und von daher Anteil an den sich verändernden Vorstellungen von Dienstleistung hat.[6] Dass Pflege dabei zu den Berufen gehört, die in Deutschland einen hohen Professionalisierungsbedarf haben, ist keineswegs eine neue Erkenntnis.[7] Seit Jahren wird diese Notwendigkeit beschrieben und hat in unterschiedlicher Weise auch Antworten auf diesen Bedarf hervorgebracht.[8]

Im Blick auf die **Professionalisierung** des Pflegeberufes lassen sich drei Kriterien benennen, die die **Besonderheit dieses Berufes** respektieren:

Besonderheit dieses Berufes

- das gesellschaftliche Mandat des Pflegeberufs,
- die Entwicklung theoriegeleiteten Wissens gegenüber der in der Erfahrung begründeten Praxisvorstellung,
- die rechtliche Autonomie des Berufs.[9]

Die Berücksichtigung dieser Kriterien stellt einen wesentlichen und unverzichtbaren Bestandteil des Professionalisierungsprozesses dar.
Neben dieser inhaltlichen bestimmten Ausrichtung ist die formale Umsetzung dieses Prozesses, insbesondere die konkreten Voraussetzungen im Ausbildungssektor, fundamental wichtig für das angestrebte Ziel. Vielfach werden dabei an erster Stelle die Studiengänge genannt, die die Professionalisierung gleichsam „von oben" – mittels Pflegemanagement – und „unten" – mittels Pflegepädagogik – voranbringen sollen. Tatsächlich haben die Pflegestudiengänge in Deutschland wesentlich zur Professionalisierung und natürlich auch zur Akademisierung beigetragen.
Dabei sind die Vorbehalte gegenüber dieser Art, Pflege „zu denken" mittlerweile weitgehend aufgehoben worden. Auch weitab von Hochschulen wird erkannt, dass die Studiengänge durchaus eine wesentliche Bedeutung für die Entwicklung der Pflege haben, ganz zu schweigen von den Erkenntnissen der Absolventinnen und Absolventen.[10]

2.2.2 Zur Professionalisierung der Pflegeausbildung

Ein weiterer wesentlicher Weg zur Professionalisierung der Pflege ist die Professionalisierung der Pflegeausbildung. Hier ist in Deutschland zwei-

---

[6] vgl. exemplarisch zu dieser Thematik: Rabe-Kleberg, Ursula u.a. (Hg.): Dienstleistungsberufe in Krankenpflege, Altenpflege und Kindererziehung, Bielefeld 1991.

[7] Sprondel, Walter M.: „Emanzipation" und „Professionalisierung" des Krankenpflegeberufs – Soziologische Analyse einer Selbstbedeutung, in: Pinding, M. (Hg.): Krankenpflege in unserer Gesellschaft, Stuttgart 1972, 16–26.

[8] Hampel, Klaus: Professionalisierungstendenzen in den Krankenpflegeberufen – Ein theoretischer und empirischer Beitrag zu neuen Berufsbildern in den paramedizinischen Berufen, Münster 1983.

[9] vgl. dazu: Remmers, Hartmut: Die Eigenständigkeit einer Pflegeethik, in: Wiesemann, Claudia u.a. (Hg.): Pflege und Ethik. Leitfaden für Wissenschaft und Praxis, Stuttgart 2003, 47–70, 48.

[10] Bartholomeyczik, Sabine: Agenten des Wandels. Warum die Pflegepraxis von Hochschulabsolventen profitieren kann, in: Nightingale. Beiträge aus der Pflegeforschung und Pflegepraxis, 3/2003 (2. Jg.), 3–9.

fellos noch ein langer Weg zurückzulegen, insbesondere im Hinblick auf den europäischen Vergleich. Zum einen wird hier – ebenfalls seit geraumer Zeit – das duale Ausbildungssystem als Stolperstein auf dem Weg zur weiteren Professionalisierung gesehen. Zum anderen wird eine gemeinsame Grundausbildung für die bisher unterschiedlichen Ausbildungszweige der Kranken-, Kinderkranken- und Altenpflege gefordert.

Die Herausforderungen sind hier sowohl für die Erstausbildung wie für die Weiterbildung sehr groß.

Tendenziell sind sie für die Altenpflege aufgrund der bisherigen Entwicklung dieses Pflegeberufes noch am wenigsten gelungen.[11]

Im Hinblick auf die Professionalisierung der Pflegeausbildung stellen sich zwei Fragen:

- Worauf muss die Pflegeausbildung vorbereiten, wenn sie zum Prozess der Professionalisierung beitragen will?
- Wie muss die Pflegeausbildung aussehen, um diesen Beitrag zu leisten?

Weiterentwicklung   In aller Kürze kann folgendermaßen darauf geantwortet werden. Pflegende müssen lernen, sich in dem **ständig wandelnden Prozess unseres Gesundheitssystems** eigenständig zurechtzufinden und sich jeweils neu zu orientieren. Ständig **neue Rechtsgrundlagen, wachsende Ansprüche** an Qualität, unterschiedliche Anforderungen in der **finanziellen Sicherung** der Pflegeleistungen, **gesellschaftliche Prozesse** unterschiedlicher Art führen dazu, dass Pflegende einen klaren Standort innerhalb ihrer Profession und in der Kommunikation mit anderen Gesundheitsberufen einnehmen müssen. Sowohl durch die Einführung der DRGs im Krankenhaus als auch durch den damit verbundenen Anstieg ambulanter Versorgung, sowohl durch sich ändernde Gesetzesgrundlagen für die Pflegeausbildung wie auch eine **veränderte Arbeitsmarktsituation**, sowohl durch die **Gerontologisierung** als auch die **Singularisierung** unserer Gesellschaft – kurz: Durch eine Fülle von Entwicklungen in nahezu allen gesellschaftlichen Bereichen wird die Pflege herausgefordert, sich qualifiziert und professionell zu verhalten.

> **Merke:** Die Pflegeausbildung hat dazu beizutragen, dass Pflegende lernen, diesem Wandel standzuhalten, dabei das Wesentliche vom Unwesentlichen zu unterscheiden, den Standpunkt der Pflege präzise und konstruktiv zu vertreten und innovative Wege im Gesundheitswesen zu denken und umzusetzen.

Seit den 70er-Jahren gibt es in Deutschland die Diskussion über Schlüsselqualifikationen, die hier nur benannt, auf die in unserem Zusammenhang an anderer Stelle umfassend eingegangen wird (siehe Kap. 5 „Schlüsselqualifikationen").

---

[11] vgl. zu der Analyse dieser Situation: Klie, Thomas/Brandenburg, Hermann (Hg.): Gerontologie und Pflege. Beiträge zur Professionalisierungsdiskussion in der Pflege alter Menschen, Hannover 2003.

2.2.3 Ethische Aspekte für eine qualifizierte Ausbildung

Im Rahmen der Professionalisierung der Pflege und damit auch der Pflegeausbildung ist mit Recht in den vergangenen Jahren insbesondere die Wichtigkeit der ethischen Dimension hervorgehoben worden. Im Grunde sind diese Überlegungen innerhalb der Pflege nicht neu. Jahrhundertelang haben die Pflegenden, die sich bestimmten **weltanschaulichen Grundlagen** verpflichtet wussten, ihre **ethische Grundhaltung** daraus bezogen. An erster Stelle sind dabei die **kirchlich gebundenen Pflegenden** beider Konfessionen zu nennen, ab der Begründung des Roten Kreuzes auch die unterschiedlichen **Schwesternschaften des Roten Kreuzes**. Orientieren sich konfessionell gebundene Pflegende bis heute an den Grundsätzen des christlichen Menschenbildes und des biblischen Auftrages zur Nächstenliebe, sind für die Rot-Kreuz-Schwesternschaften die sieben Grundsätze des Roten Kreuzes maßgebend.

Historische Entwicklung

Die Entstehung der **Pflegeorganisationen** außerhalb dieser ethisch gebundenen Pflegenden brachte – historisch gesehen – durchaus eine gewisse Öffnung des Pflegeberufes mit sich und hat die **Entwicklung der Professionalisierung** insgesamt begünstigt. Im Hinblick auf die ethische Ausrichtung bedeutete die **Pluralität der Pflege** in ihrer weltanschaulichen Grundlegung gleichzeitig eine zunehmende Unschärfe. Dieser Prozess wird gegenwärtig durch die in Deutschland stattfindende **Säkularisierung** und **Pluralisierung der Gesamtgesellschaft** unterstrichen.

Pflegeorganisationen

Von daher ist es nicht verwunderlich, dass neben einer Vielzahl von Berufen und Organisationen auch die Pflege sich erneut sehr intensiv auf ihre ethische Ausrichtung besinnt. Nicht zuletzt die bereits genannten Studiengänge in Pflegemanagement und -pädagogik tragen hier Wesentliches bei.

Durchgängig wird dabei die ethische Kompetenz als Indikator für Professionalisierung sowohl für die Pflegenden im unmittelbaren Kontakt zu den Pflegebedürftigen als auch für das Pflegemanagement herausgestellt.[12]

Exemplarisch soll hierfür ein umfangreiches **Modellprojekt** benannt werden, das im Auftrag des Katholischen Berufsverbandes für Pflege durchgeführt wurde. Die Zielsetzungen dieses Projektes waren zum einen die Entwicklung einer Berufsethik der Pflege, die forschungsgestütztes, theoretisches Wissen und Alltagspraxis verbindet, zum anderen die Durchführung einzelner Projekte, in denen die ethischen Impulse in unterschiedliche Bereiche der Ethik transferiert wurden. Deutlich wird an diesem Projekt, dass eine erklärte Werteorientierung in der Begründung und Gestaltung von Praxis einerseits und die Kommunikation so gewonnener grundlegender Entscheidungskriterien andererseits in intra-

Modellprojekt

---

[12] Städtler-Mach, Barbara: Ethische Grundlagen für das berufliche Handeln im Pflegemanagement, in: Kerres, Andrea/Falk, Juliane/Seeberger, Bernd (Hg.): Lehrbuch Pflegemanagement, Berlin/Heidelberg 1999, 1–15.

und interprofessionellen Koordinationsprozessen ein Grundkriterium von Professionalisierung darstellt.[13]

> **Merke:** In diesem Zusammenhang versteht es sich nahezu von selbst, dass auch die ethische Qualifikation der Lehrenden mit den Anforderungen Schritt halten muss. Das betrifft natürlich zunächst ihre jeweilige Persönlichkeit, darüber hinaus allerdings auch die Fähigkeit zu einem ethisch verantworteten Unterricht. Von daher ist der Persönlichkeitsentwicklung der Lehrenden nicht nur während ihrer Ausbildung in Pflegepädagogik große Aufmerksamkeit zu schenken, unabhängig, ob es sich dabei um ein Studium oder eine Weiterbildung handelt. Vor allem ist die Fort- und Weiterbildung der Lehrenden unter ethischen Gesichtspunkten auszurichten.

Lieselotte Lindner beschreibt in ihrem grundlegenden Beitrag zum Ethik-unterricht in der Pflegeausbildung neben der Kenntnis mindestens eines theoretischen ethischen Modells zwei wesentliche **Kompetenzen der Lehrenden im Hinblick auf die ethische Bildung:**

Kompetenzen

- Verstärkung der Wahrnehmungsfähigkeit,
- Förderung der kommunikativen Fähigkeiten.[14]

Deutlich wird hier, dass es sich bei der konkreten Gestaltung von „Ethik" in der Ausbildung weder um rein kognitive Lehrinhalte handelt, noch dass diese Inhalte auf ein Fach beschränkt sind. In besonderer Weise wirken in der Pflegeausbildung die Lehrenden und der von ihnen zu vermittelnde Inhalt bei ethischen Fragen zusammen.

Am Beispiel der ethischen Kompetenz lässt sich in einem nicht unerheblichen Maß aufzeigen, wie groß der Graben zwischen Theorie und Praxis nicht nur in der Pflege selbst, sondern insbesondere in ihrer Ausbildung ist. Lindner weist darauf hin, dass Pflegende ihren Beruf als einen „primär praktischen" sehen, was sie veranlasst, nach der Ausbildung die Auseinandersetzung mit neuen Theorien und der berufsfachlichen aktuellen Diskussion zu vernachlässigen: „Der Graben zwischen Theorie und Praxis vergrößert sich dabei mit zunehmendem Abstand zur Ausbildungszeit ebenso wie durch das Anwachsen der Belastung im pflegerischen Alltag, etwa durch chronischen Personalmangel oder dauernde persönliche Überforderung."[15]

Auf die Persönlichkeitsmerkmale, die eine lehrende Person im Sinne dieser Qualifikationen haben muss, kann hier nur summarisch hingewiesen werden. Wesentlich in unserem Zusammenhang ist die Frage, inwieweit das Konzept der Lernfelder für die Pflegeausbildung den

---

[13] Schwerdt, Ruth: Ethisch-moralische Kompetenzentwicklung als Indikator für Professionalisierung. Das Modellprojekt „Implementierung ethischen Denkens in den beruflichen Alltag Pflegender", Regensburg 2002.

[14] Lindner, Lieselotte: Lernziel „guter Mensch"? – Ethik in der Aus- und Fortbildung pflegerischer Berufe, in: Städler-Mach, Barbara (Hg.): Ethik im Gesundheitswesen, Berlin/Heidelberg 1999, 44–65, 60f.

[15] a.a.O., S. 50.

erforderlichen Kriterien entspricht. Deutlich dürfte geworden sein, dass die Ausbildung in der Pflege ohne ethische Kompetenz auf Seite der Lehrenden wie der Lernenden nicht auskommen wird, will sie die Anforderungen der Zukunft bestehen.

> **Merke:** Nicht nur von daher ergibt sich die unabdingbare Forderung, die Ausbildung zur Pflege in einer grundständig ethisch gedachten und verantworteten Haltung zu vermitteln. Die Forderung nach dieser verantworteten Haltung gilt für die Lehrenden wie für die Lernenden.[16]

---

[16] Löwisch, Dieter-Jürgen: Einführung in pädagogische Ethik. Eine handlungsorientierte Durchführung von Verantwortungsdiskursen, Darmstadt 1995.

3 Handlungsfähigkeit, Handlungs-
kompetenz, berufliche Kompetenz

Susanne Geppert

Entwicklung Multimorbidität, Anstieg chronischer Erkrankungen, innovative Technologien, fortwährend neue Erkenntnisse aus Pflegewissenschaft und
Forschung, erhöhtes Bestreben der Integration der Angehörigen in die
Pflege, intensivste Bemühungen um eine individuelle, ressourcenorien-
tierte Pflege und „erhöhte Anforderungen an Begleitung, Beratung und
Unterstützung der Pflegebedürftigen"[1] nehmen Einfluss auf den beruflichen Alltag des Pflegepersonals in der Altenpflege, Gesundheits- und
Krankenpflege und Gesundheits- und Kinderkrankenpflege. Kurz gesagt,
der berufliche Alltag der Pflegenden ist durch viele verschiedene, komplexe, sich wandelnde Situationen gekennzeichnet.

Es ist nicht möglich, die Auszubildenden während ihrer Berufsausbildung
auf diese Vielzahl möglicher Situationen und die damit verbundenen
vielschichtigen Probleme vorzubereiten. Was heute noch aktuell ist und
dem derzeitigen wissenschaftlichen Stand entspricht, kann morgen schon
veraltet und überholt sein.

Aufgrund dieser Situation müssen sich die Auszubildenden der Altenpflege, der Gesundheits- und Krankenpflege und der Gesundheits- und
Kinderkrankenpflege ein Repertoire an Fähigkeiten und Fertigkeiten
aneignen, das es ihnen ermöglicht, mit den dynamischen Gegebenheiten
des beruflichen Pflegealltags eigenständig und eigenverantwortlich umgehen zu können.

 Merke: Das Ziel zeitgemäßer Bildungsstätten muss sein, Auszubildende für den beruflichen Alltag handlungsfähig und kompetent zu
machen.

Wer handlungsfähig und kompetent ist, kann sich in der wandelbaren
und komplexen Arbeitswelt der Pflegeberufe zurechtfinden und professionelle Pflege leisten.

Wir befinden uns in einer schnelllebigen Gesellschaft, in der wir viel
Wissen aufnehmen und verarbeiten müssen. Ein Teil der Inhalte, die die
Auszubildenden zu Beginn ihrer Berufsausbildung lernen, könnte am
Ende der Ausbildung bereits überholt sein. „Die Auszubildenden/Schüler
sollten dahingehend geschult werden, sich ein Leben lang selbst organi-
siert Wissen anzueignen."[2]

---

[1] Sieger, 2003, S.4
[2] Ermert/Pollmüller, 2001, S. 17

3.1 Handlungsfähigkeit und Handlungskompetenz in Pflegeberufen

Dieses Kapitel beschäftigt sich mit den Begriffen „Handlungsfähigkeit" und „Handlungskompetenz" und versucht zu erkunden, was sich dahinter verbirgt.

„Der Begriff **„Kompetenz"** stammt aus der lateinischen Sprache und wird im Allgemeinen mit „Befähigung", „Vermögen, etwas zu tun" oder auch „Zuständigkeit" und „Befugnis" übersetzt."[3] Ein kompetenter Mensch besitzt bestimmte Fähigkeiten in einem Bereich, z. B. in der Pflege, die es ihm ermöglichen, sachverständig Situationen oder Aufgaben zu bewältigen.

Kompetenz

Eine Pflegeperson, die kompetent ist, ist fähig, Pflegesituationen zu gestalten und Aufgabenstellungen zu lösen. Diese Pflegesituationen zeichnen sich durch ihre Vielschichtigkeit und Wandelbarkeit aus.

> **Definition:** Kompetenz setzt voraus, dass die Pflegeperson Fähigkeiten und Fertigkeiten mitbringt, um auf jede bekannte und unbekannte Situation adäquat und professionell reagieren und die damit verbundenen Probleme eigenständig und eigenverantwortlich lösen zu können.

Die Begriffe „Handlungsfähigkeit" und „Handlungskompetenz" basieren auf dem Wortpaar **„Handlung/Handeln"**. Welche Bedeutung steckt jedoch hinter dem „Handeln" und der „Handlung"?

Handlung/Handeln

> **Definition:** „Handeln/Handlung ist im allgemeinen Sinne jedes tätige Verhalten; im engeren Sinne jedoch nur das bewusste, zielgerichtete, willentliche menschliche Tun, das auf Gestaltung der Wirklichkeit gerichtet ist."[4]
> Die Freiwilligkeit ist ein wesentlicher Aspekt im Zusammenhang mit dem Handeln. Zur Freiwilligkeit gehört das Wissen um das, was getan wird; aber auch das Wollen des Ziels, die Überlegungen der Mittel zu seiner Erreichung und die Entscheidung.[5]

In dieser Definition wird deutlich, dass Handeln etwas Geplantes, zuvor Durchdachtes und nach einem gesetzten Ziel Strebendes ist. Handeln hat somit nichts mit Zufälligkeit zu tun; der handelnde Mensch möchte mit seinem tätigen Verhalten eine unbefriedigende Situation verändern. Dies geschieht bewusst, zielgerichtet, überlegt, durchdacht und geplant, mit Verantwortung und freiwillig.

---

[3] Lauber, 2001, Seite 88
[4] Brockhaus Enzyklopädie, 1969, S. 132
[5] vgl. Brockhaus Enzyklopädie, 1969, S. 132

Merkmale einer Handlung

Gudjons[6] zeigt folgende **Hauptmerkmale einer Handlung** auf:

- Handlungen sind zielgerichtete Tätigkeiten, in der eine Person versucht, mittels Veränderungen von Selbst- und/oder Weltaspekten einen für sie befriedigenden Zustand zu erreichen oder aufrechtzuerhalten.
- Handlungen sind proaktive bzw. reaktive Auseinandersetzungen mit einer Situation bzw. mit einer Abfolge von Situationen.
- Handlung ist die Auseinandersetzung der personalen Ganzheit mit einer Situation, d. h. dass psychische und physische Bestandteile zusammenwirken.

Handlungsfähigkeit

Anhand dieser Überlegungen zu „Handeln/Handlung" nähert man sich den beiden interessanten Begrifflichkeiten „(berufliche) **Handlungskompetenz**" und „**Handlungsfähigkeit**".

„Als handlungsfähig gilt, wer imstande ist, selbstständig mit möglichst vielen Situationen fertig zu werden, in die sein Leben ihn hineinführt, weil er die darin vorfindbaren Probleme eigenständig zu lösen fähig ist."[7] Handlungsfähigkeit setzt demnach voraus, dass der Mensch handeln kann. Handeln ist – wie die Definition zeigt – planmäßiges, zielgerichtetes, durchdachtes und bewusstes Tun.

Merke: Eine Person ist handlungsfähig, wenn sie imstande ist, eine für sie unbefriedigende Situation aktiv und zuvor bis ins kleinste Detail durchdacht und geplant zu verändern.

Ist nun aber eine handlungsfähige Person zugleich handlungskompetent? Beide Begriffe werden oft sinngemäß verwendet.

Bei der Auseinandersetzung mit der Thematik zeigt der Begriff „Handlungskompetenz" sehr viel deutlicher, dass es einer Vielzahl von Fähigkeiten und Fertigkeiten bedarf, um überhaupt zielgerichtet, durchdacht und bewusst handeln zu können. Damit jemand in der Lage ist, eine unbefriedigende Situation zu lösen, ist er auf viele Einzelfertigkeiten angewiesen. Beispielhaft sind hierfür fachliche, berufsethische, kommunikative, teamorganisatorische, dokumentative, kreative und flexible Fähigkeiten zu nennen.

Der Begriff „Kompetenz" verdeutlicht diesen Aspekt intensiver und lässt erahnen, welche Schlüsselqualifikationen sich eine Person in ihrem Leben aneignen muss, um handlungsfähig sein zu können.

Damit das Pflegepersonal eigenverantwortlich handeln kann, muss die Berufsfachschule den Unterricht so gestalten und strukturieren, dass die Auszubildenden handlungskompetent werden. Die Entwicklung von Handlungskompetenz ist ein lebenslanger Prozess, der nicht mit dem Austritt aus der Berufsfachschule endet.

Berufliche Handlungs-
kompetenz

„**Berufliche Handlungskompetenz** ist die Fähigkeit und Bereitschaft des Menschen, in beruflichen Situationen sach- und fachgerecht, persönlich durchdacht und in gesellschaftlicher Verantwortung zu handeln, d. h.

---

[6] vgl. Gudjons, Bad Heilbrunn1997, S.45
[7] Peterßen, 2000, S. 63

anstehende Probleme zielorientiert auf der Basis von Wissen und Erfahrungen sowie durch eigene Ideen selbstständig zu lösen, die gefundenen Lösungen zu bewerten und seine Handlungsfähigkeit weiterzuentwickeln. Berufliche Handlungskompetenz umschließt die Komponenten Fachkompetenz, Human-(Personal-)kompetenz und Sozialkompetenz."[8]

Peterßen fügt diesen drei materiellen Kompetenzen noch die Moralkompetenz/ethische Kompetenz hinzu.

> **Merke:** Eine handlungsfähige Pflegeperson ist in der Lage und bereit, jegliche Situationen und Probleme im beruflichen Alltag eigenständig, eigenverantwortlich, durchdacht, geplant, zielgerichtet und bewusst anzugehen und sach- und fachgerecht, ethisch vertretbar und kundenorientiert zu lösen.

Der Begriff „eigenständig" bedeutet, dass die Pflegeperson zu keinem Zeitpunkt die Kontrolle über den Prozess der Bewältigung von Pflegesituationen verliert. Dieses Wort setzt jedoch nicht voraus, dass die Pflegeprobleme allein gelöst werden müssen. Das Einholen von Informationen und das Annehmen von Hilfe ist selbstverständlich erlaubt bzw. erforderlich, so lange die Kontrolle und der Überblick über die einzelnen Teilhandlungen und die Situation im Gesamten nicht verloren gehen.

> **Merke:** Voraussetzung für die Fähigkeit, komplexe und veränderliche Pflegesituationen und Aufgabenstellungen eigenständig und eigenverantwortlich lösen zu können, ist der Besitz flexibler und transferfähiger Wissensstrukturen.

Damit ist Wissen gefragt, das jederzeit zur Anwendung kommen kann, d. h., es handelt sich um **„aktives"** und nicht um **„träges Wissen".** Fehlt der Zusammenhang zwischen Lernen und Handeln, die Verknüpfung von Wissen und Anwendung, kommt es zu „trägem Wissen". Gemeint ist Wissen, das nicht zur Anwendung kommt, das in bestehendes Vorwissen nicht integriert wird und zu wenig vernetzt und damit zusammenhangslos ist.[9]

Aktives und träges Wissen

Unser Gehirn „... speichert Informationen nicht einfach in Schubladen, sondern ordnet es zu komplexen Netzen. Wichtig für eine solche **netzwerkartige Verarbeitung** (und eine entsprechend vielfältige spätere Abrufbarkeit!) ist, dass motiviert und interessiert aufgenommene Informationen in ihren Tiefenmerkmalen gespeichert werden, während anderes sich nur an der Oberflächenstruktur ansiedelt... Handelnd zu lernen in lebensnahen Problemen, durch Forschen, Entdecken und Erkunden, fördert den Aufbau solcher Netzwerke im Gehirn, weil vielfältige Bezüge eines Problems oder einer Sache deutlich werden".[10]

Wissensstrukturen

---

[8] Bader, 2000, S. 11
[9] vgl. Gudjons, Bad Heilbrunn 1997, S. 50
[10] Gudjons, Bad Heilbrunn 1997, S. 49

Um **transferfähige und anwendbare Wissensstrukturen** aufzubauen, müssen die Informationen bis ins kleinste Detail nachvollzogen und nachkonstruiert worden sein. Nur so können sie in ihrem inneren Aufbau verstanden, in Form komplexer Wissensstrukturen gespeichert und jederzeit abgerufen werden.

Transferfähigkeit

Besonders in der heutigen Arbeitswelt ist **flexibles und transferfähiges Wissen** Grundvoraussetzung für **professionelle Pflege**. Aufgrund der sich ständig wandelnden Arbeitssituationen und Arbeitsplatzanforderungen ist **Flexibilität** erwünscht. **Transferfähigkeit** ist bei der Vielzahl der Patienten/Bewohner mit unterschiedlichsten Bedürfnissen, Ressourcen und Problemen erforderlich.

Merke: Pflegepersonen benötigen Wissen, mit dem sie produktiv umgehen können und das in jeder Situation aktivierbar ist.

„Einmal Gelerntes soll zu einem späteren Zeitpunkt, in einem anderen Kontext angewandt werden können oder aber weiteres Lernen erleichtern."[11] Wozu nützt Fachwissen, das im beruflichen Alltag nicht angewendet werden kann, Wissen, das man in einer einzigen „Schublade" des Gehirns abgespeichert hat und das man nur produktiv nutzen kann, wenn sich diese Schublade auch öffnet. Man müsste also in einer komplexen Alltagssituation genau wissen, welche „Schubladen zu öffnen sind", damit die Situation erfolgreich bewältigt werden kann.

Diese bildliche Darstellung zeigt, dass es viel Zeit in Anspruch nehmen würde, um „alle Schubladen durchzusehen" und entscheiden zu können, inwieweit der Inhalt zur Bewältigung der Pflegesituation behilflich sein könnte. Sollte sich während der pflegerischen Handlung herausstellen, dass die „gewählte Schublade nicht ausreicht" bzw. ein unerwartetes Problem hinzugetreten ist, dann müsste der Prozess des „Durchlaufens und Durchsehens aller Schubladen" erneut beginnen.

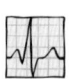

Beispiel: Zur korrekten Bewältigung der pflegerischen Handlung „Bestimmen der Körperkerntemperatur" benötigt man beispielsweise folgende „Schubladen":

- die Schublade mit dem Wissensinhalt über die möglichen Messmethoden/Messarten (rektale Messung, axillare Messung, tympanale Messung etc.) und die jeweiligen Vor- und Nachteile,
- die Schublade mit dem Fachwissen über das korrekte Bedienen eines digitalen Fieberthermometers oder eines Infrarot-Ohrthermometers etc.,
- die Schublade mit der manuellen Geschicklichkeit zum Einführen des Fieberthermometers,
- die Schublade mit dem Wissen über die hygienischen Bestimmungen zur Verhinderung einer nosokomialen Infektion (Schutzhülle, Desinfektion des Fieberthermometers).

───────────

11 Ermert/Pollmüller, 2001, S. 19

- die Schublade mit dem Fachwissen über die Normalwerte und Abweichungen (Hypo-/Hyperthermie),
- die Schublade mit den kommunikativen Fähigkeiten zur Beratung, Anleitung, Weitergabe von Informationen etc.,
- die Schublade mit den empathischen Fähigkeiten und Fertigkeiten, um Einfühlungsvermögen, Wahrung des Schamgefühls etc. zeigen zu können u.v.a.

Diese beispielhafte Pflegesituation zählt sicher nicht zu den komplexesten, dennoch bedarf es zu ihrer Bewältigung des Öffnens einer Vielzahl von Wissensschubladen. Es erforderte viel Zeit, um sich Zugang zu den Inhalten zu verschaffen.

Der berufliche Alltag zeigt jedoch, dass diese Zeit nicht vorhanden ist, und der Patient/Bewohner sie dem Pflegepersonal auch nicht zugestehen wird, insbesondere, wenn er sich in einer für ihn bedrohlichen und/oder in einer die Lebensqualität beeinträchtigenden Situation befindet. Hier wird deutlich, wie wichtig es ist, dass Wissen nicht in einzelnen Schubladen „lagert", sondern in Form von Netzwerken abgespeichert ist. Ein Netz muss nicht geöffnet werden, es ist zugänglich und man hat flexiblen, variablen und schnellen Zugriff auf Informationen.

Damit unser Gehirn in der Lage ist, Wissen in Form von Netzen abzulegen, bedarf es einer Lehrform, die darauf ausgerichtet ist, ein „Andocken" an das bestehende Netzwerk zu ermöglichen. Neues Wissen wird sich nur dann an bereits existierendes anschließen können, wenn es einen Punkt zum Andocken findet. Gibt es diesen Andockpunkt nicht, wird das neue Wissen in einer Schublade „abgelegt". Im besten Fall existieren viele Andockpunkte, so dass das neu erworbene Wissen nicht nur an einer einzigen Stelle des riesigen Netzwerkes, sondern an vielen verschiedenen Orten abgespeichert wird. So ist es jederzeit und in jeder Situation greifbar und abrufbar.

Definition: Die Speicherung von Informationen an verschiedenen Stellen des Netzwerkes nennt man „multidimensionale Einkodierung".

Das Wort „multidimensional" steht für „vielschichtig" und meint, dass die Informationen über verschiedene Wahrnehmungskanäle aufgenommen und an unterschiedlichen Stellen abgespeichert werden. Je mehr Wahrnehmungskanäle bei der Informationsverarbeitung aktiviert sind, desto höher ist die Wahrscheinlichkeit, dass das Wissen transferfähig wird und multipel einsetzbar ist. Um das neu erworbene Wissen vielfältig einkodieren zu können, bedarf es der Beteiligung vieler Sinne. Je mehr Sinne (Sehen, Hören, Schmecken, Fühlen, Riechen) angesprochen werden, umso mehr Andockpunkte findet das Wissen.

Merke: Handlungsintensives Lernen begünstigt die multidimensionale Codierung von Informationen, da es verschiedene Sinnesorgane

> nutzt, mehrere Gehirnregionen beteiligt und ein breites Netz bedeutungshaltiger Assoziationen ermöglicht.

Eine Untersuchung der American Audiovisuell Society über menschliche Behaltensleistungen kommt zu folgendem Ergebnis: Wir behalten 20 Prozent von dem, was wir hören, 30 Prozent von dem, was wir sehen, 80 Prozent von dem, was wir selbst formulieren können und 90 Prozent von dem, was wir selbst tun.[12]

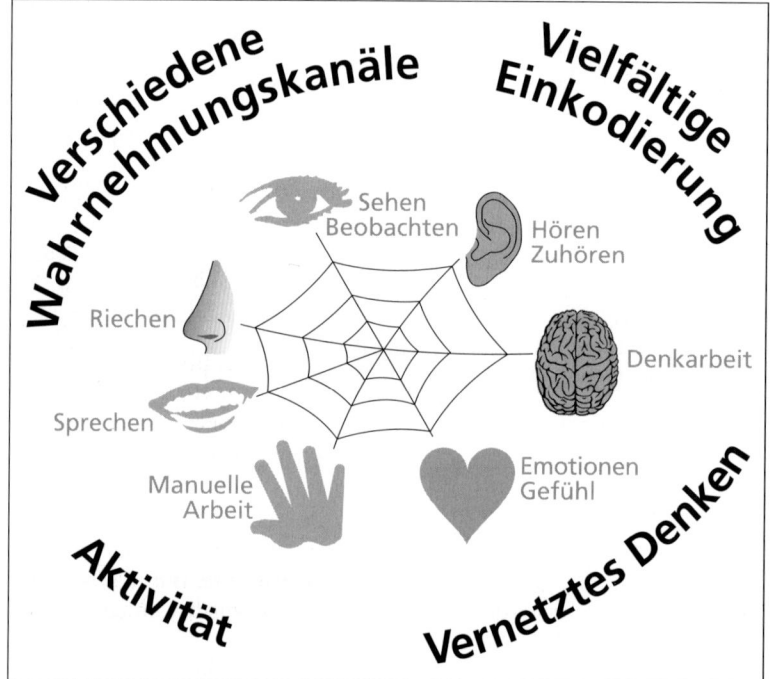

Abb. 2: Multidimensionale Einkodierung

> **Merke:** Grundsätzlich ist der Lernerfolg umso größer, je mehr Sinne zur Aufnahme der Lerninhalte aktiviert werden können. Daher ist Lernstoff so aufzubereiten, dass er über verschiedene Wahrnehmungskanäle aufgenommen werden kann.

Sinn und Zweck der Aufnahme von Informationen auf verschiedenen Wahrnehmungskanälen liegt in der vielfältigen Einkodierung. Der Lernstoff findet mehrere Andockpunkte im Wissensnetz des Gehirns und kann damit in jeder Situation flexibel zur Anwendung kommen.
Für eine multiple Einkodierung (die Verbindung verschiedener Eingangskanäle) ist der „Tun-Effekt" – also die Unterstützung des Lernens durch Handeln – von großer Bedeutung.[13]

---

[12] vgl. Gudjons, Bad Heilbrunn 1997, S. 55
[13] vgl. Gudjons, Bad Heilbrunn1997, S. 49

Nur wer sein Wissen in Form von Netzwerken und nicht „in Schubladen" ablegt, wird handlungsfähig sein. Genau diese Handlungsfähigkeit benötigen Pflegende, um im komplexen und wandelbaren beruflichen Alltag professionell agieren und reagieren zu können.

3.2 Bestandteile der beruflichen Handlungskompetenz/Handlungsfähigkeit

Das vorangegangene Kapitel hat sich mit den Begriffen „Handlungsfähigkeit" und „Handlungskompetenz" auseinandergesetzt. Dabei wurde deutlich, dass die **Gesamtheit einzelner Fähigkeiten und Fertigkeiten Voraussetzung für Handlungsfähigkeit** ist. Diese sog. **Schlüsselqualifikationen** können flexibel und transferfähig eingesetzt werden, da sie elementar und allgemein sind. Sie stammen nicht nur aus dem fachlichen Gebiet, sondern auch aus sozialen, humanen/personalen und berufsethischen Bereichen.

Voraussetzungen

Fachwissen alleine reicht nicht aus, um z. B. die Körperkerntemperatur bei einem Patienten/Bewohner rektal zu bestimmen, es müssen zusätzlich kommunikative Fähigkeiten, Einfühlungsvermögen, manuelle Geschicklichkeit, Respektieren des Schamgefühls, das Wissen über eine korrekte Dokumentation der pflegerischen Maßnahme u.v.m. vorhanden sein.

Peterßen[14] geht der Überlegung nach, welche einzelnen Fähigkeiten und Fertigkeiten zur professionellen Bewältigung komplexer Situationen notwendig sind. Er stellt fest, dass Handlungsfähigkeit **solide Informationen** und die Fähigkeit, mit diesen umzugehen, voraussetzt.

- Ohne solide Informationen über die Sachverhalte, mit denen eine Person in Problemsituationen konfrontiert wird, kann sie das Problem nicht selbstständig lösen.
  - Handlungsfähigkeit setzt Sachinformationen, die sog. **Sachkompetenz**, voraus.
- Da kaum jemand imstande ist, alle auf ihn zukommenden Probleme selbst zu lösen, sondern dabei auf andere Menschen angewiesen ist, muss er die Fähigkeit besitzen, mit anderen zusammenarbeiten und kommunizieren zu können.
  - Handlungsfähigkeit setzt **Sozialkompetenz** voraus.
- Der handlungsfähige Mensch sollte über die Fähigkeit verfügen, sich die noch benötigten Informationen selbstständig beschaffen zu können.
  - Handlungsfähigkeit setzt **Methodenkompetenz** voraus.
- Jede Handlung muss auf ihre Verantwortbarkeit hin geprüft werden. Problemlösungen sind auf ihre moralische Vertretbarkeit zu überprüfen.
  - Handlungsfähigkeit setzt **Moralkompetenz/ethische Kompetenz** voraus.

Übersicht 2:
Voraussetzungen zur Handlungsfähigkeit

---

[14] vgl. Peterßen, 2000, S. 65

Die Übersicht macht deutlich, dass sich Handlungsfähigkeit aus einer Vielzahl von Einzelkompetenzen zusammensetzt.

Merke: Professionelles Handeln in komplexen Pflegesituationen setzt ein komplettes Qualifikationsbündel voraus, das aus einer Vielzahl sog. Schlüsselqualifikationen besteht.

Die unterschiedlichen Fähigkeiten und Fertigkeiten, die Grundvoraussetzung für Handlungsfähigkeit sind, lassen sich gruppieren und Kompetenzbereichen zuordnen. An dieser Stelle wird auf Kap. 4 „Schlüsselqualifikationen" verwiesen, in dem die einzelnen Fähigkeiten und Fertigkeiten dargestellt sind.

Kompetenzbereiche

Im Folgenden werden die **Kompetenzbereiche** vorgestellt, denen sich die Fähigkeiten und Fertigkeiten (Schlüsselqualifikationen) zuordnen lassen, die eine Pflegeperson benötigt, um im wandelbaren Berufsalltag handlungsfähig zu sein.

Merke: Handlungskompetenz/Handlungsfähigkeit beinhaltet nicht nur materielle Kompetenzen (Fach-, Human-, Sozial-, ethische Kompetenz), sondern auch formale Kompetenzen (Methoden-, Lern- und Sprachkompetenz).

Berufliche Handlungskompetenz lässt sich in **materielle und formale Kompetenzbereiche** unterteilen.

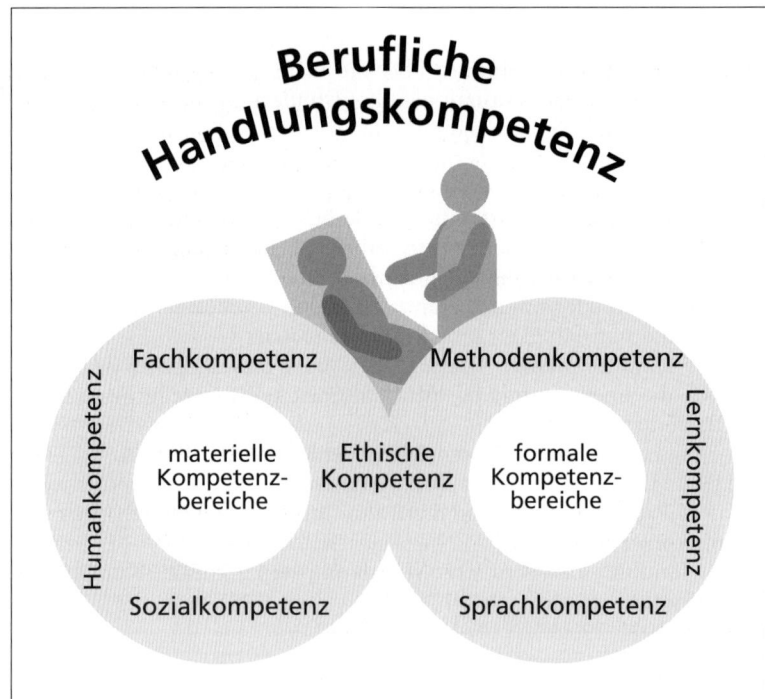

Abb. 3: Kompetenzbereiche der beruflichen Handlungskompetenz

In der Literatur wird meist nur von drei materiellen Kompetenzbereichen (Fach-, Sozial-, Humankompetenz) und drei formalen Kompetenzbereichen (Methoden-, Sprach- und Lernkompetenz) gesprochen. Die „ethische Kompetenz" wird meist unterschlagen, jedoch verbirgt sich in der Gesamtheit ethischer Fähigkeiten und Fertigkeiten eine notwendige und entscheidende Kompetenz, die gerade in unserer technologischen, schnelllebigen Welt, in der (fast) alles möglich und machbar ist, nicht vergessen werden darf.

Es ist wichtig, dass sich Pflegepersonen durch **Werte und Normen** in ihrem pflegerischen Handeln leiten und lenken lassen, da die Gefahr besteht, neben den vielen Maschinen, Hilfsmitteln, Apparaturen, neuen Technologien und wissenschaftlichen Erkenntnissen den Menschen mit seinen Gefühlen, Bedürfnissen und seiner Würde nicht mehr zu erblicken. In der Medizin ist so vieles möglich und machbar geworden, dass beständige Werte und Normen pflegerisches Handeln leiten müssen, um das Tun und Wirken vor allen Beteiligten rechtfertigen zu können.

Ethische Kompetenz wird in der Fachliteratur meist den materiellen Kompetenzbereichen zugeordnet. In der Abbildung wird jedoch deutlich, dass sie sowohl den materiellen als auch den formalen Kompetenzen zugeschrieben werden kann.

Man muss pflegerisches Handeln verantworten, begründen und reflektieren können. Dies wird nur gelingen, wenn **Wertvorstellungen** vorhanden sind, die als **Richtlinie** dienen und mit Hilfe derer man **Entscheidungen** treffen kann. Jede Entscheidung wirkt sich – positiv oder negativ – auf den Patienten aus, so dass Entscheidungen bezüglich pflegerischer Handlungen nicht intuitiv, sondern auf der Basis **reflektierter Werte und Normen** getroffen werden müssen.

Wertvorstellungen

> **Merke:** Die Wertschätzung des Gegenübers, ein respektvoller, von Achtung und Toleranz gekennzeichneter Umgang miteinander und eine an Werten und Normen orientierte Verhaltensweise müssen unbedingt in die kommunikative, Sprach- und Lernkompetenz, aber auch in die Methodenkompetenz einfließen. Es geht dabei um ein eigenständiges und eigenverantwortliches Finden bzw. Erarbeiten von Denkvorgängen und Lösungsstrategien, bei denen stets ein Austausch mit anderen Personen erforderlich ist.

Eine Pflegeperson kann nur selbstständig planen, gestalten, bewerten, auswerten, reflektieren, Mitmenschen verstehen, wahrnehmen und sich mit ihnen austauschen, wenn sie als Grundlage Wertvorstellungen hat, die auf den **Prinzipien der Achtung, Wertschätzung und des Respekts** beruhen.

Zur Vereinfachung wird die „ethische Kompetenz" den materiellen Kompetenzbereichen (Fach-, Sozial-, Humankompetenz) zugeschrieben, so dass in den folgenden Kapiteln und Gliederungspunkten stets vier materielle und drei formale Kompetenzbereiche (Methoden-, Sprach- und Lernkompetenz) zugrunde gelegt werden.

Materielle Kompetenz-
bereiche

Im Folgenden werden die **vier materiellen Kompetenzbereiche** beschrieben:

Fachkompetenz

- Fachkompetenz bezeichnet die Bereitschaft und Fähigkeit, auf der Grundlage fachlichen Wissens und Könnens Aufgaben und Probleme zielorientiert, sachgerecht, methodengeleitet und selbstständig zu lösen und das Ergebnis zu beurteilen.[15]
- Hierzu gehört einerseits das berufsspezifische Fachwissen über Krankheiten, Pflegemethoden, Hygienestandards etc. und andererseits die Fähigkeit, pflegerische Handlungen und Arbeitsabläufe strukturiert, systematisch, durchdacht und sinnvoll, zeitlich korrekt und verzögerungsfrei aufeinander abzustimmen, zu planen und durchzuführen.

Sozialkompetenz

- „Sozialkompetenz ist die Fähigkeit, den Umgang mit anderen Menschen produktiv zu gestalten, sich verantwortungsbewusst mit ihnen auseinanderzusetzen und zu verständigen und die Bereitschaft, mit anderen zusammenzuarbeiten."[16]
- Eine Pflegeperson sollte die Bereitschaft und Fähigkeit mitbringen, die Sichtweise anderer Menschen wahrzunehmen und die Fähigkeit besitzen, konstruktive, wertschätzende Gespräche und Diskussionen unter Wahrung des Ansehens anderer zu führen, Kritik adäquat anzunehmen und entgegenzubringen. Darüber hinaus ist es wichtig, in einer kleinen Gruppe der Sache angemessen zusammenarbeiten zu können.

Human-/Personal-/Selbstkompetenz

- Sie bezeichnet die Fähigkeit und Bereitschaft des Menschen, als Individuum die Entwicklungschancen, Anforderungen, Einschränkungen und Zumutungen in Beruf, Familie und öffentlichem Leben zu klären, zu durchdenken und zu beurteilen, eigene Begabungen zu entfalten sowie Lebenspläne zu fassen und fortzuentwickeln.[17]
- Hierzu gehört sowohl die Fähigkeit, eigene Schwächen und Stärken als auch die der anderen wahrzunehmen, zu akzeptieren und durch Fort- und Weiterbildung positiv zu beeinflussen und anderseits die Fähigkeit, Entscheidungen und pflegerische Handlungen zu reflektieren.

Ethische Kompetenz/Moralkompetenz

- Sie ist die Bereitschaft zur Verantwortung, Begründung des eigenen Handelns, Orientierung des pflegerischen Handelns an allgemein

---

[15] vgl. Gewerkschaft Erziehung und Wissenschaft, 2001, S. 1
[16] Muster-Wäbs/Schneider, 1999, S. 22
[17] vgl. Bader, 2000, S. 11

gültigen Wertmaßstäben, Bereitstellung von Unterstützungsleistung und Hilfen, auch ohne Hoffnung auf Genesung und Besserung des Kranken.[18]

- Hierzu gehört die Fähigkeit, dem Patienten und allen am Pflegeprozess Beteiligen mit Achtung, Respekt und Würde zu begegnen, als auch das Vermögen, eine auf gesellschaftlich akzeptierten Werten und Normen basierende Grundhaltung zu entwickeln.

Im Folgenden werden die **drei** sog. **formalen Kompetenzen** beschrieben:　　Formale Kompetenzen

Methodenkompetenz

- „Methodenkompetenz ist die Fähigkeit, selbsttätig Lösungswege für komplexe Aufgabenstellungen finden, anwenden und reflektieren zu können, wobei erlernte Denkmethoden oder Lösungsstrategien zielgerichtet und planmäßig angewandt und weiterentwickelt werden."[19]
- Sie umfasst z. B. das Erstellen von Arbeitsplänen und Vorträgen, Planung und Einsatz von Visualisierungsmethoden (Mind-map, Poster) sowie Sicherheit im Umgang mit Strategien des Konfliktmanagements etc.

Sprachkompetenz/Kommunikative Kompetenz

- Sie meint die Fähigkeit und Bereitschaft, Sachverhalte und Befindlichkeiten auf dem Weg über verbale (gesprochene und geschriebene) und formale (Formeln, Grafiken), aber auch über nonverbale Mittel (Gestik, Mimik) auszutauschen.[20]
- Sie umfasst z. B. das Finden von Kompromissen, die Durchführung von Befragungen, Interviews und Verhandlungen, adäquates Sprechen und Stellen von Fragen und Rückfragen, die korrekte Anwendung von Fachbegriffen, das Nachvollziehen und Begründen von Handlungen etc.

Lernkompetenz

- „Lernkompetenz ist das Vermögen, sich selbstständig neue Kenntnisse und Fertigkeiten anzueignen und dabei Lerntechniken zu nutzen und entsprechend individueller Dispositionen weiterzuentwickeln. Es gehört auch dazu, Informationen auszuwerten und in kognitive Strukturen einzuordnen."
- Sie umfasst z. B. das Lernen von Unterrichtsinhalten, die Vorbereitung auf Prüfungen, das Lesen von Texten und Erstellen von Exzerpten, die Heftführung etc.

Die formalen Kompetenzbereiche gewinnen in einer Zeit, in der Wissen, das heute noch aktuell ist, morgen schon überholt sein kann, immer mehr

---

[18]　vgl. Köther/Gnamm, 2000, S. 184
[19]　Muster-Wäbs/Schneider, 1999, S. 22
[20]　vgl. Bader, 2000, S. 12–13

an Bedeutung. Für die Auszubildenden der Berufe des Gesundheitswesens bedeutet dies, sich während ihrer Berufsausbildung Schlüsselqualifikationen anzueignen, mit Hilfe derer sie die Möglichkeit haben, sich neue Wissensinhalte selbstständig zu erarbeiten und bestehendes Wissen an die sich verändernde berufliche Realität anzupassen.

> **Merke:** Methoden-, Lern- und Sprachkompetenz sind von großer Bedeutung, um professionelle Pflege leisten zu können. Professionell können pflegerische Maßnahmen und Tätigkeiten nur sein, wenn sie auf dem neuesten wissenschaftlichen Stand basieren und den vielschichtigen Arbeits- und Pflegesituationen angepasst sind.

3.3 Lernfeldkonzept und Handlungskompetenz

Um den Anforderungen der beruflichen Realität gewachsen zu sein, müssen Pflegende ein Bündel verschiedener elementarer Fähigkeiten und Fertigkeiten erwerben und besitzen.

> **Merke:** Das Qualifikationsbündel an grundlegenden und allgemeinen fachlichen, sozialen, humanen, kommunikativen/sprachlichen, methodischen, kognitiven und ethischen Fähigkeiten und Fertigkeiten soll es dem Pflegepersonal ermöglichen, adäquat, fachlich und berufsethisch kompetent, professionell und flexibel auf die neuen und umfangreichen Pflegesituationen und die damit verbundenen Probleme reagieren zu können.

Das Erwerben beruflicher Handlungsfähigkeit ist ein lebenslanger Prozess, der mit dem Eintritt in die Berufsausbildung beginnen muss. So stehen die Berufsfachschulen des Gesundheitswesens vor einer großen Herausforderung. Berufsfachschulen müssen ihren Auszubildenden Handlungskompetenz vermitteln, damit diese den komplexen und sich verändernden Situationen und Aufgabenstellungen im Berufsalltag gewachsen sind. Hierfür ist eine Lehrform geeignet, die den Erwerb der materiellen und formalen Kompetenzbereiche ermöglicht.

> **Empfehlung:** Der Schlüssel zum Erfolg liegt im lernfeldorientierten Unterricht. Das Lernfeldkonzept sieht handlungsorientiertes, ganzheitliches und berufsorientiertes Lehren und Lernen vor, wodurch Handlungskompetenz erworben werden kann.

Der „neue Weg" führt nicht nur weg von der Lehrform „Frontalunterricht" hin zu der Lehrmethode „handlungsorientierter Unterricht", sondern auch weg vom Fächerkanon hin zu einer integrativen, d. h. fächerverbindenden Unterrichtsform.

Merke:
Lernfelder/Themenbereiche statt Fächerkanon!
Handlungsorientiertes Lehren und Lernen statt Frontalunterricht!
Aktivität statt Passivität!

4 Schlüsselqualifikationen

Susanne Geppert

4.1 Aktuelle Situation in der Arbeitswelt von Pflegenden

Das Ziel jeder Pflege- und Berufsfachschule sollte es sein, ihre Auszubildenden bestmöglich auf den beruflichen Alltag vorzubereiten, damit sie an ihrem zukünftigen Arbeitplatz qualitativ hochwertige und professionelle Pflege leisten können. Diese Zielsetzung birgt einen sehr hohen Anspruch in sich, denn die Schulen müssen ihre Auszubildenden auf eine berufliche Realität vorbereiten, die sehr komplex und einem ständigen Wandel unterworfen ist.

Es wäre illusorisch zu glauben, die Schulen könnten ihre Auszubildenden auf alle potenziellen Pflegesituationen und die damit verbundenen vielschichtigen Probleme und Aufgabenstellungen vorbereiten. Die Informationen, die heute noch den wissenschaftlichen Erkenntnissen entsprechen, können morgen bereits veraltet sein.

> **Merke:** Im Pflegeschulalltag geht es nicht mehr darum, Auszubildenden Stofffülle zu vermitteln, sondern sie elementare Fähigkeiten und Fertigkeiten erwerben zu lassen, damit sie ihr bestehendes Wissen jederzeit den Entwicklungen und Innovationen anpassen können.

Sie müssen fähig sein, sich auf der Basis eines breiten Grundwissens neue Erkenntnisse selbstständig zu erarbeiten. Es besteht Bedarf an relativ wandlungsresistenten Fähigkeiten, die den sich rasant entwickelnden Anforderungen des Berufslebens gerecht werden. Hierzu gehören insbesondere solche Fähigkeiten, die es ermöglichen, durch selbstverantwortliches und selbstständiges Weiterlernen den veränderten beruflichen Anforderungen gerecht zu werden[1] und auf nicht vorher bestimmbare Situationen kompetent reagieren zu können[2]. „Der zukünftige und langfristige berufliche Erfolg hängt vor allem von der Adaptionsbereitschaft in Bezug auf die sich verändernden beruflichen Anforderungsstrukturen ab."[3]

---

[1] vgl. Prim, 2003, S.1
[2] vgl. Feldhoff/Jacke/Simoleit, 2003, S. 1
[3] Hagel/Hagel, 2003, S. 1

Merke: Das Repertoire an elementaren Fähigkeiten und Fertigkeiten muss grundlegende Problemlösungsfähigkeit und Handlungskompetenz in den unterschiedlichsten Situationen ermöglichen. Diese grundlegenden Fähigkeiten und Fertigkeiten werden Schlüsselqualifikationen genannt.

4.2 Begriffsbestimmung „Schlüsselqualifikationen"

Definition: Schlüsselqualifikationen sind elementare Fähigkeiten und Fertigkeiten, die sowohl im Beruf als auch im Privatleben in möglichst vielen Situationen anwendbar sind und damit zur Lösung bzw. Bewältigung von Aufgabenstellungen und Problemen beitragen können.

Das Besondere der Schlüsselqualifikationen liegt in ihrer **Elementarität**. Die Fähigkeiten und Fertigkeiten sind dadurch nicht nur in ganz **speziellen**, sondern in **vielen Situationen** anwendbar.

„Schlüsselqualifikationen sind nicht arbeitsplatzbezogen: bestimmte praxisbezogene Kenntnisse, Fähigkeiten und Fertigkeiten sollen einen Mitarbeiter oder eine Führungsperson vielmehr befähigen, sich auf viele sehr unterschiedliche Anforderungen, Funktionen und Positionen rasch einzustellen und sie erfolgreich zu bewältigen."[4] Die **Fähigkeiten und Fertigkeiten** sind nicht nur **elementar**, sondern auch sehr **allgemein**, um sie **vielschichtig einzusetzen**. Pflegende müssen ihre **Schlüsselqualifikationen multipel einsetzen** können, denn sie stehen tagtäglich einer komplexen, schwer überschaubaren und veränderlichen Arbeitswelt gegenüber. Es schließt sich daher zwangsläufig die Frage an, welcher Art die Fähigkeiten und Fertigkeiten sein müssen, die zur Bewältigung einer Vielzahl unterschiedlichster Aufgabenkomplexe beitragen.

Im Folgenden werden exemplarisch **Schlüsselqualifikationen** dargestellt, die es **Pflegenden im beruflichen Alltag** ermöglichen, sich Herausforderungen und neuen Situationen anzupassen, sich auf unterschiedliche Anforderungen, Funktionen und Positionen rasch einzustellen und sie erfolgreich zu bewältigen. Sie sichern ein Höchstmaß an Mobilität und individueller Entfaltungsmöglichkeit.

Elementarität

Schlüsselqualifikationen

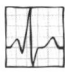

Beispiele für Schlüsselqualifikationen im Pflegealltag:

• Allen am Pflegeprozess Beteiligten mit Würde, Respekt und Achtung begegnen.

---

[4] Lang, 2000, S. 36

- Arbeitsabläufe und pflegerische Handlungen sinnvoll, zeitlich korrekt und verzögerungsfrei aufeinander abstimmen, planen und durchführen.
- Arbeitsabläufe und Pflegehandlungen strukturiert, systematisch und durchdacht planen und durchführen.
- Auf Veränderungen im Zustand des Patienten, im Pflegeprozess und bei Notfallsituationen verzögerungsfrei und adäquat reagieren.
- Bedürfnisse des Patienten und evtl. seiner Bezugsperson wahrnehmen und befriedigen.
- Bereitschaft und Fähigkeit mitbringen, sich in die Sichtweise anderer Menschen einzufühlen, und sie gewähren lassen.
- „Bereitschaft und Fähigkeit (zeigen), sich mit Sinnfragen auseinanderzusetzen."[5]
- „Bereitschaft zur persönlichen und beruflichen Weiterentwicklung (mitbringen)."[6]
- Den Patienten und auf Wunsch seine Angehörigen und/oder Bezugspersonen in den Pflegeprozess integrieren.
- Eigene Ideen entwickeln, einbringen und Ideen anderer wertschätzen.
- Eigene Stärken und Schwächen und die der am Pflegeprozess Beteiligten wahrnehmen und akzeptieren.
- Ethische Grundhaltung basierend auf Werten und Normen der Gesellschaft entwickeln.
- Fähigkeit mitbringen, sich im Verhalten und Erleben wandelbaren und wechselnden Situationen rasch anzupassen.
- „Fähigkeit zur Umsetzung fachlichen Wissens (mitbringen)."[7]
- „Für Veränderungen und Neuerungen offen (zu) sein."[8]
- Gespräche und Diskussionen unter Wahrung des Ansehens des Gegenübers wertschätzend führen.
- Gesundheitserhaltende und gesundheitsfördernde Beratung und Anleitung durchführen.
- Hygienisch einwandfrei und unfallverhütend arbeiten.
- Zusammengehörigkeitsgefühl im Team entwickeln, gemeinsame Ziele und Interessen verfolgen und füreinander einstehen.
- In einer Kleingruppe der Sache angemessen und entsprechend zusammenarbeiten.
- Informationen grammatikalisch und orthographisch korrekt weitergeben und im Dokumentationssystem einwandfrei notieren.
- Komplexe Pflegesituationen und die damit verbundenen Probleme erkennen, analysieren und bewältigen.
- Kontakt zum Patienten und den am Pflegeprozess Beteiligten aufnehmen.
- Kritik adäquat anbringen und entgegennehmen.

---

[5] Sturm, 2002, S. 2
[6] Sturm, 2002, S. 2
[7] Kirkamp, 1998, S. 35
[8] Juchli, 1997, S. 56–57

- „Kulturelle und ethnische Aufgeschlossenheit (zeigen).“[9]
- Manuell geschickt und sicher arbeiten.
- Materialien, Pflegeartikel und Hilfsmittel umweltbewusst und wirtschaftlich einsetzen.
- Meinungsverschiedenheiten und Unstimmigkeiten durch die „Win-win-Methode“ (Konsens; Lösung trägt beiden Gegensätzen Rechnung) beheben.
- Mit Stress und Belastungssituationen gesundheitserhaltend umgehen und sie bewältigen.
- Nach Standards und Qualitätskriterien arbeiten.
- Patienten in Krisensituationen begleiten.
- Persönliche Grenzen und die des Patienten wahrnehmen, akzeptieren und Hilfe in Anspruch nehmen.
- Pflegerisches Handeln und getroffene Entscheidungen reflektieren.
- Physische, psychische und soziale Veränderungen und Aspekte kontinuierlich und pflegerisch fundiert wahrnehmen, beobachten und richtig darauf reagieren.
- Selbstständig, eigenverantwortlich, zuverlässig und pflichtbewusst arbeiten.
- Sich wertschätzend mit dem Patienten, den Angehörigen und Bezugspersonen und den am Pflegeprozess beteiligten Berufsgruppen verständigen.
- Sympathien und Antipathien in Bezug auf die eigene und auf andere Personen wahrnehmen und adäquat damit umgehen.
- Umgangsformen und Benimmregeln kennen und situationsentsprechend anwenden.
- Wichtiges von Unwichtigem unterscheiden.

Diese Aufzählung, die keinen Anspruch auf Vollständigkeit erhebt, lässt erkennen, dass die Fähigkeiten und Fertigkeiten, die es den Pflegenden ermöglichen, sich der komplexen Arbeitswelt anzupassen, aus ganz verschiedenen Kategorien stammen.
Sie lassen sich fachlichen, sozialen, kommunikativen, berufsethischen, humanen und kognitiven Kategorien zuordnen.

4.3 Schlüsselqualifikationen als Basis für Handlungskompetenz

Alle **Schlüsselqualifikationen** können **gruppiert** und bestimmten **Kategorien zugeordnet** werden. So können beispielsweise die drei Schlüsselqualifikationen

Zuordnung der Schlüsselqualifikationen

- „Gespräche und Diskussionen unter Wahrung des Ansehens anderer wertschätzend führen“,

_____
[9] Sturm, 2002, S. 2

- „ein Zusammengehörigkeitsgefühl im Team entwickeln, gemeinsame Ziele und Interessen verfolgen und füreinander einstehen" und
- „in einer Kleingruppe der Sache angemessen und entsprechend zusammenarbeiten"

der „sozialen Kategorie" zugeordnet werden.

In der Literatur findet man statt des Wortes „Kategorie" den Begriff der „Kompetenz". Die elementaren Fähigkeiten und Fertigkeiten werden in Gruppen eingeteilt und folgenden Kompetenzen zugeordnet:

Tabelle 1 (Wdh.):
Zuordnung der Fähigkeiten/
Kompetenzbereiche

materielle Kompetenzbereiche	formale Kompetenzbereiche
Fachkompetenz	Methodenkompetenz
Sozialkompetenz	kommunikative Kompetenz/ Sprachkompetenz
Human-/Personal-/Selbstkompetenz	Lernkompetenz
ethische Kompetenz/Moral- kompetenz	

Wie bereits in Kap. 3.2 „Bestandteile der beruflichen Handlungskompetenz/Handlungsfähigkeit" erwähnt, kann die „ethische Kompetenz" auch den formalen Kompetenzbereichen zugeschrieben werden. Sie wird hier zur Vereinfachung den materiellen Kompetenzen zugeordnet, wie es in der Fachliteratur im Allgemeinen auch geschieht.

> **Definition:** Berufliche Handlungskompetenz ist die Gesamtheit aller Fähigkeiten und Fertigkeiten, die zur Bewältigung komplexer Pflegesituationen und den damit verbundenen Problemen notwendig ist.

Gliederung

Die vier materiellen und drei formalen Kompetenzbereiche müssen erworben werden, um zu beruflicher Handlungskompetenz zu gelangen. Hierbei ist zu bedenken, dass zwar „nur" von insgesamt sieben verschiedenen Kompetenzbereichen gesprochen wird, sich hinter diesen jedoch eine Vielzahl einzelner Fähigkeiten und Fertigkeiten verbergen. Die **Kompetenzbereiche** sind der jeweilige **Oberbegriff, darunter** gruppieren sich die einzelnen **Schlüsselqualifikationen.** Um beruflich handlungskompetent zu sein, bedarf es der **Bündelung** aller Schlüsselqualifikationen. In Kap. 3 „Handlungsfähigkeit, Handlungskompetenz, berufliche Kompetenz" wurden die vermittelbaren Kompetenzen bereits ausführlich beschrieben, die in ihrer Gesamtheit zu beruflicher Handlungskompetenz führen.

Zuordnung

Um deutlich zu machen, wie viele einzelne Fähigkeiten und Fertigkeiten notwendig sind, um einen der materiellen bzw. formalen Kompetenzbereiche zu erwerben, wird im Anschluss der Versuch unternommen, die in Kap. 4.2 angeführten Schlüsselqualifikationen den vier materiellen Kompetenzen (Fach-, Sozial-, Human- und ethische Kompetenz) zuzuordnen. Dabei können einige Fähigkeiten und Fertigkeiten mehreren Kompetenzbereichen zugeschrieben werden.

Fachkompetenz besteht aus der Gesamtheit folgender Schlüsselqualifi-
kationen:
- Arbeitsabläufe und pflegerische Handlungen sinnvoll, zeitlich korrekt und verzögerungsfrei aufeinander abstimmen, planen und durchführen.
- Arbeitsabläufe und Pflegehandlungen strukturiert, systematisch und durchdacht planen und durchführen.
- Auf Veränderungen im Zustand des Patienten, im Pflegeprozess und bei Notfallsituationen verzögerungsfrei und adäquat reagieren.
- Bedürfnisse des Patienten und evtl. seiner Bezugsperson wahrnehmen und befriedigen.
- Patienten in Krisensituationen begleiten.
- Eigene Ideen entwickeln, einbringen und Ideen anderer wertschätzen.
- Fähigkeit mitbringen, sich im Verhalten und Erleben wandelbaren und wechselnden Situationen rasch anzupassen.
- „Fähigkeit zur Umsetzung fachlichen Wissens (mitbringen)."[10]
- Gesundheitserhaltende und gesundheitsfördernde Beratung und Anleitung durchführen.
- Hygienisch einwandfrei und unfallverhütend arbeiten.
- Informationen grammatikalisch und orthographisch korrekt weitergeben und im Dokumentationssystem einwandfrei notieren.
- Komplexe Pflegesituationen und die damit verbundenen Probleme erkennen, analysieren und bewältigen.
- Manuell geschickt und sicher arbeiten.
- Materialien, Pflegeartikel und Hilfsmittel umweltbewusst und wirtschaftlich einsetzen.
- Nach Standards und Qualitätskriterien arbeiten.
- Physische, psychische und soziale Veränderungen und Aspekte kontinuierlich und pflegerisch fundiert wahrnehmen, beobachten und richtig darauf reagieren.
- Selbstständig, eigenverantwortlich, zuverlässig und pflichtbewusst arbeiten.
- Wichtiges von Unwichtigem unterscheiden.

Fachkompetenz

Sozialkompetenz setzt sich aus folgenden Schlüsselqualifikationen zusammen:
- Bereitschaft und Fähigkeit mitbringen, sich in die Sichtweise anderer Menschen einzufühlen, und sie gewähren lassen.
- Den Patienten und auf Wunsch seine Angehörigen und/oder Bezugspersonen in den Pflegeprozess integrieren.
- Gespräche und Diskussionen unter Wahrung des Ansehens des Gegenübers wertschätzend führen.
- Zusammengehörigkeitsgefühl im Team entwickeln, gemeinsame Ziele und Interessen verfolgen und füreinander einstehen.
- In einer Kleingruppe der Sache angemessen und entsprechend zusammenarbeiten.
- Kontakt zum Patienten und den am Pflegeprozess Beteiligten aufnehmen.
- Kritik adäquat anbringen und entgegennehmen.

Sozialkompetenz

_____
[10] Kirkamp, 1998, S. 35

- Meinungsverschiedenheiten und Unstimmigkeiten durch die „Win-win-Methode" (Konsens; Lösung trägt beiden Gegensätzen Rechnung) beheben.
- Sich wertschätzend mit dem Patienten, den Angehörigen und Bezugspersonen und den am Pflegeprozess beteiligten Berufsgruppen verständigen.
- Umgangsformen und Benimmregeln kennen und situationsentsprechend anwenden.

Human-/Personal-/Selbst-
kompetenz

Humankompetenz/Personalkompetenz/Selbstkompetenz erlangt man durch das Zusammenspiel folgender Schlüsselqualifikationen:
- „Bereitschaft zur persönlichen und beruflichen Weiterentwicklung (mitbringen)."[11]
- Eigene Stärken und Schwächen und die der am Pflegeprozess Beteiligten wahrnehmen und akzeptieren.
- „Für Veränderungen und Neuerungen offen (zu) sein."[12]
- Mit Stress und Belastungssituationen gesundheitserhaltend umgehen und sie bewältigen.
- Persönliche Grenzen und die des Patienten wahrnehmen, akzeptieren und Hilfe in Anspruch nehmen.
- Pflegerisches Handeln und getroffene Entscheidungen reflektieren.
- Sympathien und Antipathien in Bezug auf die eigene und auf andere Personen wahrnehmen und adäquat damit umgehen.

Ethische/Moralkompetenz

Ethische Kompetenz/Moralkompetenz besteht aus einem Bündel folgender Schlüsselqualifikationen:
- Allen am Pflegeprozess Beteiligten mit Würde, Respekt und Achtung begegnen.
- „Bereitschaft und Fähigkeit (zeigen), sich mit Sinnfragen auseinanderzusetzen."[13]
- Ethische Grundhaltung basierend auf Werten und Normen der Gesellschaft entwickeln.
- „Kulturelle und ethnische Aufgeschlossenheit (zeigen)."[14]

Anhand dieser Übersicht wird deutlich, dass zum Erwerb der beruflichen Handlungskompetenz sehr viele Einzelfertigkeiten und -fähigkeiten notwendig sind. Um professionelle Pflege im Berufsalltag leisten zu können, muss sich eine Pflegeperson bereits während der Berufsausbildung das Qualifikationsbündel erworben haben.

> **Warnung:** Wer nicht handlungskompetent ist, wird die komplexen Pflegesituationen und Aufgabenstellungen nicht eigenständig bewältigen können und früher oder später mit Disstress konfrontiert sein und mit Demotivation und einem Burn-out-Syndrom reagieren.

---

[11] Sturm, 2002, S. 2
[12] Juchli, 1997, S. 56–57
[13] Sturm, 2002, S. 2
[14] Sturm, 2002, S. 2

Dies verdeutlicht die hohe Verantwortung, der sich die Pflege- und Berufsfachschulen zu stellen haben. Nur wenn sich die Auszubildenden berufliche Handlungskompetenz erworben haben, werden sie nach ihrer Berufsausbildung sowohl professionell pflegen können als auch Zufriedenheit, Motivation und Ausgeglichenheit in ihrem Beruf finden.

Der Ruf nach einer Unterrichtsform, die das Aneignen der Schlüsselqualifikationen ermöglicht, wird auch zunehmend von Seiten des Unterrichtsteams (Lehrer/-innen) erhoben. Es müsse im Ausbildungsprozess eine Lehrmethode gefunden werden, die den Erwerb materieller und formaler Kompetenzbereiche ermöglicht. Die Antwort sind Schlagworte wie **handlungsorientiertes, ganzheitliches und berufsorientiertes Lehren und Lernen.**

Lehrmethode

4.4 Erwerb von Schlüsselqualifikationen in konkreten Situationen

Merke: Elementare Fähigkeiten und Fertigkeiten können nur in Verbindung mit konkreten Inhalten und Situationen aufgebaut werden.

Beispiel: So kann beispielsweise die Schlüsselqualifikation „Sich situationsgerecht, verständlich und differenziert ausdrücken"[15] nur dadurch erworben werden, dass die Auszubildenden ihre Sprachkenntnisse einsetzen und verbessern können. Dies gelingt sicherlich nicht, wenn sie stumm im Unterricht sitzen.

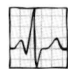

Schlüsselqualifikationen können nicht abstrakt vermittelt werden. Nur im Zusammenhang mit konkreten fachspezifischen Inhalten können sie ihre Transferwirkung erzielen.[16] Es bedarf ganz konkreter Situationen und Problemkomplexe, die bestimmte Verhaltensweisen zulassen. Nur wenn eine Situation ganz spezifische Fähigkeiten und Fertigkeiten fordert, können diese auch erworben werden.
„Hierbei müssen Methoden zur Anwendung kommen, welche die Lernenden dazu führen,

- ihre Vorgehensweise zu reflektieren,
- das Allgemeine im Speziellen zu erkennen,
- soziale Erfahrungen bei der Lösung fachlicher Aufgaben zu machen,
- eine enge Verknüpfung von Theorie und Praxis herzustellen."[17]

---

[15] Juchli, 1997, S. 56–57
[16] vgl. Schelten/Zelter, 2003, S. 3
[17] Juchli, 1997, S. 56

Merke: Der Erwerb einer Schlüsselqualifikation setzt Handlungs-orientierung, Ganzheitlichkeit und Berufsorientierung voraus.

Ganzheitliches Lernen

Gefragt ist selbstständiges Analysieren, Bewerten, Planen, Durchführen, Evaluieren und Reflektieren. Diese Handlungen und Tätigkeiten müssen berufsbezogen eingeübt werden, d. h., sie müssen sich auf das Praxisfeld beziehen. Im Lernfeldkonzept wird dieses Gedankengut umgesetzt. **Komplexe Aufgaben- und Problemstellungen**, die anhand **exemplarischer Lernsituationen** bewältigt werden sollen, ermöglichen ein **handlungs-orientiertes, ganzheitliches und berufsorientiertes Lehren und Lernen**.

Nachstehende Grafik soll den Zusammenhang zwischen dem „Erwerb von Schlüsselqualifikationen", dem „Aneignen von beruflicher Handlungskompetenz", dem „Vermögen, professionell zu pflegen" und dem „Lernfeldkonzept" bildlich darstellen.

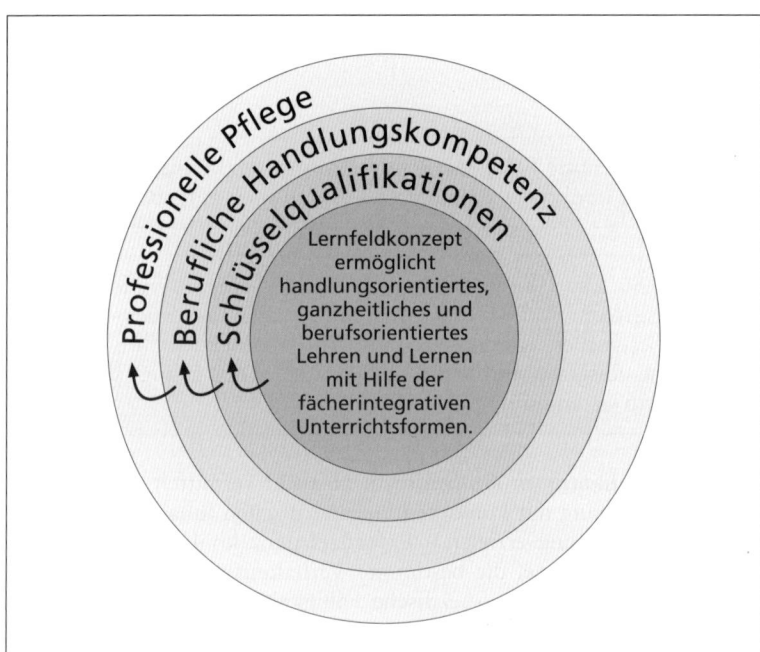

Abb. 4: Lernfeldkonzept im Rahmen professioneller Pflege

Der Erwerb einer Vielzahl grundlegender und allgemein gehaltener Schlüsselqualifikationen führt zu beruflicher Handlungskompetenz, d. h. dem Vermögen, eigenständig komplexe und wechselnde Pflegesi-tuationen und Aufgabenstellungen zur Zufriedenheit aller am Pflegepro-zess Beteiligten (Patient, Angehörige, Bezugspersonen, Pflegende, Ärzte, andere Berufsgruppen) zu bewältigen.

Berufliche Handlungskompetenz führt konsequenterweise zu professio-neller Pflege. Diese kann nur derjenige leisten, der neben Fach-, Sozial-, Human- und ethischer Kompetenz auch Methoden-, Sprach- und Lern-kompetenz besitzt. **Professionelle Pflege** zeichnet sich durch **fachlich und sozial korrektes** sowie **berufsethisch begründetes und adaptives Verhalten** aus.

Merke:
- Die Voraussetzung für professionelle Pflege liegt im Erwerb beruflicher Handlungskompetenz.
- Die Voraussetzung für berufliche Handlungskompetenz liegt im Erwerb der Schlüsselqualifikationen.
- Die Voraussetzung zum Erwerb des Qualifikationsbündels aus Fähigkeiten und Fertigkeiten liegt in einer Unterrichtsform, die handlungsorientiertes, ganzheitliches und berufsorientiertes Lehren und Lernen ermöglicht, dem Lernfeldkonzept!

5 Lernfeldkonzept und Lernfeldansatz

Lernfelder in der Altenpflege und Themenbereiche in der Gesundheits- und Krankenpflege/Gesundheits- und Kinderkrankenpflege

Susanne Geppert/Cornelia Geppert

5.1 Lernfelder als Antwort auf die Komplexität der Pflegesituationen

Aufgrund der veränderten Situation im Gesundheitswesen reicht der alleinige Erwerb von berufsspezifischen Kompetenzen nicht mehr aus, um den unterschiedlichen Anforderungen des Berufsalltags gewachsen zu sein. „Der zukünftige und langfristige berufliche Erfolg hängt vor allem von der Adaptionsbereitschaft in Bezug auf die sich verändernden beruflichen Anforderungsstrukturen ab."[1]

Pflegepersonal muss in der heutigen Zeit und erst recht in Zukunft im Stationsalltag fähig sein, fachkompetent und berufsethisch korrekt mit jeder neuen und noch so komplexen Pflegesituation und Aufgabenstellung zurechtzukommen. Diese Zielsetzung verlangt ein Repertoire an Fähigkeiten und Fertigkeiten, das flexibel einsetzbar und jederzeit abrufbar ist. Es ist dies ein Repertoire, das handlungsfähig macht, weil die einzelnen Bausteine elementar sind, d. h., sie sind nicht nur bei einer spezifischen Problemstellung, sondern in den unterschiedlichsten Anforderungssituationen einsetzbar. Da die berufliche Realität durch große Unterschiedlichkeit in den Pflegesituationen und Aufgabenstrukturen gekennzeichnet ist, kann ein solches Repertoire an grundlegenden Fähigkeiten und Fertigkeiten den Pflegepersonen zu Adaption und Professionalität verhelfen.

Pflege- und Berufsfachschulen müssen sich demnach einer Lehrform bedienen, die es den Auszubildenden ermöglicht, sich dieses elementare Repertoire anzueignen.

> **Merke:** Der Fokus liegt auf handlungsorientiertem, ganzheitlichem und berufsorientiertem Lehren und Lernen. Es handelt sich um ein an Lernfeldern orientiertes Lehren und Lernen.

---

[1] Hagel/Hagel, 2003, S. 1

> **Gesetzliche Grundlagen:** Im neuen **Bundesaltenpflegegesetz** und der zugehörigen Ausbildungs- und Prüfungsverordnung, die zum 1. August 2003 in Kraft getreten sind, wurde das **Lernfeldkonzept** etabliert.
>
> Das neue **Gesundheits- und Krankenpflegegesetz** (gültig seit 01.01.2004) mit seiner Ausbildungs- und Prüfungsverordnung spricht nicht vom Lernfeldkonzept, sondern von **Themenbereichen**, die allerdings den traditionellen Fächerkanon überwinden und ebenfalls eine Tendenz zur **Ausrichtung am beruflichen Handeln** erkennen lassen.

§

Somit steht die Orientierung am beruflichen Handeln und an komplexen, veränderbaren Pflegesituationen mit ihren unterschiedlichen Problemen im Mittelpunkt.

> **Merke:** Die Auszubildenden sollen mit Hilfe des Lernfeldkonzepts an die Vielschichtigkeit ihrer beruflichen Realität herangeführt werden, indem sie bereits während der Ausbildung mit komplexen Pflegesituationen und Aufgabenstellungen konfrontiert werden.

Sie lernen vom ersten Ausbildungsjahr an, umfassende pflegerische Situationen einzuschätzen sowie Pflegehandlungen daraufhin zu planen, durchzuführen und zu bewerten. Der Reflexion des gesamten Handlungsablaufes (Situation einschätzen, Maßnahmen planen, durchführen und evaluieren) wird ein zentraler Stellenwert eingeräumt. Das pflegerische Handeln soll nicht intuitiv und zufällig korrekt erfolgen, sondern es soll in jedem Teilschritt durchdacht und nachvollziehbar sein.

Diese gedanklichen Operationen, die in der Berufsausbildung intensiv eingeübt werden müssen, sind letztlich der Schlüssel zum Erfolg, d. h., um im Stationsalltag sowie in Pflegesituationen im ambulanten Bereich mit der jeweiligen Problemstellung umgehen zu können.

> Das Lernfeldkonzept sieht im Wesentlichen drei Schwerpunkte vor:
>
> - Lernfelder (ganzheitliche Sichtweise) statt Unterrichtsfächer.
> - Handlungsorientierter Unterricht statt Frontalunterricht.
> - Vernetzung von Theorie und Praxis.

Übersicht 3: Schwerpunkte des Lernfeldkonzepts

Damit wird der traditionelle Fächerkanon verlassen; es erfolgt ein Übergang zur sog. **Lernfeldorientierung**, bei der **thematische Lerneinheiten** mit Hilfe der **Pflege- und Bezugswissenschaften** bearbeitet werden. Im **Stundenplan** werden nun nicht mehr einzelne Fächer erscheinen, sondern **Lernfelder**, die mit Hilfe **exemplarischer Lernsituationen** zu bearbeiten sind. Diese ausgewählten Situationen sollen der **beruflichen Realität nahe kommen** bzw. bestmöglichst **entsprechen**. Folglich müssen die thematischen Lerneinheiten so vielschichtig und komplex sein wie der berufliche Alltag.

Lernfeldorientierung

Ein zweites wesentliches Merkmal des Lernfeldkonzepts liegt in der **Unterrichtsgestaltung**, die nun nicht mehr durch den reinen Frontal-

Unterrichtsgestaltung

unterricht, sondern durch **handlungsorientiertes Lehren und Lernen** gekennzeichnet ist. Die Abkehr vom Frontalunterricht hin zum handlungsorientierten Unterricht ermöglicht das Erwerben eines Repertoires an **Fähigkeiten und Fertigkeiten** (Schlüsselqualifikationen), das zum **Lösen der komplexen Pflegesituationen und Aufgabenstellungen** unabdingbar ist. Statt Passivität ist **Aktivität seitens der Auszubildenden** gefragt. Das stille, stumme und in sich gekehrte Sitzen und Zuhören wird durch **Bewegung**, **Kommunikation** und **Interaktion** ersetzt:

Komponenten

- **Bewegung** ist gekennzeichnet durch das Arbeiten mit Körper und Kopf, den Einsatz möglichst vieler Sinne (Hören, Schmecken, Fühlen, Sehen, Riechen) und das Einbringen der Person mit Herz und Gefühl.
- **Kommunikation** beinhaltet das aktive, verbale Beteiligen am Unterrichtsgeschehen durch Referate, Gespräche, Diskussionen u.v.m.
- **Interaktion** steht für gemeinsames Arbeiten und Lernen, also das Arbeiten in Gruppen.

Nicht zuletzt sieht das Lernfeldkonzept eine größtmögliche **Verzahnung der beiden Lernorte** „Schule" und „Praxis" vor. Nicht nur die Lernsituationen sollten so komplex wie in der Praxis gestaltet werden, auch das Bearbeiten der jeweiligen Aufgabenstellung sollte nach Möglichkeit mit den vor Ort verwendeten Materialien und Hilfsmitteln erfolgen. Im besten Fall sollten Teilhandlungen direkt im Praxisfeld erörtert und reflektiert werden.

Im Folgenden wird der Versuch unternommen, die Abkehr vom tradierten Fächerkanon hin zum Lernfeldkonzept bildlich darzustellen:

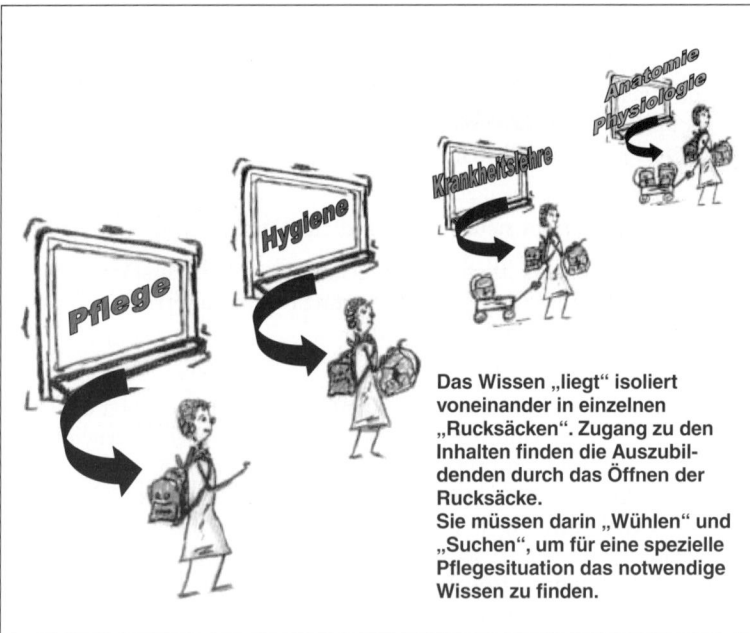

Das Wissen „liegt" isoliert voneinander in einzelnen „Rucksäcken". Zugang zu den Inhalten finden die Auszubildenden durch das Öffnen der Rucksäcke.
Sie müssen darin „Wühlen" und „Suchen", um für eine spezielle Pflegesituation das notwendige Wissen zu finden.

Abb. 5: Fachunterricht an Berufsfachschulen des Gesundheitswesens: Es wird in Fächern gelehrt und gelernt.

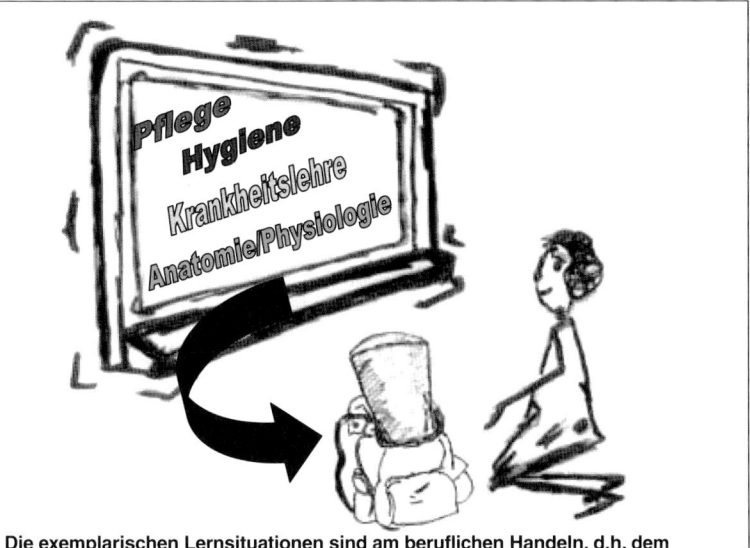

Die exemplarischen Lernsituationen sind am beruflichen Handeln, d.h. dem Pflegealltag ausgerichtet.
Der Wissenserwerb findet vernetzt statt, so dass die Lerninhalte in einen einzigen „Rucksack" verpackt werden können.
Um an die Inhalte zu gelangen, muss nur dieser eine „Rucksack geöffnet" werden.
Da das Wissen vernetzt angeeignet wurde, fällt das „Wühlen" und „Suchen" nach den entsprechenden Wissensstrukturen weg. Sie liegen bereits kompakt und miteinander vernetzt im Rucksack.

Abb. 6: Lernfeldkonzept an Berufsfachschulen des Gesundheitswesens: Es wird lernfeldorientiert gelehrt und gelernt. Lernsituationen stehen exemplarisch zur Verfügung.

5.2 Bedeutung des Lernfeldkonzepts/ Lernfeldansatzes

Das Lernfeldkonzept ist mit der **Zielsetzung „Handlungsorientierung"** erstellt worden. Die Auszubildenden sollen handlungsfähig gemacht werden. Sie sollen die Fähigkeit erlangen, eigenständig mit einer Vielzahl von Problemstellungen und Aufgabenstrukturen zurechtzukommen. Hierfür muss:

Zielsetzung

• das Analysieren der Situationen bzw. der Aufgaben,
• das Setzen von Zielen,
• das strukturierte und durchdachte Planen und Durchführen von Maßnahmen,
• das Verantworten des Handelns durch Begründbarkeit und Nachvollziehbarkeit,
• das Reflektieren des Tuns und
• das Bestücken bestehenden Wissens mit neuen Informationen

erfolgen.

Kurz gesagt, die Auszubildenden müssen ein **Qualifikationsbündel** vermittelt bekommen, mit Hilfe dessen sie in jeder Situation des beruflichen Alltags handlungsfähig sind. Der Weg zu professioneller Pflege führt

Schlüsselqualifikationen

heutzutage über das **Aneignen des „elementaren Rüstzeugs"**, das zur Bewältigung komplexer Pflegesituationen hilfreich ist.

> **Merke:** Dieses Rüstzeug besteht aus grundlegenden und allgemeinen Fähigkeiten und Fertigkeiten, die Schlüsselqualifikationen genannt werden.

Siehe hierzu Kap. 4 „Schlüsselqualifikationen".

Wissensvernetzung

Noch viel entscheidender ist der Aspekt der **Vernetzung des Wissens.** Um komplexe Aufgaben- und Problemstellungen in der beruflichen Wirklichkeit fachlich korrekt und berufsethisch verantwortbar zu lösen, muss die Pflegeperson auf **verschiedene Wissenskanäle und Informationsquellen** zurückgreifen können. Sie muss neben den pflegerischen auch hygienische, rechtliche, sozialwissenschaftliche und wirtschaftliche Aspekte berücksichtigen. Hinzu kommt das spezifische Wissen im Bereich der Krankheitslehre und Anatomie/Physiologie. Müsste man hierfür jedes Mal den entsprechenden „Rucksack" mit den Fachinhalten öffnen und darin nach den relevanten und für die Situation notwendigen Informationen suchen, ergäbe sich ein unharmonischer, unkoordinierter, bruchstück- und fehlerhafter Arbeitsablauf.

> **Merke:** Wissen muss vernetzt vorliegen und jederzeit abrufbar sein.

Um noch einmal das Bild mit den Rucksäcken aufzugreifen, bedarf es des „Öffnens eines einzigen Rucksackes", in dem pflegerische Inhalte mit hygienischen, rechtlichen, sozialwissenschaftlichen, wirtschaftlichen und fachlichen Aspekten vernetzt liegen.

> **Merke:** Das Lernfeldkonzept sieht komplexe Aufgaben- und Problemstellungen vor, die anhand exemplarischer Lernsituationen bewältigt werden sollen. Dieses selbstständige Bewältigen thematischer Lerneinheiten führt zum Erwerb beruflicher Handlungskompetenz.

„Der Lernende gewinnt über das am Besonderen Erarbeitete allgemeine Einsicht in einen Zusammenhang, einen Aspekt, und zugleich gewinnt er eine bisher nicht verfügbare neue Strukturierungsmöglichkeit, eine Zugangsweise, eine Lösungsstrategie, eine Handlungsperspektive. [....] Wenn das Allgemeine erfasst worden ist, dann sind die Lernenden in der Lage, neue Probleme als Beispiele alter Prinzipien, die bereits gemeistert worden sind, zu erkennen."[2]

> **Merke:** Die Lernsituationen, die der beruflichen Realität weitgehend entsprechen, werden handlungsorientiert, ganzheitlich und berufsorientiert gelehrt. Die Auszubildenden müssen analysieren, planen, durchführen, evaluieren und reflektieren. Dafür müssen sie sich selbst mit Hand, Kopf, Herz und Wahrnehmung einbringen.

_____

[2] Klafki, 1996, S. 144, 147

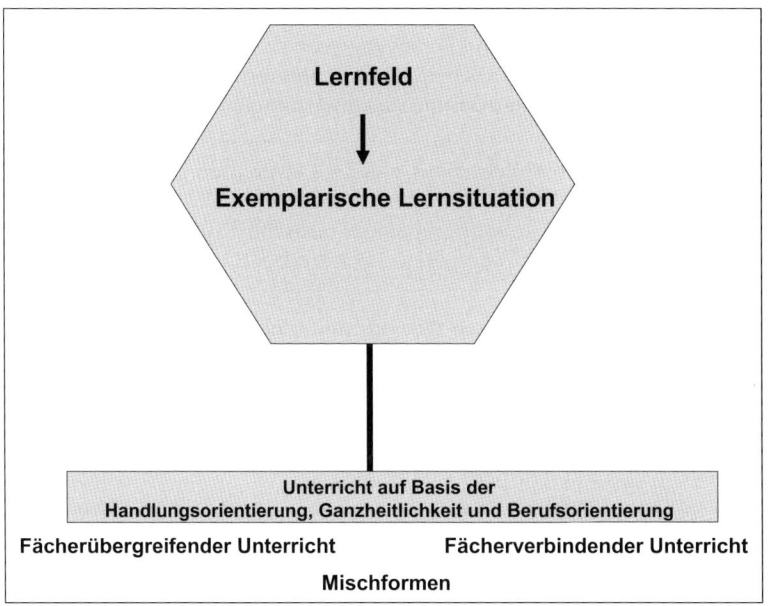

Abb. 7: Handlungs-orientierter Unterricht

Im Lernfeldkonzept tauchen die **Schlüsselbegriffe** „Handlungsfeld", „Lernfeld" und „Lernsituation" auf. In nachfolgender Übersicht, ange-lehnt an Bader[3], werden diese Begriffe definiert und in einen Zusammen-hang gebracht.

Schlüsselbegriffe

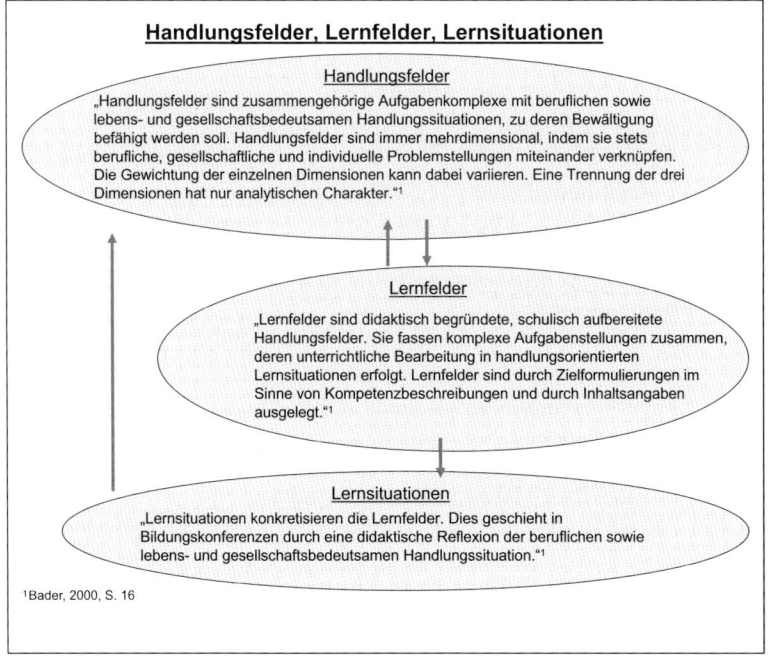

Übersicht 4: Schlüsselbe-griffe des Lernfeldkonzepts (Grafik nach Bader)

---

[3] vgl. Bader, 2000, S. 16

Lernfelder

Die **Lernfelder** sind sehr **offen und abstrakt angelegt**, damit aktuelle Inhalte aus (Pflege-)Wissenschaft und Forschung problemlos in die schulische Ausbildung integriert werden können. Sie sind unserer heutigen schnelllebigen Zeit angepasst, da sie **Innovationen flexibel aufnehmen** können.

> **Merke:** In der Altenpflege wird von 14 Lernfeldern gesprochen, die sich an den beruflichen Handlungskompetenzen (Fachkompetenz, Sozialkompetenz, Humankompetenz, ethische Kompetenz, Methodenkompetenz, Sprachkompetenz, Lernkompetenz) orientieren.

Lernfelder sollen den **Erwerb der vier materiellen Kompetenzen** (Fachkompetenz, Sozialkompetenz, Humankompetenz, ethische Kompetenz) **und der drei formalen Kompetenzen** (Methodenkompetenz, Sprachkompetenz, Lernkompetenz) ermöglichen, um **Handlungsfähigkeit im beruflichen Alltag** zu erzeugen.

Lernfelder sind auf den Berufsalltag ausgerichtet. Es ist die Abkehr von einer unüberschaubaren und meist nur in kleinen Bruchstücken anzuwendenden Stofffülle hin zur Vermittlung von **Wissen**, das für die **berufliche Realität von Bedeutung** ist.

Das Erwerben von **Handlungskompetenz/Handlungsfähigkeit** (siehe Kap. 3) steht im **Mittelpunkt des Lernfeldansatzes**.

Übersicht 5: Lernfelder der Altenpflege

Die 14 Lernfelder der Altenpflege sind Folgende:

1	Aufgaben und Konzepte in der Altenpflege
1.1	Theoretische Grundlagen in das altenpflegerische Handeln einbeziehen
1.2	Pflege alter Menschen planen, durchführen, dokumentieren und evaluieren
1.3	Alte Menschen personen- und situationsgerecht pflegen
1.4	Anleiten, beraten und Gespräche führen
1.5	Bei der medizinischen Diagnostik und Therapie mitwirken
2	Unterstützung alter Menschen bei der Lebensgestaltung
2.1	Lebenswelten und soziale Netzwerke alter Menschen beim altenpflegerischen Handeln berücksichtigen
2.2	Alte Menschen bei der Wohnraum- und Wohnumfeldgestaltung unterstützen
2.3	Alte Menschen bei der Tagesgestaltung und bei selbst organisierten Aktivitäten unterstützen
3	Rechtliche und institutionelle Rahmenbedingungen altenpflegerischer Arbeit
3.1	Institutionelle und rechtliche Rahmenbedingungen beim altenpflegerischen Handeln berücksichtigen
3.2	An qualitätssichernden Maßnahmen in der Altenpflege mitwirken
4	Altenpflege als Beruf
4.1	Berufliches Selbstverständnis entwickeln
4.2	Lernen lernen
4.3	Mit Krisen und schwierigen sozialen Situationen umgehen
4.4	Die eigene Gesundheit erhalten und fördern

> **Merke:** In der Gesundheits- und Krankenpflege sowie Gesundheits- und Kinderkrankenpflege wird nicht von Lernfeldern, sondern von Themenbereichen gesprochen; diese sind ebenfalls am beruflichen Kompetenzbegriff ausgerichtet.

Die 12 Themenbereiche in der Gesundheits- und Krankenpflege/Gesundheits- und Kinderkrankenpflege sind Folgende:

Übersicht 6: Themenbereiche der Gesundheits- und (Kinder-)Krankenpflege

1 Pflegesituation bei Menschen aller Altersgruppen erkennen, erfassen und bewerten
2 Pflegemaßnahmen auswählen, durchführen und auswerten
3 Unterstützung, Beratung und Anleitung in gesundheits- und pflegerelevanten Fragen fachkundig gewährleisten
4 Bei der Entwicklung und Umsetzung von Rehabilitationskonzepten mitwirken und diese in das Pflegehandeln integrieren
5 Pflegehandeln personenbezogen ausrichten
6 Pflegehandeln an pflegewissenschaftlichen Erkenntnissen ausrichten
7 Pflegehandeln an Qualitätskriterien, rechtlichen Rahmenbestimmungen sowie wirtschaftlichen und ökonomischen Prinzipien ausrichten
8 Bei der medizinischen Diagnostik und Therapie mitwirken
9 Lebenserhaltende Sofortmaßnahmen bis zum Eintreffen der Ärztin oder des Arztes einleiten
10 Berufliches Selbstverständnis entwickeln und lernen, berufliche Anforderungen zu bewältigen
11 Auf der Entwicklung des Pflegeberufes im gesellschaftlichen Kontext Einfluss nehmen
12 In Gruppen und Teams zusammenarbeiten

Die Lernfelder bzw. **Themenbereiche** sind **abstrakt und allgemein formuliert,** so dass das Erstellen einer **exemplarischen Lernsituation** notwendig ist, um sie **fassbar** und **erfahrbar** zu machen. Sie sind im Prinzip kleine thematische Einheiten im Rahmen von Lernfeldern.
Jedes Unterrichtsteam muss die Lernsituationen, die die Lernfelder konkretisieren, eigenständig erarbeiten. Diese exemplarischen Lehreinheiten hängen von den **schulischen Rahmenbedingungen** (Unterrichtsräume, Praxisräume, Medien, Anzahl von Auszubildenden, Anzahl von Lehrern und Lehrerinnen für Pflegeberufe, Dozenten etc.) und den **Gegebenheiten im beruflichen Handlungsfeld** (Einsatzorte, Materialien, Dokumentationssystem, Pflegestandards etc.) ab. Anhand dieser exemplarischen Lernsituationen können sich die Auszubildenden berufliche Handlungskompetenz (materielle und formale Kompetenz) erwerben.
Das Aufstellen der Lernsituation verlangt **erhebliche Vorarbeit von Seiten des Lehrteams.** So muss sich das Team stets die Frage stellen, inwieweit es die thematische Lerneinheit Fach-, Sozial-, Human-, ethische-, Methoden-, Sprach- und Lernkompetenz zu vermitteln vermag.

5.3   Schritte bei der Umsetzung des Lernfeldansatzes

5.3.1   Erster Schritt: Erarbeiten der exemplarischen Lernsituation

Der erste Schritt bei der praktischen Umsetzung des Lernfeldkonzepts liegt in der Aufstellung der exemplarischen Lernsituation.

Es gibt verschiedene Lösungswege, wie ein Lehrteam vom Lernfeld zur thematischen Lerneinheit (= Lernsituation) gelangt. Das Lernfeldkonzept begrüßt offene und multiple Lösungswege, denn die Lernsituation muss auf den Lernort „Schule" und den Lernort „berufliche Praxis" abgestimmt sein, um berufsorientiertes und ganzheitliches Lehren und Lernen zu ermöglichen.

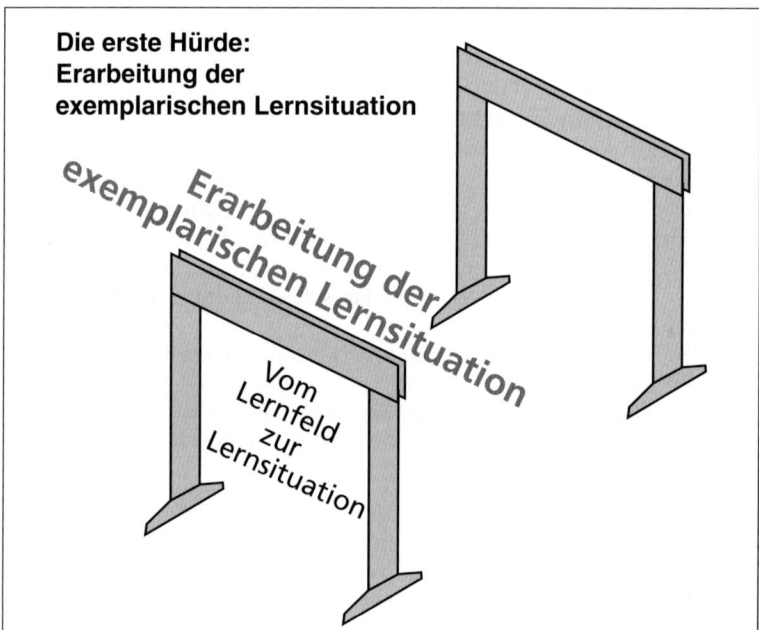

Die erste Hürde: Erarbeitung der exemplarischen Lernsituation

Erarbeitung der exemplarischen Lernsituation

Vom Lernfeld zur Lernsituation

Abb. 8: Schritte bei der Umsetzung des Lernfeldkonzepts

Übersicht 7: Leitfragen zu Lernsituationen

Leitfragen zur Entwicklung und Überprüfung bei der Gestaltung von Lernsituationen:

- Repräsentiert die Lernsituation das Typische des jeweiligen Tätigkeitsfeldes?
- Stellt die Lernsituation eine vollständige Handlung dar?
- Ist die Lernsituation berufsorientiert formuliert?
- Welche Kompetenzen werden in dieser Lernsituation besonders gefördert?
- Sind die zu fördernden Kompetenzen relevant für das Handlungsfeld?

- Wird die Berufsrealität ausreichend widergespiegelt?
- Welche fächerintegrativen Inhalte gehören in den Erklärungszusammenhang der Lernsituation?
- Ist die Aufgaben- und Problemstellung der Lernsituation ausreichend komplex?
- Ist der zeitliche Umfang der Lernsituation angemessen?
- Bietet die Lernsituation dem Lerner Identifikationsmöglichkeiten?
- Welche berufsspezifischen Methoden kommen in der Lernsituation zum Tragen?
- Ist die Lernsituation offen für Veränderungen und Ergänzungen?
- In welcher Weise können regionalspezifische Besonderheiten berücksichtigt werden?"[4]

In Kap. 5.4 „Vom Lernfeld/Themenbereich zur Lernsituation" wird eine Möglichkeit der Umsetzung der Lernfelder vorgestellt.

5.3.2 Zweiter Schritt: Unterrichtliche Ausgestaltung der Lernsituation

Um **berufliche Handlungskompetenz** zu erwerben, bedarf es einer Lehrform, die unter anderem Kommunikation, Interaktion, das Auseinandersetzen mit Werten und Normen, das selbstständige Bearbeiten von Material, ein eigenständiges Reflektieren etc. ermöglicht. Durch ein rein passives „Beteiligtsein" am Unterrichtsgeschehen können die Kompetenzen nicht erworben werden.

Praktische Umsetzung

Dies lässt sich besonders am Beispiel „Sozialkompetenz" verdeutlichen, die als Voraussetzung stets die Interaktion mit anderen Menschen verlangt. Durch Passivität können weder Teamfähigkeit und Konfliktfähigkeit noch kommunikative oder kooperative Fähigkeiten erworben werden.

Die Unterrichtsform muss **Aktivität** zulassen. Der Einsatz von Kopf, Hand, Herz und Sinneswahrnehmungen ist gefragt. Dies gelingt durch eine **handlungsorientierte Lehr- und Lernsituation**.

Zur Ausgestaltung der exemplarischen Lernsituation gehört neben der Komponente des handlungsorientierten Lehrens und Lernens die der **Ganzheitlichkeit und Berufsorientiertheit**.

Merke: Die thematische Lerneinheit muss einerseits handlungsorientiert und andererseits ganzheitlich und berufsorientiert vermittelt werden, um Komplexität und berufliche Realität zu erzeugen.

Somit ergibt sich schließlich der zweite Schritt, den das Lehrteam bei der praktischen Umsetzung des Lernfeldkonzepts bewältigen muss.

---

[4] vgl. Loskamp, 2003, S. 15/Moegling, 1998, S. 42–43

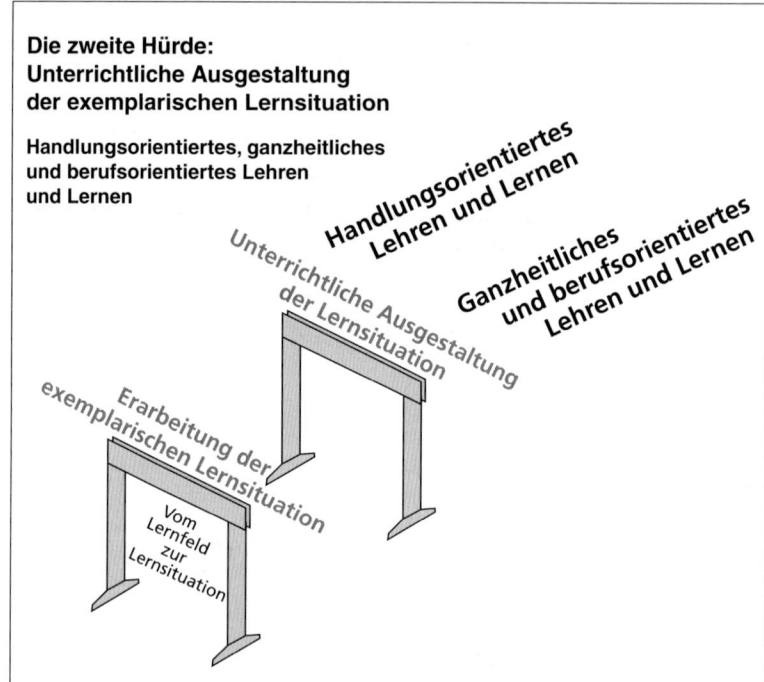

Die zweite Hürde:
Unterrichtliche Ausgestaltung
der exemplarischen Lernsituation

Handlungsorientiertes, ganzheitliches
und berufsorientiertes Lehren
und Lernen

Handlungsorientiertes Lehren und Lernen

Ganzheitliches und berufsorientiertes Lehren und Lernen

Unterrichtliche Ausgestaltung der Lernsituation

Erarbeitung der exemplarischen Lernsituation

Vom Lernfeld zur Lernsituation

Abb. 9: Schritte bei der Umsetzung des Lernfeld-konzepts

5.3.2.1 Handlungsorientierte Ausgestaltung der Lernsituation

Auszubildende müssen selbstständig planen, durchführen, kontrollieren, evaluieren und reflektieren, um dem Kriterium „Handlungsorientierung" gerecht zu werden.

Maßstäbe zur handlungs-orientierten Unterrichts-gestaltung

Im Folgenden werden einige **Maßstäbe** genannt, an denen eine **Realisierung des Unterrichtes** – basierend auf der **Handlungsorientierung** – zu messen ist:

• **Ganzheitlichkeit/Ausgewogenheit von Hand- und Kopfarbeit:**

Im handlungsorientierten Unterricht findet Lernen ganzheitlich statt, mit Kopf, Herz, Händen und allen Sinnen. Der Mensch ist als Ganzes am Lernen beteiligt, kognitiv, emotional und praktisch. Es müssen beim Lernprozess mehrere Eignungskanäle genutzt werden, um die Gedächtnisleistung zu verbessern. Kopf- und Handarbeit der Auszubildenden müssen in einer dynamischen Wechselwirkung zueinander stehen. Es kommen neben den rein praktischen Tätigkeiten die kognitiven Elemente hinzu, um erfolgreich lernen zu können.[5]

• **Interessenorientierung:** Die Interessen der Auszubildenden werden zum Bezugspunkt.

Den Auszubildenden wird ermöglicht, sich der eigenen Interessen bewusst zu werden und diese in den Lernprozess einfließen zu lassen. „Mit

_____
[5] Schneider/Buhl/Gesell/Stumpf-Parketny 2001, S. 30

der Berücksichtigung der Interessen der Schüler ist die Hoffnung verbunden, dass sie sich stärker mit dem Unterricht identifizieren"[6]. Dies hat eine motivierende Wirkung, und der Lehrstoff erhält einen subjektiven Sinn und wird persönlich bedeutsam.[7]

- **Schüleraktivierung und Schülerbeteiligung:** Die Auszubildenden zu selbstständigem Handeln ermuntern.

Eigene Aktivität und Selbsttätigkeit sind die Voraussetzung für Selbstständigkeit der Auszubildenden. Sie sollen die Ziele der Handlungen vereinbaren, Teilschritte und Methoden planen und ausführen und zum Schluss die Ergebnisse bewerten. So lernen sie Verantwortung zu tragen, Verantwortung für ihren eigenen Lernprozess.[8]

- **Schulöffnung:** Die „Öffnung" der Schule nach außen.

„Handlungsorientierter Unterricht schafft eine Verbindung zwischen dem Lernort Schule und der ihn umgebenden Wirklichkeit."[9]
Die Auszubildenden müssen ihre Handlungsprodukte in der Öffentlichkeit präsentieren, sich der kritischen Kontrolle der Öffentlichkeit stellen und sich in konkrete, überschaubare gesellschaftliche Auseinandersetzungen einmischen.[10]

- **Produktorientierung:**

Lernende und Lehrende legen gemeinsam die Handlungsprodukte (das Produkt ist die pflegerische Leistung) fest, die für alle Beteiligten einen gesellschaftlichen Gebrauchswert haben sollen.
Den Abschluss einer Lerneinheit bildet stets die Mitteilung und die Reflexion der Ergebnisse sowie der Schwierigkeiten, die während des Lern- und Arbeitsprozesses entstanden sind.[11]

Handlungsorientiertes Lehren und Lernen ermöglicht den **Dualismus** zwischen: Dualismus
- Aktivität und Passivität,
- Ruhe und Bewegung,
- eigenständigem und gemeinsamem Arbeiten,
- Handarbeit und Kopfarbeit,
- Abstraktion und eigenen Erfahrungen,
- selbstständigem Suchen nach Material und Wissen und der Präsentation vorgegebener Inhalte,
- selbstständigem und angeleitetem Finden von Lösungswegen,
- Eigen- und Fremdinitiative,
- eigenständigem Evaluieren und Bewerten und gemeinsamen Suchen nach Verbesserungsmöglichkeiten und Fehlern,
- Sprechen/Präsentieren und Zuhören,
- Kreativität und vorgegebenen Ideen.

---

[6] Loskamp, 2003, S. 15
[7] vgl. Loskamp, 2003, S. 15–16/Moegling, 1998, S. 43
[8] vgl. Loskamp, 2003, S. 16/Moegling, 1998, S. 42–43
[9] Loskamp, 2003, S. 16
[10] vgl. Loskamp 2003, S. 16/Moegling 1998, S. 42
[11] vgl. Loskamp, 2003, S. 15/Moegling, 1998, S. 43

„Das Konzept handlungsorientierten Unterrichts – und da sind sich alle Vertreter der unterschiedlichen handlungskonzeptionellen Richtungen einig – verzichtet auf den Anspruch auf Vollständigkeit zugunsten exemplarischer Vorgehensweisen (...)"[12]

Anstelle des gleichmäßig oberflächlichen Durchlaufens des Kenntniskataloges, Schritt für Schritt, sollten die Auszubildenden die Gelegenheit haben, sich hier und dort festzusetzen, einzugraben, Wurzeln zu schlagen, einzunisten. Der Vollständigkeitswahn der Pädagogik wird zugunsten inhaltlicher Verdichtungen (Plattformen) aufgegeben. Diese Plattformen eines Turms müssen mit Treppen verbunden werden, die den Weg zu den anderen Plattformen ebnen, so dass man zu ihnen gelangen kann.[13]

> **Empfehlung:** Das Lernfeldkonzept sieht vor, dass das Lehrteam die Lernsituation handlungsorientiert ausgestaltet. So sticht das handlungsorientierte Lehren und Lernen den Frontalunterricht aus. Dies bedeutet aber noch nicht, dass kein Frontalunterricht mehr stattfinden darf. Im Gegenteil, einige Teilaspekte lassen sich sogar nur mittels Frontalunterricht sinnvoll lehren.
> Das Unterrichtsteam entscheidet, basierend auf seiner berufspädagogischen Ausbildung, welche Lehrinhalte handlungsorientiert und welche Teilaspekte frontal unterrichtet werden können.

5.3.2.2 Ganzheitliche und berufsorientierte Ausgestaltung der Lernsituation

Ganzheitlichkeit

Der Aspekt der **Ganzheitlichkeit** umfasst das Aufbereiten der Lernsituation nicht nur aus dem Blickwinkel der **Pflege**, sondern auch unter Zuhilfenahme der **Bezugswissenschaften**.

Pflege kann nur ganzheitlich verstanden werden, wenn zu den pflegerischen Inhalten hygienische, rechtliche, sozialwissenschaftliche, wirtschaftliche, anatomische und physiologische Aspekte und Inhalte der Krankheitslehre und Arzneimittellehre hinzukommen.

> **Merke:** Jede Lernsituation verlangt nach anderen Bezugswissenschaften, so dass es Aufgabe des Lehrteams ist, sich zu überlegen, welche Bezugswissenschaften für das Bearbeiten der thematischen Einheit sinnvoll und relevant sind.

Berufsorientiertheit

Der Aspekt der **Berufsorientiertheit** umfasst das Aufbereiten der Lernsituation unter **Berücksichtigung berufsrelevanter Aspekte**. Die berufliche Praxis muss sich in der exemplarischen Lernsituation widerspiegeln. Nur so können die am Lernort „Berufsfachschule" erworbenen Fähigkeiten, Fertigkeiten und Wissensinhalte an den Lernort „berufliche Praxis" transformiert werden.

---

[12] Moegling, 1998, S. 42
[13] vgl. Moegling, 1998, S. 49

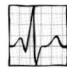

> **Beispiel:** Es wäre beispielsweise für die Handlungsfähigkeit im beruflichen Alltag wenig förderlich, den Auszubildenden das Messen der Körperkerntemperatur einzig und alleine unter Zuhilfenahme eines Maximalthermometers zu vermitteln, wenn im Stationsalltag hauptsächlich digitale Thermometer und Infrarot-Ohrthermometer eingesetzt werden.

Die Berufsorientiertheit richtet sich nach den Gegebenheiten der praktischen Einsatzorte und wird von Berufsfachschule zu Berufsfachschule unterschiedlich aussehen. Auch hier geht es um das Finden multipler Lösungswege, um den Aspekten der Ganzheitlichkeit und Berufsorientiertheit zu entsprechen.

Kap. 5.5 „Von der Lernsituation zum handlungsorientierten, ganzheitlichen und berufsorientierten Unterricht" zeigt mögliche Lösungswege der unterrichtlichen Ausgestaltung an einer exemplarischen Lernsituation.

5.4 Vom Lernfeld/Themenbereich zur Lernsituation

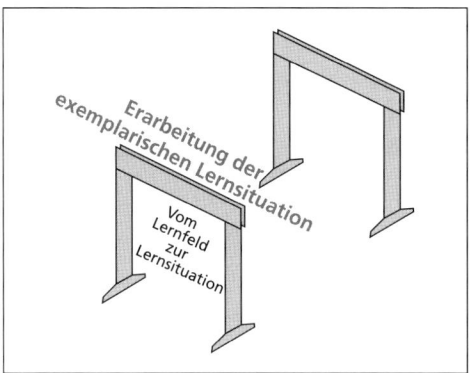

Abb. 10: Erarbeiten einer exemplarischen Lernsituation

Der erste Schritt der Umsetzung des Lernfeldkonzepts liegt in der Erarbeitung einer exemplarischen Lernsituation.

Diese thematische Einheit, die das Lernfeld repräsentieren soll, muss das Erwerben der beruflichen Handlungskompetenz ermöglichen. Sie wird daher einerseits an der Fach-, Sozial-, Human- und ethischen Kompetenz und anderseits an der Methoden-, Sprach- und Lernkompetenz ausgerichtet. Das Lernfeld ist offen und abstrakt formuliert, so dass das Lehrteam eine Lernsituation erstellen kann, die an den spezifischen schulischen und praxisbezogenen Gegebenheiten ausgerichtet ist.

Die Wege vom Lernfeld zur exemplarischen Lernsituation sind vielfältig.

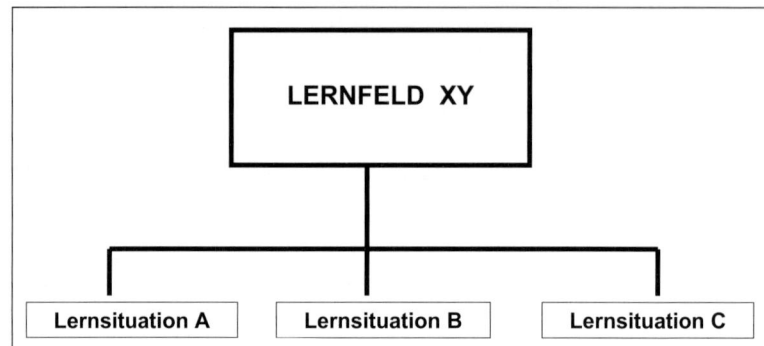

Abb. 11: Vom Lernfeld/ Themenbereich zur Lern- situation

Um vom Lernfeld zur exemplarischen Lernsituation zu gelangen, gibt es unterschiedliche Lösungswege. Jedes Lehrteam kann seinen eigenen Weg zur Lernsituation finden. Dabei sind aber bestimmte Grundsätze zu beachten.

Beachte: Die thematische Lerneinheit muss an der beruflichen Handlungskompetenz ausgerichtet, d. h. unter Berücksichtigung der materiellen und formalen Kompetenzen erstellt werden.

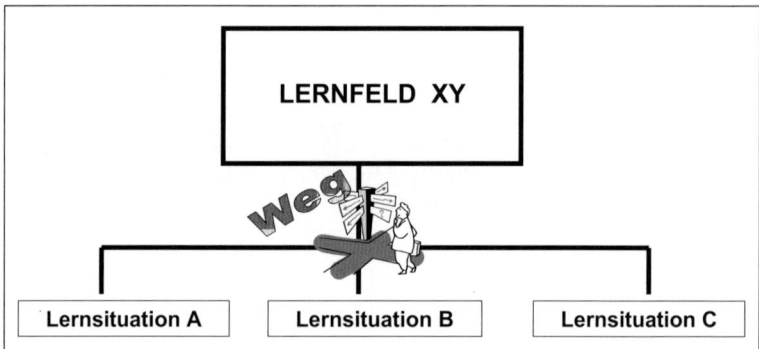

Abb. 12: Der Weg zur Lernsituation

Im Folgenden wird der Lösungsweg von Muster-Wäbs und Schneider[14] vorgestellt.

Um die Schritte vom Lernfeld zur exemplarischen Lernsituation besser nachvollziehen zu können, werden hier die Lernfelder der Altenpflege und dazugehörige Beispiele aus der Pflege gewählt.

---

[14] vgl. Muster-Wäbs, Hannelore/Schneider, Kordula: Vom Lernfeld zur Lernsituation. Strukturierungshilfe zur Analyse, Planung und Evaluation von Unterricht, Bad Homburg vor der Höhe, 1999

Nachstehende Grafik basiert auf Muster-Wäbs/Schneider[15] und stellt eine grobe Zusammenfassung der Schritte vom Lernfeld zur exemplarischen Lernsituation dar.

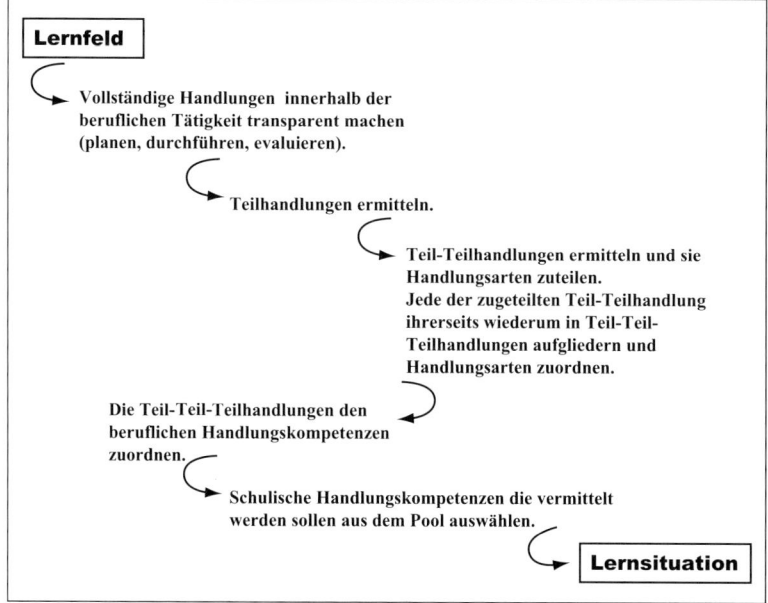

Abb. 13: Lösungsweg

Schritte vom Lernfeld zur exemplarischen Lernsituation

Schritt A

Einzelschritte

Lernfelder in Rahmenlehrplänen greifen Inhalte exemplarisch heraus und berücksichtigen berufsübergreifende Aspekte.

- Beispiel aus dem Lernfeld der Altenpflege: „Die eigene Gesundheit erhalten und fördern."

Schritt B

Analyse des beruflichen Handlungsfeldes:

Genaue Betrachtung des vorgegebenen Lernfeldes aus dem Rahmenlehrplan, um den beruflichen Kontext zu analysieren.
Hinter den Lernfeldern verbergen sich mehrere komplexe, kleinere Handlungen, d. h. berufliche Handlungsfelder. Diese Handlungen müssen transparent gemacht werden. Es müssen Handlungen innerhalb beruflicher Tätigkeiten aufgedeckt werden, um daraus berufliche Handlungskompetenzen zu bestimmen. Die beruflichen Handlungsfelder müssen als vollständige Handlungen (Planen, Durchführen, Evaluieren) abgeleitet und dokumentiert werden.

_____
[15] vgl. Muster-Wäbs/Schneider 1999, S. 9

- Beispiel: Berufliche Handlungsfelder des Lernfeldes „Die eigene Gesundheit erhalten und fördern" sind „Gesundheit erhalten" und „Gesundheit fördern". Zu den beiden beruflichen Handlungsfeldern müssen vollständige Handlungen abgeleitet werden. Vollständige Handlungen zum beruflichen Handlungsfeld „Gesundheit erhalten" wären beispielsweise „Disstress-Management-Programme planen, durchführen und evaluieren" oder „Unfallverhütungsmaßnahmen planen, durchführen und evaluieren".

Schritt C

Das vollständige berufliche Handlungsfeld ist eine Bündelung vieler arbeitsteilig gegliederter, betrieblicher Realitäten.

Nun stellt sich die Frage, ob aus dem beruflichen Handlungsfeld einzelne Teilhandlungen abzuleiten sind. Es muss ein vollständiger Handlungsablauf bestimmt werden, also selbstständig planen, durchführen und evaluieren.

- Beispiel: Teilhandlungen der vollständigen Handlung „Disstress-Management-Programme planen, durchführen und evaluieren" wären beispielsweise
  - „Disstress-Faktoren selbstständig und individuell ausfindig machen",
  - „Disstress-Management-Programme hinsichtlich Belastungs-, Reiz-, Einstellungs- und Erregungsmanagement bedarfsgerecht planen",
  - „Maßnahmen zur Stressbewältigung nach den aktuellen, wissenschaftlichen Daten und Forschungsergebnissen durchführen",
  - „Disstress-Management-Programme hinsichtlich Effektivität und Effizienz bewerten".

Schritt D

- Nun werden aus den Teilhandlungen wiederum Teil-Teilhandlungen aufgestellt, die vier Handlungsarten zugeordnet werden.

Übersicht 8: Handlungsarten

Die vier Handlungsarten sind:

- das kognitive Handeln: Handlungsart findet im Kopf statt und ist mit Denkleistung verbunden,
- das sozialkommunikative Handeln: bezieht sich auf Kontakt (sprachlich, körpersprachlich, schriftlich) mit anderen Menschen,
- das emotionale Handeln: Bewusstheit über eigene Emotionen in beruflichen Situationen (Ärger und Reaktion darauf) und
- das gegenständlich-materielle Handeln: Handlungen, an denen konkrete Gegenstände beteiligt sind.

Nur wenn diese Teil-Teilhandlungen, d. h. die Handlungsarten bestimmt sind, können berufliche Handlungskompetenzen erkannt und festgelegt werden.

- Beispiel: Teilhandlung „Disstress-Management-Programme hinsichtlich Belastungs-, Reiz-, Einstellungs- und Erregungsmanagement bedarfsgerecht planen" lässt sich in folgende möglichen Handlungsarten untergliedern:
  - Unterschiedliche Programme zur Disstress-Bewältigung prüfen und vergleichen (kognitives Handeln),
  - Informationen bezüglich bestimmter Maßnahmen zur Stressbewältigung bei Betroffenen und Experten einholen (sozialkommunikatives Handeln),
  - Abneigungen und Zuneigungen bezüglich bestimmter Maßnahmen der Stressbewältigung wahrnehmen (emotionales Handeln) und
  - Liste individuellen Bedarfs aufstellen (gegenständlich-materielles Handeln).

Schritt E

Jede einzelne Handlungsart der kognitiven, sozialkommunikativen, emotionalen und gegenständlich-materiellen Art lassen sich noch einmal in kleinere Handlungsarten untergliedern, die wiederum dem Raster aus den vier Handlungsarten zugeteilt werden können.

- Beispiel: So kann die kognitive Handlungsart „Unterschiedliche Programme zur Disstress-Bewältigung prüfen und vergleichen" ihrerseits in die vier Handlungsarten untergliedert werden. Das Resultat wären Teil-Teil-Teilhandlungsarten wie z. B.:
  - Disstress-Management-Programme analysieren; Disstress-Management-Programme auf Brauchbarkeit bewerten (kognitives Handeln);
  - Fragen an die Betroffenen und Experten stellen; Mit Betroffenen und Experten Kontakt aufnehmen; Den Ausführungen/Berichten zuhören können (sozialkommunikatives Handeln);
  - Frustrationstoleranz analysieren; Individuelle Bedürfnisbefriedigungsgrenze ermitteln (emotionales Handeln) und
  - Vergleichsschema aufstellen; Listen nach Prioritätensetzung anlegen (gegenständlich-materielles Handeln).

Dadurch werden Handlungen bewusst gemacht, die im ersten Moment gar nicht aufgefallen wären. Es werden also Schlüsselqualifikationen deutlich wie z. B. „Kompromisse finden", „Misserfolge aushalten", „Kommunikationsmodelle situationsgerecht abrufen" etc.

Schritt F

Die so aufgedeckten Teil-Teil-Teilhandlungsarten/Schlüsselqualifikationen können im nächsten Schritt den Handlungskompetenzen (Fachkompetenz, Sozialkompetenz, Humankompetenz, ethische Kompetenz, Methodenkompetenz, Lernkompetenz, Sprachkompetenz) zugeordnet werden.

Damit wird deutlich, welche Kompetenzen in den unterschiedlichen Handlungssituationen erforderlich sind.

- Beispiel: Die Teil-Teil-Teilhandlungsarten aus Schritt E können den Handlungskompetenzen wie folgt zugeordnet werden:
  - Fachkompetenz → Disstress-Management-Programme auf Brauchbarkeit überprüfen;
  - Sozialkompetenz → Mit Betroffenen und Experten Kontakt aufnehmen; Fragen an die Betroffenen und Experten stellen; Den Ausführungen/Berichten zuhören können;
  - Humankompetenz → Frustrationstoleranz analysieren; Individuelle Bedürfnisbefriedigungsgrenze ermitteln;
  - Methodenkompetenz → Vergleichsschema aufstellen; Listen nach Prioritätensetzung anlegen.

Schritt G

Die beruflichen Handlungskompetenzen müssen durch den Lernort Schule und den Lernort Betrieb gefördert werden.

In der Schule muss sodann die Entscheidung darüber getroffen werden, welche der Kompetenzen gefördert werden sollen (= schulische Handlungskompetenz).
„Der Berufsschule kommt die wichtige Aufgabe zu, die Auszubildenden für die Bewältigung zukünftiger Handlungssituationen vorzubereiten, d. h. Auszubildende in ihrem Denken und Handeln z. B. flexibel, kreativ und selbst gesteuert für den Umgang mit unvorhergesehenen Lebens- und Berufssituationen werden zu lassen."[16]

Schritt H

Auf der Grundlage der schulischen Handlungskompetenz werden anschließend Lernsituationen bestimmt.

> **Merke:** Es kommen drei Lernsituationen in Betracht:
> - die fachsystematische Lernsituation (Beziehung der Inhalte unterliegen der Fachsystematik),
> - die handlungssystematische Lernsituation (Inhalte werden über die Handlungen erarbeitet) und
> - die lernsubjektsystematische Lernsituation (die Lernenden bestimmen den Start und den Weg; Orientierung an subjektiven Aneignungsstrukturen der Lernenden).

---

[16] Muster-Wäbs/Schneider, 2001, S. 13

• Beispiel: Bestimmung einer fachsystematischen Lernsituation „Stress-prävention", einer handlungssystematischen Lernsituation „Maßnah-men zur Stressbewältigung ausfindig machen" und einer lernsubjekt-systematischen Lernsituation „Wie gehe ich mit Disstress um?".

Diesen Lernsituationen werden dann Inhalte zugeteilt, die darin vermit-telt werden sollen.

Die Lernsituation mit ihren Inhalten muss zum Schluss visualisiert wer-den, um fachsystematische Bezüge, Verknüpfungen und Beziehungen zwischen Fakten und Begriffen und Verfahrenswege und Wege zur Aneig-nung und Anwendung von Wissen besser erkennen zu können.

5.5 Von der Lernsituation zum handlungsorientierten, ganzheitlichen und berufsorientierten Unterricht

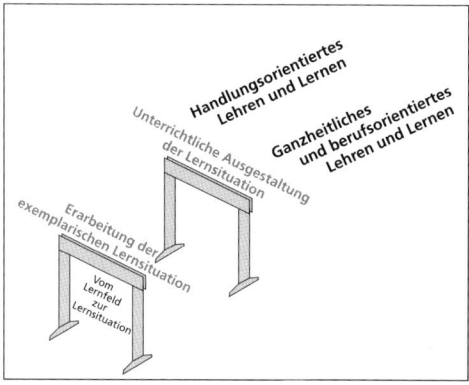

Abb. 14: Von der Lern-situation zum Unterricht

5.5.1 Praktische Umsetzung der thematischen Lerneinheit

Steht die Lernsituation fest, wird das Unterrichtsteam mit der Frage nach der praktischen Umsetzung konfrontiert.

Merke: Die exemplarische Lernsituation muss handlungsorientiert, ganzheitlich und berufsorientiert vermittelt werden.

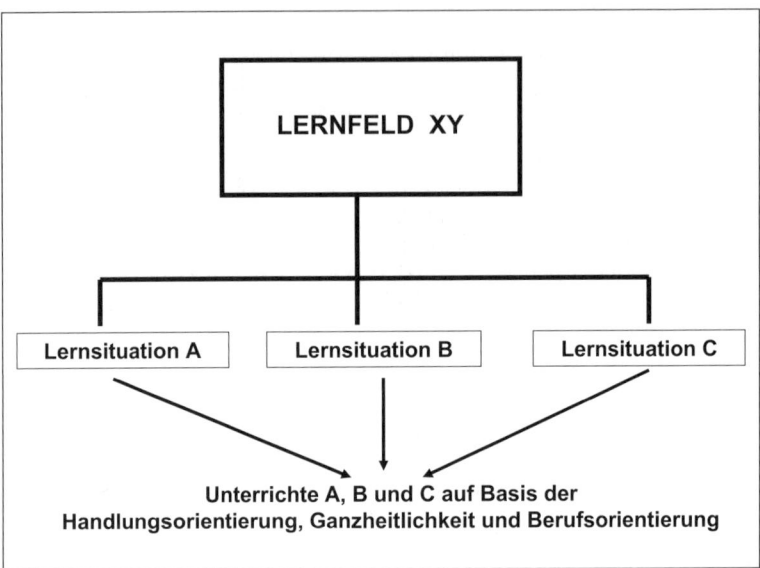

Abb. 15: Praktische Umsetzung der Lerneinheit

Kriterien

Der Unterricht muss auf den **Kriterien „Handlungsorientierung", „Ganzheitlichkeit"** und **„Berufsorientierung"** basieren.

- Dem Kriterium der **Handlungsorientierung** wird entsprochen, wenn die Auszubildenden Aktivität zeigen und mit Hand, Kopf, Herz und dem Einsatz aller Sinne lernen können.
- Dem Kriterium der **Ganzheitlichkeit** wird entsprochen, wenn der Unterricht ein fächerverbindendes Design oder eine Mischform fächerübergreifenden und fächerverbindenden Unterrichtes darstellt.
- Dem Kriterium der **Berufsorientierung** wird entsprochen, wenn einerseits die exemplarische Lernsituation authentisch ist bzw. in einer ähnlichen Form im Berufsalltag auftreten könnte und anderseits eine Vernetzung von Lernort „Schule" und Lernort „Praxis" besteht. Diese Vernetzung kann erreicht werden, wenn die Materialien (Dokumentationssystem, Pflegeutensilien etc.) aus der Praktikumsstelle integriert werden und/oder möglichst oft am realen Lernort gelernt wird. Wenn die Kapazitäten vorhanden sind, könnten spezielle Pflegetechniken direkt auf der Pflegestation (in einem separaten Zimmer) eingeübt werden oder Teilaufgaben (z. B. Anamneseerhebung, Blutdruckmessung etc.) am realen Patienten durchgeführt werden.

Lösungswege

Es gibt verschiedene **Lösungswege,** um von der exemplarischen Lernsituation zu einem handlungsorientierten, ganzheitlichen und berufsorientierten Unterricht zu gelangen. Nachfolgend seien zwei verschiedene Wege aufgezeigt, die dem Lehrteam Anregungen hierfür geben sollen. Nicht zu vergessen sei dabei, dass multiple Lösungswege gefragt sind. Es wird nicht einen einzigen Weg der Umsetzung geben, denn es gibt auch nicht einen einzigen Typus Berufsfachschule. Sie unterscheiden sich bezüglich schulischer und praktischer Rahmenbedingungen.

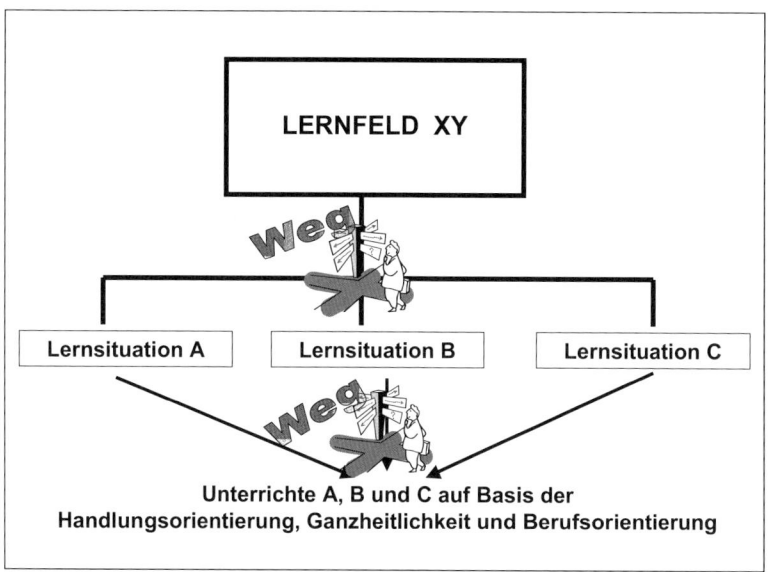

Abb. 16: Der Weg von der exemplarischen Lernsituation zum Unterricht

Die folgenden beiden Ansätze sind mögliche Lösungswege, die zeigen, wie man von der Lernsituation zu einem handlungsorientierten, ganzheitlichen und berufsorientierten Unterricht gelangen könnte.

5.5.1.1 Ansatz von Kania

Kania[17] schlägt folgendes **Vorgehen zur Gestaltung des Lernarrangements** vor:

Phase der Gestaltung der Lernumgebung, steht am Anfang jedes situierten Lernprozesses. Die Lernumgebung ist der Kontext, mit dem der Lernende in eine reziproke Interaktion tritt und in der er Wissen konstruiert. Die Lernenden müssen Zugang zur Lernumgebung finden. Sie sollte deshalb die Prinzipien „Authentizität" (Übereinstimung mit realer Person, Raum, Aktivität, Situation, Kontext), „Narrativität" (Pflegeverlauf, Sequenzialität, Dramaturgie des Kontextes) und „Komplexität" (qualitative u. quantitative Informationen, Mehrdimensionalität) in sich vereinen, (Videos, autobiografische Texte, Informationssammlung in der Praxis, etc.).

Phase der Gestaltung

Bewerten der Lernumgebung hinsichtlich ihrer Bedeutung für das aktuelle und prospektive Handeln. Die Lernumgebung muss vom Lernenden als bedeutsam angesehen werden, um einen aktiven Lernprozess beginnen zu können.
Erfahrungswissen der Lernenden und Bedeutsamkeit der Lernumgebung transparent machen, (Vernissage, Erzählen, Pflegegeschichte entwickeln, Partnerinterview, Interview mit Pflegeexperten etc.).

Phase der Transparenz

_____

[17] vgl. Kania, Christian: Situiertes Lernen. Ein Ansatz zur Gestaltung einer fächerintegrativen Lernumgebung. In: Prodos-Verlag (Hrsg), Unterricht Pflege: Fächerintegration und Lernsituationen, Brake 2003, Heft 2/2003

Phase der Wissens-
konstruktion

Aktive Konstruktion neuen Wissens mit Hilfe des angebotenen Wissens der Lernumgebung. Bei der Neukonstruktion individuellen Wissens ist soziale Interaktion eine wichtige Komponente. Der Lehrende fungiert als Wissensträger und Experte für eine Wissensdomäne, (Wissensaustausch mit Hilfe von Wissensträgern, z. B. Experten, Betroffene, Bücher etc.).

Phase des Wissenstransfers

Ermitteln, inwieweit das konstruierte Wissen transferfähig ist und somit als Handlungswissen im beruflichen Kontext genutzt werden kann. Reflektieren des Lernprozesses, Anwenden erworbenen Wissens in einem authentischen Kontext oder im realen Handlungsfeld, (szenisches Spiel in Lernwerkstatt, Anleitung auf Station etc.).

5.5.1.2 Ansatz von Muster-Wäbs/Schneider

Handlungstheoretische
Aneignungsdidaktik

Muster-Wäbs und Schneider haben eine „**handlungstheoretische Aneignungsdidaktik**" entwickelt, um auf Basis der Handlungsorientierung von der Lernsituation zum Unterricht zu gelangen.

Die nachfolgend aufgeführte Strukturierungshilfe von Muster-Wäbs/ Schneider bietet die Funktion der Planung von Unterricht an. Folgt man dem **Planungsraster**, kann ein Unterricht geplant werden, der auf der Basis **handlungstheoretischer Überlegungen** beruht.

„Die Strukturierungshilfe ermöglicht die Planung für eine handlungstheoretische Aneignungsdidaktik sowohl für Lerngruppen, die am Anfang der Handlungsorientierung stehen (Laien), als auch für Lerngruppen, die in dieser Lernform schon sehr geübt sind (Experten)."[18]

Das Planungsraster „Handlungstheoretische Aneignungsdidaktik" ist auf der Grundlage vielfältiger Erfahrungen mit handlungsorientiertem Unterricht entwickelt worden und hat sich laut Muster-Wäbs/Schneider in der Praxis bewährt. Es enthält **fünf Phasen**, wobei die Klärungsphase und die Abschlussphase nur von den Unterrichtenden durchlaufen werden.

Übersicht 5: Planungsraster
„Handlungstheoretische
Aneignungsdidaktik"

> **Die fünf Phasen des Planungsrasters**
> **„Handlungstheoretische Aneignungsdidaktik"**
> **von Muster- Wäbs/Schneider[17]**
>
> **Klärungsphase**
> ↓
> **Vorbereitungsphase**
> ↓
> **Produktionsphase**
> ↓
> **Auswertungsphase**
> ↓
> **Abschlussphase**

---

[18] Muster-Wäbs/Schneider,1999, S. 42

Die handlungstheoretische Aneignungsdidaktik ist als **Phasenschema** aufgebaut und beinhaltet zwei voneinander abhängige **Phasenabläufe**, die jedoch **vom Lehrteam und der Lerngruppe getrennt** bearbeitet werden. Das Lehrteam durchläuft die Klärungs- und die Abschlussphase ohne die Lerngruppe. **Zwischen der Klärungsphase und der Abschlussphase** findet der **handlungsorientierte Unterricht** statt.

Nachfolgende Darlegung ist angelehnt an das Planungsraster „Handlungstheoretische Aneignungsdidaktik" von Muster-Wäbs/Schneider.[19]

In der Klärungsphase werden alle Vorüberlegungen gemacht, die sowohl das Team als auch den Unterricht betreffen. Sie liegt vor der eigentlichen Unterrichtsphase. Hier fragt sich das Lehrteam, welche Ziele es als Team erreichen möchte.

Nur wenn eine Vereinbarung über gemeinsame Ziele in Bezug auf die Teamarbeit stattgefunden hat, können Regeln und Maßnahmen für die Arbeit entwickelt werden. Zudem werden organisatorische Gegebenheiten wie z. B. Stundenplan, Räume, Material, Zeit etc. besprochen und festgelegt.

Klärungsphase

Der eigentliche Unterricht unterteilt sich dann in die Vorbereitungsphase, Produktionsphase und die Auswertungsphase. Diese Phasen werden gemeinsam von der Lerngruppe und dem Lehrteam durchlaufen. In der Vorbereitungsphase wird eine angenehme Lernatmosphäre geschaffen, in der sich die Auszubildenden gedanklich und emotional auf die Lernsituation einlassen können. Ein gezielter thematischer Einstieg soll neugierig auf das Thema machen. Mit den Auszubildenden werden Vereinbarungen über Ziele, Arbeitsschritte, Meetings, Ergebnisse etc. getroffen.

Vorbereitungsphase

In der Produktionsphase beschaffen sich die Auszubildenden Informationen, planen Handlungsalternativen, entscheiden sich für eine Alternative, bearbeiten die Aufgabenstellung und stellen ihre Ergebnisse im Plenum vor.

Die Auszubildenden lernen hier die Informationssammlung mittels Büchern, Internet etc. Sie lernen, Entscheidungen zu treffen und die Präsentation vorzubereiten. Sie benötigen in dieser Phase angemessene Unterstützung.

Produktionsphase

Die Auswertungsphase ist das „Sammelbecken" für alle Beobachtungen. Die Ergebnisse werden besprochen und hinsichtlich ihrer Fachlichkeit überprüft. Lernprozesse werden reflektiert, es werden Konsequenzen für nachfolgende Lernprozesse gezogen. Es wird z. B. ein Bewertungsbogen angelegt, inwieweit die Auszubildenden die Kompetenzen erreicht haben.

Auswertungsphase

Die Abschlussphase durchläuft das Lehrteam ohne die Auszubildenden. Es trifft sich nach dem Unterricht für eine Gesamtevaluation, in der der Unterricht, die Teamarbeit und die Organisation beleuchtet werden. Aus

Abschlussphase

---

[19] vgl. Muster-Wäbs, Hannelore/Schneider Kordula: Vom Lernfeld zur Lernsituation. Strukturierungshilfe zur Analyse, Planung und Evaluation von Unterricht, Bad Homburg vor der Höhe 1999, S.43–60

der Reflexion können Konsequenzen für neue Lernsituationen gezogen werden. In der Abschlussphase ist es sinnvoll, einen Leitfaden für die Teambesprechung zu verwenden, damit die Evaluation im Team zielorientiert und zeitökonomisch ablaufen kann. Die Teamevaluation kann z. B. mit folgenden Fragestellungen durchgeführt werden:

• Was hat das Team geleistet?
• Wie hat sich das Team im Unterricht gezeigt?
• Welche Störungen sind innerhalb des Teams aufgetreten?

5.5.2 Das Design der thematischen Lerneinheit

In Kap. 5.5.1 „Praktische Umsetzung der thematischen Lerneinheit" wurden zwei mögliche Lösungswege zur Umsetzung der exemplarischen Lernsituation in einem konkreten Unterricht vorgestellt, so dass dieser handlungsorientiert, ganzheitlich und berufsorientiert gestaltet ist. Angestrebt wird ein Lehren und Lernen, das die thematische Lerneinheit aus vielen Perspektiven beleuchtet, um den Auszubildenden ein umfassendes Wissen zu vermitteln.

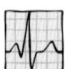

Beispielsweise bedarf es für die pflegerische Maßnahme „Anlegen eines Wadenwickels" nicht nur des pflegerischen Wissens bezüglich der korrekten Technik und Materialien, sondern auch des Fachwissens aus den Gebieten

• Anatomie/Physiologie (Reaktion des Gefäßsystems, der Haut und des Herz-Kreislauf-Systems auf Kälteanwendungen),
• Sozialwissenschaft (Kommunikation mit dem Patienten),
• Wirtschaftslehre im Gesundheitswesen (wirtschaftliches Arbeiten mit dem Material),
• Hygiene (Verhindern nosokomialer Infektionen, Individualhygiene, Umwelthygiene bzgl. Wasser),
• Arzneimittellehre (Anwendung von Wickelzusätzen),
• Krankheitslehre (Fachwissen bezüglich der das Fieber verursachenden Erkrankung)
• und anderen, z. B. Fachgebiet Deutsch (für eine korrekte grammatikalische und orthographische Dokumentation der Maßnahme).

Anhand dieses Beispiels wird deutlich, dass die Schwierigkeit weniger in der Umsetzung der Handlungsorientiertheit und Berufsorientiertheit als vielmehr in der Ganzheitlichkeit liegt.

Merke: Die Bezugswissenschaften verhelfen dem Fach „Pflege" zu einer ganzheitlichen, umfassenden Betrachtung der Pflegesituation und der damit verbundenen Probleme.

Das Lehrteam muss sich Gedanken darüber machen, welche Bezugswissenschaften einen wesentlichen Beitrag leisten können, um die exemplarische Lernsituation umfassend und ganzheitlich bearbeiten und verstehen zu können. Um die thematische Lerneinheit nicht zu überfrachten, sollten zwei bis höchstens vier Bezugswissenschaften hinzugezogen werden.

Beispiel: Die exemplarische Lernsituation „Pflege bei Fieber" könnte beispielsweise durch die Bezugswissenschaften „Hygiene", „Anatomie/Physiologie" und „Sozialwissenschaften/Kommunikation" umfassend beleuchtet werden.

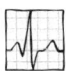

Merke: Um den Auszubildenden einen ganzheitlichen Blickwinkel zu verschaffen, müssen die entsprechenden Bezugswissenschaften mit der Pflege vernetzt gelehrt werden.

Die einzelnen Lerninhalte dürfen nicht singulär und unabhängig voneinander, sondern in **enger und direkter Verbindung zum Leitfach „Pflege"** gelehrt werden. Dem **Design der exemplarischen Lernsituation** kommt somit große Bedeutung zu. Es muss so angelegt sein, dass **vernetztes Lehren und Lernen** möglich wird. Um auf das Beispiel mit den „Rucksäcken" zu Beginn der Ausführungen zurückzukommen, so muss das Design das Ablegen der Lerninhalte in einen einzigen großen und nicht in viele kleine Rucksäcke ermöglichen.

Vernetzung

Das Lehrteam steht nun vor der Frage, wie das Fach „Pflege" mit seinen Bezugswissenschaften am besten in Verbindung gebracht werden kann, um vernetztes Denken und Lernen zu fördern.

Im Anschluss werden zwei mögliche Designs vorgestellt, die dem Aspekt der Ganzheitlichkeit, d. h. vernetztem Denken und Lernen Rechnung tragen.

5.5.2.1 Der fächerverbindende Unterricht/Integrativer Ansatz

Definition: Der fächerverbindende Unterricht stellt ein Design dar, das der Auflösung des Fächerkanons entspricht und vernetztes Lehren und Lernen ermöglicht. Bei dieser Unterrichtsgestaltung werden die einzelnen Fächer so miteinander verwoben, dass komplexe Zusammenhänge erkannt werden.

Peterßen sieht im **integrativen Ansatz** das Verweben von „Einzelfäden" (Fächer) zu einem einzigen „Seil". Für eine gewisse Zeit werden mehrere Einzelfäden zu einem einheitlichen Seil zusammengedreht. So bleiben die Fächer zwar erhalten, durch den „Drall" entsteht jedoch eine **einheitliche Verbindung.** Die Verbindung zwischen den Fächern wird durch ein **zentrales Thema** und eine **übergeordnete Zielsetzung** erreicht. Hierzu bedarf es **genauer und intensiver Absprachen** zwischen den einzelnen Fächern. „Die beteiligten Fächer erbringen ihre Beiträge – als integrierende – zum

Integrativer Ansatz

übergeordneten Ziel und zum zentralen Thema auf ihre je fachspezifische Weise und in der gewohnten Solidität."[20]

> **Merke:** Die Verbindung zwischen den Fächern wird durch die gemeinsame Zielsetzung „Handlungsfähigkeit/Handlungskompetenz" erreicht.

Die Auszubildenden sollen befähigt werden, eigenständig und selbstständig mit möglichst vielen komplexen Pflegesituationen und damit verbundenen Problemen umgehen zu können. Jedes beteiligte Fach muss sich überlegen, welchen Beitrag es hierzu leisten kann. Die Informationen müssen darauf ausgelegt sein, die berufliche Handlungskompetenz zu stärken. Man muss sich bei den einzelnen Fächern folgende Frage stellen: „Was kann das Fach xy unter dieser Themenstellung dazu beitragen, die Handlungsfähigkeit der Lernenden zu diesem Zeitpunkt zu fördern?"[21] Nachfolgend ist ein möglicher Stundenplanausschnitt dargestellt, der dem Design des fächerverbindenden Unterrichts entspricht.

Lernsituation: „Pflege bei Hörschädigung"

	Mo	Di	Mi	Do	Fr
08.00 – 09.45					
09.45 – 10.30					
10.45 – 11.30			Pflege	Krankheitslehre	
11.30 – 12.15					
13.00 – 13.45					
13.45 – 14.30		Kommunikation		Anatomie/Physiologie	
14.45 – 15.30					
15.30 – 16.15					

Abb. 17: Stundenplanausschnitt bei fächerverbindendem Unterricht

Der Stundenplanausschnitt legt zwar das Design (fächerverbindender Ansatz) fest, spricht sich aber nicht bezüglich der Ausgestaltung aus. So steht zwar fest, dass die Fächer „Pflege", „Krankheitslehre", „Kommunikation" und „Anatomie/Physiologie" miteinander verwoben gelehrt werden sollen, die Frage nach dem „Wie" bleibt aber offen. Es gibt mehrere Varianten, mit Hilfe derer die an der thematischen Lerneinheit beteiligten **Fächer zu einer Einheit verbunden werden** können.

Verbindung zur Einheit

Schneider[22] schlägt folgende **zwei Varianten** vor:

- Projektunterricht (projektorientiertes Lernen)
- Insellösung.

---

[20] Peterßen, 2000, S. 79
[21] Peterßen, 2000, S. 69–70
[22] vgl. Schneider, 2003, S. 29

Die an der Lernsituation beteiligten Fächer können demnach entweder mit der **„Insellösung" von Schneider** oder der **„Projektmethode" von Frey** zu einer Einheit verbunden werden.

Beide **Umsetzungsformen fächerverbindenden Unterrichts** sind Vorschläge, die erweitert und/oder abgeändert werden können/müssen, um in den Berufsfachschulen des Gesundheitswesens einsetzbar zu sein. „Es gibt nicht das eine Arrangement von fächerverbindendem Unterricht. Er ist in jeder Hinsicht so komplex (...), dass er in jedem besonderen Fall auch ein besonderes Arrangement benötigt."[23]

So wird jede Berufsfachschule ihr **eigenes „Arrangement"**, abgestimmt auf schulische Gegebenheiten (Räume, Dozenten, Schüler, Lehrer/-innen für Pflegeberufe etc.) und praktische Vorgaben (Einsatzorte der Schüler in der Praxis, Materialien, Pflegestandards, Patientenklientel etc.) finden müssen.

Dabei sollten grundsätzlich folgende **drei Aspekte von Peterßen**[24] beachtet werden:

- Methode(n): die Art von Lern-Lehr-Aktivitäten,
- Medien: die Mittel des Lernens und Lehrens,
- Sozialformen: die Art und Weise, in der Schüler untereinander und mit dem Lehrer zusammenarbeiten.

Alle **drei Dimensionen** müssen **aufeinander abgestimmt** werden und hängen von der **Zielsetzung** und den **Inhalten des Unterrichts** ab.

Umsetzungsformen

Gegebenheiten

Drei Dimensionen

> **Information:** Im Anhang dieses Buches sind als kurze Zusammenfassungen die praktischen Umsetzungsformen fächerverbindenden Unterrichtes „Insellösung" von Schneider und „Projektmethode" von Frey zu finden.

i

Die praktischen Umsetzungsformen fächerverbindenden Unterrichtes, die in diesem Buch anhand exemplarischer Lernsituationen aus dem Lernfeld „Alte Menschen personen- und situationsbezogen pflegen" bzw. dem Themenbereich „Pflegemaßnahmen auswählen, durchführen und auswerten" vorgestellt werden, sind eigene Umsetzungsformen der Autorenteams.

Die Varianten sind speziell für die Berufsfachschulen der Altenpflege bzw. der Gesundheits- und Krankenpflege/Gesundheits- und Kinderkrankenpflege entwickelt worden. Sie orientieren sich an der „Insellösung" von Schneider und der „Projektmethode" von Frey. Sie beantworten die Fragestellung „Wie kann das Fach „Pflege" mit den Bezugswissenschaften bestmöglich verwoben werden, um ganzheitliche und vernetzte Wissensstrukturen aufzubauen?". Nicht zu vergessen sei, dass jede Berufsfachschule die Varianten der Autoren stets im Hinblick auf ihre speziellen Anforderungen und Gegebenheiten abändern kann bzw. muss.

---

[23] Peterßen, 2000, S. 75
[24] vgl. Peterßen, 2000, S. 73

5.5.2.2 Mischform fächerverbindenden und fächerübergreifenden Unterrichtes

Die zweite Möglichkeit, Fächer vernetzt zu lehren, stellt eine Mischform aus integrativen und additiven Ansätzen dar.

Additiver Ansatz

Beim **fächerübergreifenden (additiven) Unterricht** wird ein vernetztes Denken und Lernen dadurch erreicht, dass die verschiedenen Informationen aus den einzelnen Fächern auf ein gemeinsames Thema bezogen werden. Die einzelnen Fächer werden weiterhin getrennt voneinander in Form von **Unterrichtseinheiten** gelehrt. Sie erhalten ihre **Vernetzung durch ein gemeinsames Thema**, das als **Leitgedanke** über allen Unterrichtsfächern steht. Es bedarf keinerlei Absprachen zwischen den Fächern, denn sowohl das Fach „Pflege" als auch die Bezugswissenschaften bearbeiten das übergeordnete Thema auf ihre spezifische und eigene Weise. Um eine Vernetzung der Lehrinhalte zu erlangen, müssen die Auszubildenden die einzelnen Informationen selbstständig zusammenfügen. Zu bedenken ist, dass der Fächerkanon dennoch bestehen bleibt. Das Lernfeldkonzept sieht jedoch die Abkehr des Lehrens und Lernens in Fächern vor. Die ganzheitliche Betrachtung von Lerninhalten muss im Vordergrund stehen, wenn die Auszubildenden in ihrem beruflichen Alltag mit der Vielzahl komplexer Pflegesituationen und Probleme zurechtkommen sollen.

Abb. 18: Stundenplanausschnitt zur Mischform aus fächerverbindendem und fächerübergreifendem Unterricht

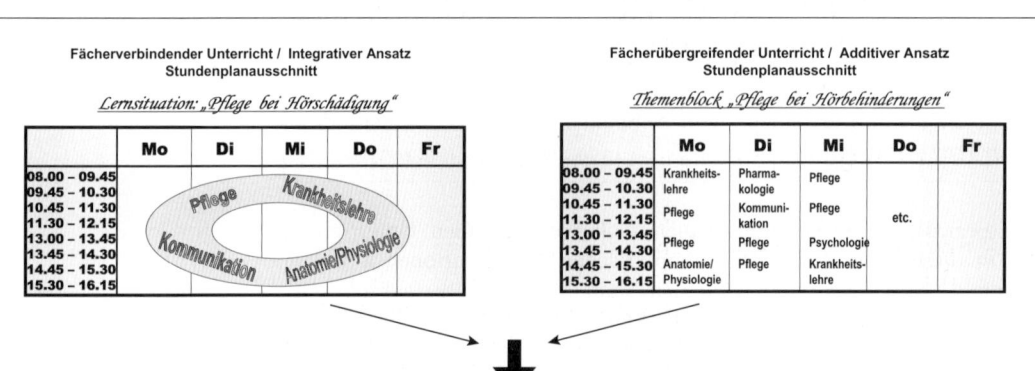

> **Merke:** Der additive Ansatz kann im Lernfeldkonzept nur als Misch-
> form mit den integrativen Ansätzen Anwendung finden, um vernetz-
> tes Denken und Lernen zu ermöglichen.

Lernfeldorientierung spricht sich nicht gänzlich gegen den Frontalunter-   Unterrichtsmethode
richt aus, denn er ist teilweise die beste Lösung, um bestimmte Aspekte
eines Themas oder Zusammenfassungen sinnvoll darzustellen. „Es geht
nicht darum, den Fachunterricht aufzuheben, sondern ihn durch solche
Unterrichtsformen zu ergänzen, die eine komplexere Betrachtungsweise
unter verschiedenen Fachdisziplinen zulässt und damit mehrperspektivische Zugänge zu Zielen, Themen und Inhalten ermöglicht."[25]
Herkömmlicher Unterricht bzw. so genannte **theoretische Inputphasen in
Form von Frontalunterricht** haben durchaus ihre **Berechtigung**, da das
Lehrteam einen Wissensvorsprung hat und diesen zu bestimmten Zeiten
als **Expertenwissen einfließen** lassen kann/muss. Der Frontalunterricht
wird im Rahmen des Lernfeldkonzepts als **theoriegeleitete Zulieferform
für komplexe Lehr-/Lernarrangements** gesehen.[26]
So hat jedes Lehrteam die **pädagogische Freiheit**, in Form von **fachsystematischen Einschüben** mittels des Frontalunterrichtes bestimmte Lerninhalte zu vermitteln. Die Waagschalen zwischen Frontalunterricht und
handlungsorientiertem Unterricht müssen zum Erreichen der Zielsetzung
„**Handlungsfähigkeit der Auszubildenden**" jedoch zugunsten der letzte-
ren Unterrichtsform ausgerichtet sein.

5.6   Einstiegsmöglichkeiten in den Unterricht

Ist die exemplarische Lernsituation bestimmt, und hat sich das Lehrteam
für eine Variante des handlungsorientierten, ganzheitlichen und berufsorientierten Lehrens und Lernens entschieden, steht die Frage nach dem
bestmöglichen Einstieg in den Unterricht zur Debatte. Meist taucht als
erste Idee das Erarbeiten von Fallbeispielen auf. Dabei übersehen viele
Teams, dass Fallbeschreibungen/Fallbeispiele nur eine Möglichkeit unter
vielen sind, um in den Unterricht einzusteigen. „Nur mit Fallbeispielen zu
arbeiten, würde zum einen zu einer Abnutzung dieser scharfen Klinge
führen, zum anderen gibt es immer bestimmte Bedingungen bzw. Ab-
hängigkeiten von der jeweiligen Zielsetzung bzw. Motivation, die andere
Herangehensweisen erfordern."[27]

---

[25] Schneider, 2003, S. 2
[26] vgl. Staatsinstitut für Schulpädagogik und Bildungsforschung München,
    2003, S. 47
[27] Rüller, Unterricht Pflege, 2/03, S. 38

Möglichkeiten eines
Unterrichtseinstieges

Neben Fallbeispielen und Fallbeschreibungen gibt es folgende **Möglichkeiten eines Unterrichtseinstieges:**

- Interview (Fachleute/Betroffene/Angehörige tragen eine Situation vor),
- Collage/Poster/Bilder/Fotografien,
- Videofilm,
- Hörspiel/Musik,
- Spiel (Brettspiel, Wissensspiel),
- Demonstration (Vorführen einer Situation, z. B. durch Rollenspiel, Puppenspiel),
- Beobachtungsauftrag (Schüler beobachten eine Situation und machen sich Notizen),
- Erkundungsgang (Beobachten und Analysieren einer Situation im direkten beruflichen Alltag),
- Case presentation (Patienten in Form eines Vortrages/als Vortragenden vorstellen)
- Bedside presentation (Patienten an seinem Krankenbett vorstellen),
- Erzählung (z. B. über eine Zufallsbeobachtung, einen Patienten, ein Erlebnis/Ereignis),
- (autobiografische) Texte/Bücher/Zeitungen/Zeitschriften etc.

Kriterien für Unterrichts-
einstiege

Prinzipiell sind alle Einstiege geeignet, die folgende **Kriterien von Rüller**[28] erfüllen:

- Einstiege, die einen direkten Zugang zum beruflichen Alltag beinhalten/ermöglichen,
- Einstiege, die inhaltlich fächerintegratives/fächerverbindendes Lernen provozieren,
- Einstiege, die zu einer auf den jeweiligen Ausbildungsstand bezogenen, interessanten Aufgabenstellung führen,
- Einstiege, die Spielräume für teilnehmeraktive Planung/Gestaltung des Lernens zulassen.

> **Empfehlung:** Das Lehrteam sollte flexibel und kreativ mit Unterrichtseinstiegen umgehen, um die Auszubildenden stets neu zu motivieren.

Nichts ist langweiliger und demotivierender, als ständig mit Fallbeispielen/Fallbeschreibungen arbeiten zu müssen.

[28] vgl. Rüller, Unterricht Pflege 2/03, S. 38

6 Gruppendynamik

Dorothea Eidam

Damit das Lernfeldkonzept mit seinen unterschiedlichen Ansätzen und Methoden umgesetzt werden kann, muss die Gruppendynamik einer Klasse beobachtet und berücksichtigt werden. Herrscht in einer Klasse ein negatives Gruppenklima, so ist ein Lernen im kognitiven Sinne schwerer möglich. **Negative Gruppendynamik erschwert** die **Zusammenarbeit** in einer Klasse. In einem solchen Fall steht zunächst das **soziale Lernen** im Vordergrund und sollte durch Angebote der **Gruppenpädagogik** angeregt werden. Dabei wird sowohl die Identitätsentwicklung und -bildung der Gruppe als auch die einzelne Person unterstützt. **Teamarbeit** ist ein wichtiger **Bestandteil des Lernfeldkonzepts,** sowohl in der Gruppe der Lehrenden wie auch der Lernenden.

Teamarbeit

> **Merke:** Handlungsorientierte Unterrichtsmethoden fördern die Teamfähigkeit in einer Klassengemeinschaft. Außerdem bringen sie Lebendigkeit, Farbe und Freude in das Lerngeschehen des Schulunterrichtes. Dabei werden neben den fachlichen und methodischen Kompetenzen auch soziale und personale Fähigkeiten des Lernenden gefördert.

6.1 Grundbegriffe der Gruppenarbeit

6.1.1 Gruppe

> **Definition:** Unter „Gruppe" versteht man eine Gemeinschaft von mindestens drei Personen. Sie ist gekennzeichnet durch gemeinsame Interessen; häufig besitzt sie ein sehr starkes Zusammengehörigkeitsgefühl. Die Personen einer Gruppe beeinflussen sich wechselseitig. Sie sind gemeinsam tätig, um ein Gruppenziel zu erreichen.

Man unterscheidet **„primäre und sekundäre Gruppen".** Als primäre Gruppe wird die Herkunftsfamilie bezeichnet, die Gruppe, in die ein Mensch hineingeboren wird. Neben der primären Gruppe ist der Mensch im Laufe seiner Lebensgeschichte in sekundäre Gruppen integriert, die in Bezug zu sozialen Institutionen stehen. Die erste sekundäre Gruppe, in die ein Mensch eingebunden ist, befindet sich meistens innerhalb des Kindergartens.

Primäre/sekundäre Gruppe

Groß-/Kleingruppe

Außerdem unterteilt man Gruppen in **Groß- und Kleingruppen.** Von einer Großgruppe spricht man ab einer Anzahl von etwa 20 Personen. Im Gegensatz dazu liegt die Personenzahl bei Kleingruppen bei 8 bis 20. Eine Kleingruppe ist dadurch gekennzeichnet, dass ein persönlicher Kontakt „von Angesicht zu Angesicht" (face to face contact) stattfinden kann. Die Gruppenmitglieder kennen sich untereinander, was in der Großgruppe nicht unbedingt gegeben ist.

Homogene/heterogene Gruppe

Innerhalb der Gruppendefinitionen trifft man noch die Unterscheidung zwischen **homogenen und heterogenen Gruppen.** Bei der Erstgenannten handelt es sich um eine Gruppe, deren Teilnehmer/-innen ähnliche oder gleiche Eigenschaften aufweisen, z. B. sind alle Mitglieder männlichen Geschlechtes. Die heterogene Gruppe ist durch verschiedenartige Eigenschaften gekennzeichnet, z. B. Alters- oder Geschlechtsunterschiede.

In jeder Gruppe entwickeln sich Normen, nach denen sich das Zusammensein gestaltet. „Unter Normen versteht man die ausgesprochenen und unausgesprochenen Regeln und Gesetze, die das Denken und Verhalten der Gruppenteilnehmer bestimmen. Sie entstehen zum Teil aus dem Bedürfnis, unsichere und ungewisse Situationen zu strukturieren und das komplexe Geschehen des Zusammenlebens erträglicher zu machen."[1]

Übersicht 10: Merkmale einer Gruppe

Die wesentlichen Merkmale einer Gruppe sind:

- Eine Gruppe besteht aus mindestens drei Personen.
- Die Gruppe ist durch gemeinsame Interessen und Ziele sowie ein Zusammengehörigkeitsgefühl gekennzeichnet.
- Die Unterscheidung erfolgt in:
  - primäre Gruppe (Herkunftsfamilie) und sekundäre Gruppen (soziale Institutionen z. B. Kindergarten),
  - Groß- und Kleingruppen,
  - homogene und heterogene Gruppen.

6.1.2 Gruppenarbeit

Formen

Die Gruppenarbeit birgt ein breites Lernfeld für die Gruppenmitglieder in sich. Die Gruppe ermöglicht jedem Einzelnen soziale Kontakte; neue zwischenmenschliche Erfahrungen können hierbei gemacht werden. Dabei kommt es zum gegenseitigen Austausch, die Sichtweise anderer Menschen zu verschiedenen Themen kann entdeckt und aufgegriffen werden. Bei den **Formen der Gruppenarbeit** lässt sich im Allgemeinen zwischen **interessen-, aktivitäts- und programmorientierten Gruppen** trennen.

Die **Gruppenform** ist abhängig von

- der jeweiligen Zielgruppe,
- der Gruppengröße,
- dem geplanten Thema und
- der Arbeitsweise der Gruppe.

---

[1] Klein, 1995, S. 49

6.1.3 Soziale Gruppenarbeit

> **Definition:** Soziale Gruppenarbeit ist „eine Methode der Sozialarbeit, die dem Einzelnen hilft, seine soziale Funktionsfähigkeit durch sinnvolle Gruppenerlebnisse zu erkennen und um persönlichen, Gruppen- oder gesellschaftlichen Problemen besser gewachsen zu sein. Gruppenarbeit umfasst die Arbeit mit Gruppen von Kranken und Gesunden."[2]

Die **Identität** eines Menschen ist eine **flexible Variable**. Sie verändert sich im Laufe des Lebens und muss sich immer wieder an neue Gegebenheiten anpassen. Das Identifiziertwerden durch andere und die Identifikation mit anderen Menschen sind wichtige Aspekte zur Entwicklung und zum Erhalt der Identität. Dabei sind die **Positionen** bedeutend, die der Mensch in seinem Umfeld, **in der sozialen Gruppe** einnimmt. Hierbei ist es von Bedeutung, welche **sozialen Rollen der jeweiligen Person zu Eigen** sind. Einen wichtigen Beitrag zu den verschiedenen Dimensionen der Identität und Sozialisation eines Menschen kann die soziale Gruppenarbeit leisten. Krappmann definiert die Identität eines Menschen folgendermaßen: „...nicht als festes Persönlichkeitsmerkmal, sondern als eine Haltung, welche von einer Person in jeder Interaktionssituation von neuem gewonnen und behauptet werden muss". Eine Person findet nach Krappmann in der Interaktionssituation dann ihre unbeschädigte Identität, „wenn ihr eine der Situation angemessene Selbstdarstellung gelingt, ohne Diskrepanzen und Konflikte zu verleugnen".[3]

Identitätsentfaltung eines Menschen kann im Besonderen durch eine Gruppe geschehen. Ohne die Zugehörigkeit zu einer Gruppe kann der Mensch nicht überleben. Die Lebensräume eines Menschen bestehen vorwiegend aus Gruppen und dem Erleben in ihnen. Gruppe und Individuum bedingen und beeinflussen sich gegenseitig.

Identität

> **Merke:** Bei der sozialen Gruppenarbeit geht es nicht um die völlige Identifikation und Anpassung der einzelnen Person an die Gruppe. Vielmehr ist sie durch ein gegenseitiges Geben und Nehmen der Gruppenmitglieder bestimmt. Handlungsorientierte Unterrichtsmethoden ermöglichen den Auszubildenden, sich in unterschiedlichen Lernsituationen und Rollen zu erleben, was sich wiederum auf die Persönlichkeitsentwicklung auswirkt.

Innerhalb des Klassenverbandes werden spezielle Verhaltensmuster erlernt und gefestigt. Dabei sind die Bedürfnisse und Wünsche des einzelnen Mitgliedes ebenso wichtig wie die der Gesamtgruppe. Bei der Konfrontation und Auseinandersetzung mit der Gruppe kann sich die Persönlichkeit und Identität des Einzelnen entwickeln, formen und entfalten.

---

[2] Konopka, 1971, S. 35
[3] Haeberlein, 1978, S. 41

Gefahr: Ist ein Mensch nicht hinreichend in Gruppen integriert, kann dies zu Isolation führen. Beschäftigt sich eine Person nur mit sich selbst, so kann dies zu egozentrischem Vehalten und Gruppenunfähigkeit führen. Die Gruppe hingegen transportiert gesellschaftliche Werte und Normen und zeigt mögliche Lebensmuster für das Individuum auf.

Sozialisation
: Die Gruppe ist ein wichtiges Instrument für die **Sozialisation**. Sie ist der Prozess der **Eingliederung der Einzelperson in das Gesamtsystem**. Sozialisation geschieht in einer **wechselseitigen Beeinflussung von Individuum und Gesellschaft**. Durch sie erhält der Mensch seinen Standort innerhalb des gesellschaftlichen Verbandes. Hierdurch bekommt ein Mensch seine soziale Identität. Dies umfasst jedoch nur einen Teil seiner Identität.

Soziale/individuelle Identität
: Besonders in persönlichen Krisen innerhalb des Lebenslaufes spürt der Mensch immer wieder einen Widerspruch zwischen den eigenen und den gesellschaftlichen Wünschen und Bedürfnissen. In dieser Konfrontation kann sich die individuelle Identität einer Person formen. Der Prozess der **allgemeinen Sozialisation** muss durch die **individuelle** ergänzt werden, damit der Mensch nicht nur ein durch die Gesellschaft „gesteuertes" Wesen ist. **Eigenverantwortliches Denken und Handeln** kennzeichnen die **individuelle Identität**. Der einzelne Mensch kann bis zu einem gewissen Grad in seinem persönlichen sozialen Umfeld die Gesellschaft positiv oder negativ beeinflussen und weiterentwickeln. In dieser sog. **Gegensozialisation** sind Gruppierungen (Kirche, Vereine) außerhalb von Parteien und Schulen von großer Bedeutung.

Therapeutische Gruppenarbeit
: Die soziale Gruppenarbeit ist von der **therapeutischen Gruppenarbeit** zu trennen. Im Vordergrund steht nicht die Behandlung psychischer Erkrankungen oder Verhaltensstörungen, sondern es geht darum, an Fähigkeiten der einzelnen Personen anzuknüpfen. Ganz voneinander zu trennen sind diese beiden Methoden allerdings nicht. Bei der sozialen Gruppenarbeit stellen sich oftmals therapeutische Effekte ein, z. B. die Beeinflussung des Interaktionsverhaltens der Teilnehmer/-innen.

Übersicht 11: Bedeutung der Gruppe für Lernprozesse und Persönlichkeitsentwicklung
: Die Gruppe hat für das Lernen und die Persönlichkeitsentwicklung von Auszubildenden innerhalb einer Klasse folgende Bedeutungen:

- auf der kognitiven Ebene: Wahrnehmung, Denken, Orientierung, Anpassung, Urteilsbildung, Spiegelfunktion;
- auf der affektiv-emotionalen Ebene: Anerkennung, Sicherheits- und Gemeinschaftsgefühl, Selbstvertrauen durch Anerkennung;
- auf der motivationalen und handlungsbezogenen Ebene: Lernbereitschaft, Sozialverhalten, Publikumseffekt, Gruppenklima, Sozialisationsfunktion.

Merke:
- Soziale Gruppenarbeit kann einen wichtigen Beitrag zur Identitätsentwicklung eines Menschen leisten, in ihr kann der Mensch soziale Rollen leben.

- Die Gruppe transportiert gesellschaftliche Werte und Normen und zeigt mögliche Lebensmuster für das Individuum auf.
- Die Gruppe ist ein wichtiges Instrument für die Sozialisation. Sie ist der Prozess der Eingliederung der Einzelperson in das Gesamtsystem.
- Die Bedeutung der Gruppe für das Lernen und die Persönlichkeitsentwicklung von Auszubildenden innerhalb einer Klasse findet sich sowohl auf kognitiver als auch emotionaler Ebene.

6.2 Phasen der Gruppenentwicklung

Innerhalb von Schulklassen kommt ein Gruppenprozess in Gang, dessen Dynamik mehr oder weniger alle Teilnehmenden erfasst. In der Regel laufen Gruppenprozesse in bestimmten Phasen ab. Diese können je nach Gruppe verschieden lang andauern und mit unterschiedlicher Intensität ablaufen.

Ähnlich wie jeder Mensch in seiner Kindheit verschiedene **Entwicklungsphasen** nacheinander erlebt, so durchläuft auch die Gruppe in jeder Phase ihres Bestehens bestimmte Stufen der Entwicklung. Das Verhalten einzelner Auszubildender einer Klassengemeinschaft kann oft nur auf dem Hintergrund der **Gruppendynamik** verstanden werden. Daher ist es für eine Lehrkraft sinnvoll, verschiedene Entwicklungsphasen einer Gruppe im Voraus zu wissen, um sie erkennen zu können. Sie sollte diese bewusst beeinflussen können, um den Auszubildenden die größtmögliche Lernchance zu bieten. Förderlich ist es sicher auch, wenn die Lehrkraft über ausreichend Wissen und Erfahrung im Bereich der Pädagogik verfügt. Das Verhalten einer Führungsperson kann in den verschiedenen Gruppenphasen ganz unterschiedliche Wirkung haben. Wenn die Lehrkraft in der Lage ist, bestimmte Gruppenphasen zu erkennen, kann sie der Klasse über gezielte Intervention helfen, die Entwicklung zu erleichtern und Hürden und Krisen zu überwinden.

Entwicklungsphasen

Merke: Die verschiedenen Phasen der Gruppenentwicklung laufen sowohl in langfristigen wie auch in kurzfristigen Gruppen ab. In Gruppen, die sich nur über kurze Zeit bilden, kommen die Phasen meist in komprimierter Form vor.

Die **Phasenentwicklung** erfolgt meistens **nicht linear,** sondern ist teilweise mit **Regressionen in vorhergehende Phasen** verbunden. Mitunter wird die Reihenfolge der Phasen nicht eingehalten. Klassengemeinschaften entwickeln ihre eigene Geschichte, die jeweils vom Thema, der Situation, dem Umfeld und der individuellen Persönlichkeit der Auszubildenden abhängig ist. Jede Gruppe bringt also ihre Eigenarten mit, doch ähneln sich Gruppen im Ablauf ihrer Entwicklung, so dass man gewisse Gesetz-

Phasenverlauf

mäßigkeiten feststellen kann. Der **Phasenverlauf** ist nur ein Teil mehrerer Elemente, die den Gruppenprozess beeinflussen.

Eine neue Klasse wird nicht gleich ein Zusammengehörigkeitsgefühl entwickeln oder mit einem echten Wir-Gefühl an den Start gehen. Die einzelnen Personen werden sich zunächst eher distanziert und verhalten gegenüberstehen. Durch erste Kontaktversuche mit anderen und durch soziale Interaktionen in Untergruppen werden sich die einzelnen Gruppenmitglieder nach und nach emotional zugehörig fühlen. Je vertrauter man sich fühlt, um so stärker wird man sich einer Klassengemeinschaft verbunden fühlen und sich in ihr wohl fühlen.

> **Merke:** Jeder Mensch hat eine sehr persönliche Einstellung und eigene Erfahrungen in Bezug auf Nähe und Distanz.

Sozialkompetenz

Um ihr gemeinsames Ziel erreichen zu können, muss eine Klasse neben der Sachkompetenz auch an ihrer **Sozialkompetenz** arbeiten.

Innerhalb der **Sachebene** geht es im Wesentlichen darum, die Vorgehensweisen und Methoden zu entwickeln und auszuwählen, die eine **zweckmäßige Arbeitsorganisation** darstellen. Auf der **psychosozialen Ebene** sorgt eine Klasse für ihr **Innenleben**. Dies geschieht z. B. durch das Herausarbeiten klarer, verbindlicher Regeln und Normen, die in der jeweiligen Klasse gelten sollen. Die Auszubildenden gestalten die **Art und Weise der Zusammenarbeit und des Zusammenlebens**.

Die Theorie der sozialen Gruppenarbeit hat ein **Ablaufschema** entwickelt, in dem die einzelnen Phasen der Entwicklung dargestellt werden. Dies geschah, um Verhaltensweisen der Teilnehmenden und der Leitung leichter/besser verstehen zu können. Dabei muss man allerdings berücksichtigen, dass dieses Konzept nicht die Realität spiegelt, sondern gruppendynamische Prozesse vereinfacht wiedergibt. Es grenzt die einzelnen Phasen voneinander ab und hebt besondere Merkmale der Gruppenbildung hervor. In der Realität kann es zwischen den einzelnen Phasen Überschneidungen geben.

> **Merke:**
> - In der Regel laufen Gruppenprozesse in bestimmten Phasen ab, sie können je nach Gruppe unterschiedliche Zeitdauer und Intensität haben.
> - Wenn die Lehrkraft bestimmte Gruppenphasen erkennt, kann sie über gezielte Intervention helfen, die Entwicklung zu erleichtern und Hürden und Krisen zu überwinden.
> - Die Phasenentwicklung erfolgt meist nicht linear, sondern ist teilweise mit Regressionen in vorhergehende Phasen verbunden.
> - Um ein gemeinsames Ziel zu erreichen, muss eine Klasse neben der Sachkompetenz auch an ihrer Sozialkompetenz arbeiten.

Die Gruppenentwicklung lässt sich in folgende Phasen gliedern:

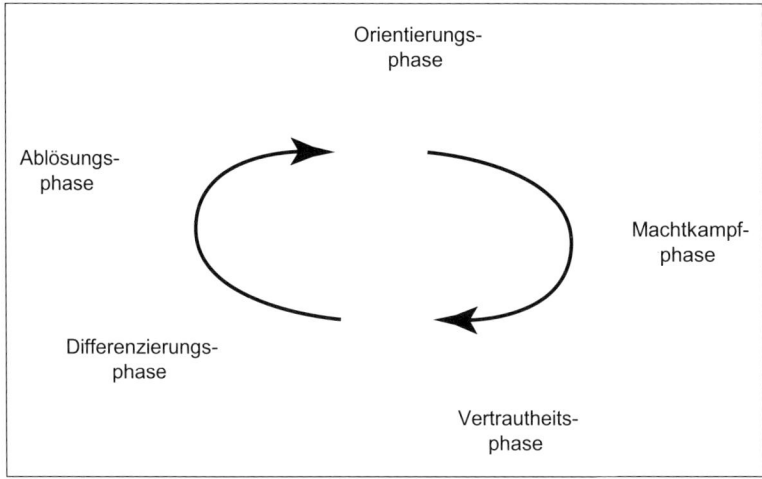

Abb. 19: Phasen der Gruppenentwicklung

6.2.1 Orientierungsphase

Beziehungen in der Gruppe

Ausgehend von der Kernfrage „Wer sind die anderen?" versucht jeder Teilnehmende, die andere Person einzuschätzen und in eine „Schublade" einzuordnen. Zum anderen Gruppenteilnehmer wird zunächst aus Selbstschutzgründen eine gewisse **Distanz** gewahrt. Aufgrund der Fremdheit werden gewohnte Verhaltensmuster gezeigt, um die eigene **Unsicherheit** zu überspielen. In dieser Phase sind noch keine festen Bindungen in der Klasse entstanden. Deshalb ist auch noch kein Wir-Gefühl vorhanden, es herrscht gegenseitiges **Misstrauen**. Die Auszubildenden zeigen eine geringe Bereitschaft zur Übernahme von Verantwortung. Während dieser Periode findet das **gegenseitige Kennen lernen** statt.

Distanz

Handlungsziele des Leitenden

Empfehlung: In dieser Phase ist es hilfreich, wenn die Lehrkraft die Kontakte kanalisierend unterstützt, um vorhandene Ängste abzubauen und positive Erfahrungen zu ermöglichen. Hierbei können klar vorgegebene Strukturen und eine gute Planung eine äußere Handlungsstütze geben.

6.2.2 Machtkampfphase

Beziehungen in der Gruppe

Auseinandersetzung

In dieser Phase erfolgt die **Abgrenzung** der einzelnen **Aufgabenbereiche**. Das wechselseitige Vertrauen ist noch kaum vorhanden, zu diesem Zeitpunkt finden jedoch die ersten Versuche des **Aufeinanderzugehens** statt. Geprägt ist diese Phase von der Frage „Wer bestimmt hier eigentlich?" Persönliche Auseinandersetzungen und das Gerangel um Positionen führen dazu, dass jedes Gruppenmitglied sein Territorium absteckt. Es finden ständige **Themenverschiebungen zwischen Beziehungs- und Sachebene** statt. Nach Machtkämpfen verlassen hin und wieder einzelne Mitglieder die Gruppe.

> **Warnung:** Auch die Gefahr des inneren Ausstiegs ist gegeben.

Handlungsziele des Leitenden

Kooperation

Die Lehrkraft hat die Aufgabe, den äußeren Rahmen der Veranstaltungen abzustecken und die **Chance der Mitgestaltung** zu verdeutlichen. Außerdem sollte die Möglichkeit zum Austragen von Machtkämpfen und Konflikten gegeben sein. Die Anbahnung von **Kompromissen und Kooperationsangeboten** kann auf die nächste Phase vorbereiten.

6.2.3 Vertrautheitsphase

Beziehungen in der Gruppe

Strukturierung

Dies ist das Stadium des **Strukturierens und Durchorganisierens**. Die Ziele werden klar festgelegt, eine eindeutige Aufteilung der Funktionen auf die einzelnen Mitglieder findet statt. Ausgehend von dem Kernsatz „Wir gehören zusammen!" sind Ansätze für die Entwicklung eines Wir-Gefühls zu erkennen. Es entwickelt sich eine **konkrete Rollenstruktur** in der Klasse. Die **Zusammenarbeit** untereinander intensiviert sich und die **gegenseitigen Bedürfnisse** werden abgeklärt. **Ideen und Meinungen** werden ausgetauscht, es werden gemeinsam Ansätze für Problemlösungen gesucht und entwickelt. Die Haltung untereinander ist geprägt von gegenseitiger Wertschätzung, Freundschaft, Wärme und Toleranz. Neue Mitglieder werden allerdings nur schwer in die Gruppe integriert.

Handlungsziele des Leitenden

Moderation

Die Lehrkraft sollte nun freie Entfaltungsmöglichkeiten der Klasse wie auch der einzelnen Personen ermöglichen und die Verantwortung für das Gruppengeschehen immer mehr der Gruppe selbst übertragen. Dies wirkt sich positiv auf den Gruppenzusammenhalt aus.

> **Merke:** Die Aufgabe der Leitung liegt nun eher im Moderieren als im Führen.

6.2.4 Differenzierungs-/Konformitätsphase

Beziehungen in der Gruppe

In der **Phase der Konformität** besteht eine **enge Verbundenheit** zwischen den Mitgliedern der Klassengemeinschaft. Im Vordergrund steht die Gruppenaufgabe, bei der die Bereitschaft der einzelnen Mitglieder, sich einzubringen, groß ist. Die Grundhaltung „Jeder in der Gruppe ist wichtig" bildet das tragende Element dieser Phase. Schließlich erreicht die Klasse im Idealfall eine vollständige **Identifikation** der einzelnen Person **mit der Zielsetzung der Gruppe**. Es ist ein **ausgeprägtes Zusammengehörigkeitsgefühl** vorhanden. Ein **aufgabenorientiertes Verhalten** innerhalb der Gruppe ist erkennbar. Das Hauptinteresse liegt im Lösen der Gruppenaufgabe und nicht am individuellen Erfolg. Der Vertrautheitsgrad innerhalb der Klasse führt zur gegenseitigen Stimulierung, Vermittlung von Einsichten und einer offen gelebten Kommunikation.

Konformität

> **Achtung:** Für neue Schüler ist es in dieser Phase extrem schwierig, in die Gruppe aufgenommen und akzeptiert zu werden.

Handlungsziele des Leitenden

Die Lehrkraft steht bei der Planung und Organisation von Aufgaben unterstützend zur Seite und stellt bei Bedarf Kontakte zu anderen Gruppen her. Im Vordergrund der Handlungsziele steht für die Leitung die **Selbstständigkeit** der Gruppe und das **Feedback an die Gruppe**.

Selbstständigkeit

6.2.5 Ablösungs-/Trennungsphase

Beziehungen in der Gruppe

Irgendwann tritt bei jeder Klasse die **Phase der Auflösung** ein. Nicht jedes Mitglied wird diese Phase miterleben. Es gibt Versuche, dem Ablösungsprozess auszuweichen, auch **Rückschritte** in frühere Phasen sind möglich. Nun werden Gruppenerlebnisse ausgetauscht. Es besteht **Ambivalenz zwischen Gehen und Bleiben** – Freude über Neues, aber auch die Trauer, das Vergangene hinter sich zu lassen.

Auflösung

Handlungsziele des Leitenden

Gegenständigkeit

Die Aufgabe der Lehrkraft ist es, den **Gruppenprozess zu unterstützen** und die Themen innerhalb der Gruppe abzuschließen. Außerdem gehört es zu dem Handlungsziel der Gruppenleitung, dem **Einzelnen** zu helfen, seinen **eigenen Weg zu finden und zu gehen**.

> **Empfehlung:** Hierbei können unterschiedliche Methoden der Auswertung Hilfestellungen geben, um die unangenehmen Seiten der Trennung und Ablösung gemeinsam zu verarbeiten.

Übersicht 12: Die Phasen der Gruppenentwicklung

> Die Gruppenentwicklung lässt sich in fünf Phasen gliedern:
> 1. Orientierungsphase
> 2. Machtkampfphase
> 3. Vertrautheitsphase
> 4. Differenzierungs-/Konformitätsphase
> 5. Ablösungs-/Trennungsphase

Zusammenfassende Gedanken

Gruppen können auf Menschen aufbauende, aber auch zerstörende Wirkung haben. Zum Überleben eines Individuums ist die Gruppe allerdings notwendig, da ein Mensch auf Dauer nicht in Isolation leben kann. Durch die verschiedenartigen Erfahrungen im Zusammensein mit anderen kann ein Mensch Sicherheit und Bestätigungen erhalten. Der Vergleich mit dem Gegenüber, die Auseinandersetzung mit den Reaktionen auf die eigene Person und das Nachdenken über sich selbst kann zum Finden des eigenen Selbstbildes führen. Dies wiederum wird Auswirkungen auf das Selbstwertgefühl und das Selbstbewusstsein einer Person haben.

> **Warnung:** Man kann aber nicht grundsätzlich davon ausgehen, dass die Gruppe „gut" für eine Person ist. Eine Gruppe kann einen Menschen z. B. durch Gruppendruck negativ beeinflussen. Auch kann sie eine Person zerstören, indem das Selbstbewusstsein unterdrückt wird, Fähigkeiten blockiert werden – dies kann bis zur Selbstaufgabe führen.

Der Erfolg bei der Durchführung des Lernfeldkonzepts hängt sehr stark mit dem Gruppenklima zusammen. Es kann nur auf der Grundlage einer positiven Gruppendynamik umgesetzt werden. Das Lehrerteam kann das Lernfeld in Perfektion geplant haben, es wird trotzdem scheitern, wenn die Gruppe keine Gemeinsamkeit und kein Miteinander im Lernprozess findet.

Richtungsweisende Hilfestellungen

Damit Mitglieder einer Klasse förderliche Erfahrungen machen können, müssen diese gestaltet werden. Dazu benötigt eine Klasse **richtungsweisende Hilfestellungen**. Diese sollten **akzentuiert** und **passend zum Gruppengeschehen** gegeben werden, jedoch nur so viel wie notwendig, da

sonst zu stark in die **Selbstregulationsmechanismen der Gruppe** einge-
griffen werden könnte. Die **Lehrkraft** benötigt **kommunikative und personale Kompetenzen**, um verantwortlich mit der individuellen Gruppendynamik umzugehen.

Um die Fragestellung „In welche Richtung will ich mit einer Gruppe
arbeiten?" geht es bei der **themenzentrierten Interaktion**, die im nächsten Kapitel erörtert wird.

6.3 Themenzentrierte Interaktion (TZI) als System der Gruppenführung

Folgende Fragestellungen bilden die Ausgangssituation bei der Gruppen-   Ausgangssituation
führung nach der Theorie der themenzentrierten Interaktion:

- „Welche Auffassung vom Menschen habe ich? Welches Menschenbild
  liegt meiner Arbeit mit Gruppen zugrunde?
- Wie setzt sich dieses Menschenbild in allgemeine Prinzipien des Handelns um? Wie wird es realisiert in der Kommunikation von Gruppenleiter und Gruppenmitgliedern?"[4]

Jede Lehrkraft hat aufgrund ihrer individuellen Lebensbiografie Erfahrungen und Vorstellungen über das Verhalten von Menschen („inneres
Menschenbild"). Aufgrund dessen entwickeln sich **Werte und Vorstellungen**, die sich im **Umgang mit den Lernenden im Unterricht** spiegeln.
Nicht immer sind diese Auffassungen bewusst reflektiert worden.

> **Merke:** Dieses „innere Menschenbild" sollte immer wieder bewusst
> gemacht und überprüft werden, um es gegebenenfalls zu revidieren.
> Daran geknüpft sind Verhaltensweisen und Handlungen, die sich an
> den jeweiligen Werten orientieren.

6.3.1 Einführung in die themenzentrierte Interaktion (nach Ruth Cohn)

> **Definition:** Der Begriff „themenzentrierte Interaktion" lässt sich fol-
> gendermaßen definieren: Es treffen sich mehrere individuelle Persön-
> lichkeiten, um ein Thema zu bearbeiten. Dabei entstehen wechselsei-
> tige zwischenmenschliche Beziehungen, in denen Informationen aus-
> getauscht werden.

---

[4] Klein, 1995, S. 85

<table>
<tr><td>Entstehung des Konzeptes</td><td>Das Konzept der TZI wurde von der Psychoanalytikerin Ruth Cohn entwickelt. Sie stellte sich die Frage, wie man den **Ansatz der Ich-stärkenden Faktoren** aus therapeutischen Arbeitsmethoden auch **im alltäglichen Umgang miteinander** wirksam werden lassen kann. Sie hatte damit das Ziel vor Augen, **Lern- und Arbeitssituationen** zu schaffen, die – im Sinne der Ganzheit – die **ganze Persönlichkeit eines Menschen** ansprechen. Das Ergebnis ihrer Gedankengänge hat sich in den letzten Jahren als **Konzept in der Bildungsarbeit** etabliert.</td></tr>
</table>

Entstehung des Konzeptes

Das Konzept der TZI wurde von der Psychoanalytikerin Ruth Cohn entwickelt. Sie stellte sich die Frage, wie man den **Ansatz der Ich-stärkenden Faktoren** aus therapeutischen Arbeitsmethoden auch **im alltäglichen Umgang miteinander** wirksam werden lassen kann. Sie hatte damit das Ziel vor Augen, **Lern- und Arbeitssituationen** zu schaffen, die – im Sinne der Ganzheit – die **ganze Persönlichkeit eines Menschen** ansprechen. Das Ergebnis ihrer Gedankengänge hat sich in den letzten Jahren als **Konzept in der Bildungsarbeit** etabliert.

Inhalte

TZI ist ein Konzept innerhalb der **humanistischen Psychologie**, in der **Wert- und Sinnfragen** von zentraler Bedeutung sind. Das Menschenbild ist geprägt durch die Möglichkeit des persönlichen Wachstums während des ganzen Lebens. **Selbstaktivierung und Selbstverantwortung** sind Fähigkeiten, die es dem Menschen ermöglichen, sein Leben aus eigener Kraft zu gestalten. Die **Psyche und der Körper** des Menschen bilden dabei eine **Einheit** und können nicht voneinander getrennt gesehen und gefördert werden.

Lebendiges Lernen

„Lebendiges Lernen" ist gekennzeichnet durch Freude, Lebendigkeit und lebensnahe Lernsituationen, an denen der/die Lernende beteiligt ist und für sein/ihr Leben lernt. Charakteristisch für diese Art des Lernens ist, dass die Beteiligten ihre Möglichkeiten zu **schöpferischen und kooperativen Aktivitäten** nutzen, so dass sie mit **Engagement, Freude und Effektivität** mitarbeiten können.

6.3.2 Grundsätze (Axiome) der TZI

6.3.2.1 Die grundlegenden Axiome

Die Grundsätze der themenzentrierten Interaktion stehen miteinander in einem engen Zusammenhang, sie sind jeweils ein Teil des anderen.

Übersicht 13: Axiome der TZI

Der Mensch ist eine psycho-biologische Einheit
• Er hat physische, emotionale und kognitive Erfahrungen und Bedürfnisse, die nicht voneinander getrennt werden können. Wird eine dieser Facetten angerührt, so reagiert die ganze Person.

Der Mensch ist autonom (eigenständig) und interdependent (allverbunden), (Autonomie wächst mit dem Bewusstsein der Interdependenz)
• Dies bedeutet, dass der Mensch gleichzeitig autonom und interdependent ist. Es handelt sich immer um ein Wechselspiel des Gebens und Nehmens. Das Spannungsfeld dieser beiden Pole auszugleichen liegt ständig in der Verantwortung einer Person.

Ehrfurcht und Respekt gebührt allem Lebendigem und seinem Wachstum

- Es gibt nicht die richtige Entscheidung, sie ist vielmehr stets individuell im Zusammenhang zwischen Individuum und Situation in Bezug auf Wachstum zu sehen. Ausgehend von der Kernfrage „Was ist jetzt in der aktuellen Situation für das Leben förderlich?" wird eine Entscheidung immer wieder neu getroffen. Dabei kann sich ein Mensch von anderen beraten lassen, entscheiden muss er jedoch selbstständig. Damit ist der zweitgenannte Grundsatz mit angesprochen.

Freie Entscheidung geschieht innerhalb bedingender innerer und äußerer Grenzen (eine Erweiterung der Grenzen ist möglich)

- Gemäß des kategorischen Imperativs nach I. Kant ist die Freiheit einer Person nicht grenzenlos. Sie geht nur so weit, wie sie die Freiheit eines anderen Menschen nicht beschneidet. So gibt es in Bezug auf Entscheidungen äußerliche und innerliche Grenzen.

Merke: Die grundlegenden Axiome der themenzentrierten Interaktion sind:

- Der Mensch ist eine psycho-biologische Einheit.
- Der Mensch ist autonom (eigenständig) und interdependent (allverbunden).
- Ehrfurcht und Respekt gebührt allem Lebendigem und seinem Wachstum.
- Freie Entscheidung geschieht innerhalb bedingender innerer und äußerer Grenzen.

6.3.2.2 Praktische Anwendung

In der Praxis finden die Axiome bei der Arbeit in Klassen ihren Ausdruck:

- in der Ausgewogenheit zwischen der Arbeit am Thema, dem Umfeld, der sozialen Interaktion in der Gruppe und dem einzelnen Individuum,
- im konsequenten Grundsatz, dass ausdrücklich das Thema im Vordergrund der Gruppenarbeit steht, jedoch haben Störungen innerhalb der Gruppendynamik stets Vorrang,
- in den Postulaten und ergänzenden Spielregeln für Zusammenarbeit und Kommunikation,
- darin, dass Lernen in einem möglichst angstfreien Klima stattfindet, wobei eine deutlich wahrnehmbare Gruppenleitung darauf achtet, dass die Autonomie der einzelnen Personen gefördert wird, soweit diese andere in ihrer Entwicklung nicht einschränkt oder behindert.

6.3.3 Postulate (Forderungen) an den Einzelnen und an die Gruppenarbeit

6.3.3.1 „Sei Deine eigene Chairperson"

Leitperson

Damit ist gemeint: Übernehme die **Verantwortung** für Dich selbst, sei also Deine **eigene Leitperson**. Bestimme Dein eigenes Vorgehen im Blick auf die Arbeit in der Gruppe und auf alles, was Dir wichtig ist. **Respektiere Dich selbst** gleichermaßen wie **andere Personen**. Bestimme, wann Du reden willst und was Du sagen willst, und bedenke, dass alle anderen, einschließlich der Leitung, es auch tun werden.

6.3.3.2 „Störungen haben Vorrang"

Störungen zulassen

Störungen wie Antipathien, Schmerzen, Zerstreutheit, Angst oder Nebengespräche mit der Nachbarperson **haben immer Vorrang** und sollten aufgegriffen werden. Wenn ein Gruppenteilnehmer Seitengespräche führt, so möchte er evtl. etwas sagen, scheut sich aber vor der Gruppe, oder es plagt ihn Langeweile. Solange die Ursache dafür nicht gefunden ist, **blockiert** es den **Gruppenprozess** und **lenkt vom Thema ab**.

Übersicht 14: Postulate der TZI

> Postulate (Forderungen) an den Einzelnen und an die Gruppenarbeit sind:
>
> • „Sei deine eigene Chairperson"!
> • „Störungen haben Vorrang"!

6.3.4 Vereinbarungen über den Umgang miteinander

6.3.4.1 Einführen und Bekanntmachen der Regeln in einer Klasse

Zu Beginn der Arbeit in einer Klasse ist es vorteilhaft, wenn Regeln des Umganges miteinander erarbeitet und aufgestellt werden.

Aufstellen der Regeln

Dazu gibt es verschiedene **Vorgehensweisen**:
• Die Gruppe wählt zu Beginn gemeinsam eine einzige der unter 6.3.4.2 aufgeführten Regeln aus und achtet auf deren Einhaltung.
• Die Lehrkraft wartet, bis ein Mitschüler gegen Regeln des Umganges miteinander verstößt. Sie weist auf die negativen Folgen für die anderen Klassenmitglieder hin und regt an, sich darüber Gedanken zu machen. Daraufhin erstellt die Klasse eigene Regeln.
  In gut funktionierenden Gruppen muss die Leitungskraft nicht selbst intervenieren; die Gruppe regelt sich selbst, d. h., Regelverstöße werden von der Klassengemeinschaft geahndet.
• Die Lehrkraft führt die Regeln, nachdem sie begründet wurden, von sich aus ein.
• Die Lehrkraft lässt die Regeln erarbeiten, gemeinsam diskutieren und von der Klasse festlegen.

6.3.4.2 Hilfsregeln nach Ruth Cohn

Die TZI-Hilfsregeln sind Hilfestellungen innerhalb der Kommunikation und Techniken der Intervention, die im Umgang mit den Axiomen und Postulaten unterstützen bzw. sie praktisch handhabbar machen sollen. Sie machen den ganzheitlichen Charakter des TZI-Modells deutlich und basieren auf dem Menschenbild der humanistischen Psychologie.

> **Merke:** TZI-Hilfsregeln sind keine dogmatischen Verhaltensregeln, sie bieten vielmehr hilfreiche Möglichkeiten, um in Gruppensituationen bewusst zu handeln und zu entscheiden.

Die Hilfsregeln im Einzelnen

„Sei zurückhaltend mit Verallgemeinerungen"
* Begründung: Verallgemeinernde Aussagen haben potenziell die Eigenschaft, den Gruppenprozess zu unterbrechen und auf eine kognitive Metaebene zu führen, die nichts mehr mit den Teilnehmenden der Gruppe selbst zu tun hat.

Hilfsregeln

„Wenn du eine Frage stellst, sage, warum du fragst und was deine Frage für dich bedeutet. Sprich für dich selbst und vermeide das Interview."
* Begründung: Fragen können so nicht mehr als Neugierde verstanden werden. Eigene Interaktionen, Aussagen und Überlegungen regen den persönlichen und sachlichen Austausch an.

„Sei authentisch und selektiv in deinen Kommunikationen. Mache dir bewusst, was du denkst, fühlst und glaubst, und überdenke vorher, was du sagst und tust."
* Begründung: Wenn ich alles unreflektiert ausspreche, beachte ich die Verständnisfähigkeit der Mitmenschen nicht. Wenn ich lüge oder manipuliere, verhindere ich Annäherung und Kooperation. Bei selektivem und authentischem Vorgehen fördere ich Verständnis und Vertrauen. Sobald Vertrauen geschaffen ist, wird eine genaue Filterung von Aussagen zunehmend überflüssiger.

„Halte dich mit Interpretationen von anderen so lange wie möglich zurück. Sprich statt dessen deine persönlichen Reaktionen aus."
* Begründung: Vermeide laufende Deutungen des Verhaltens des Gegenübers, denn direkte persönliche Reaktionen auf das Verhalten anderer führen zu spontaner Interaktion.

„Beachte Signale aus deiner Körpersphäre, und beachte diese auch bei anderen Teilnehmenden"
* Begründung: Die Körpersprache eines Menschen sagt viel über bewusste und unbewusste Gefühle aus. Häufig ist die nonverbale Sprache eindrucksvoller und aussagekräftiger als das gesprochene Wort.

Übersicht 15: Zusammenfassung der Hilfsregeln

Hilfsregeln (nach R. Cohn)

- Sei zurückhaltend mit Verallgemeinerungen.
- Wenn du eine Frage stellst, sage, warum du fragst, was deine Frage für dich bedeutet und vermeide das Interview.
- Sei authentisch und selektiv in deinen Kommunikationen.
- Halte dich mit Interpretationen von anderen so lange wie möglich zurück. Sprich statt dessen deine persönlichen Reaktionen aus.
- Beachte Signale aus deiner Körpersphäre und die der anderen Teilnehmer.

6.3.5 Die Bedeutung von Individuum, Gruppe, Thema und Umfeld
Kernaussagen der themenzentrierten Interaktion

6.3.5.1 Die vier Faktoren bei der Gruppenarbeit

Bei der Planung von Gruppenaktivitäten sind vier Faktoren zu beachten, die aufeinander bezogen sind:

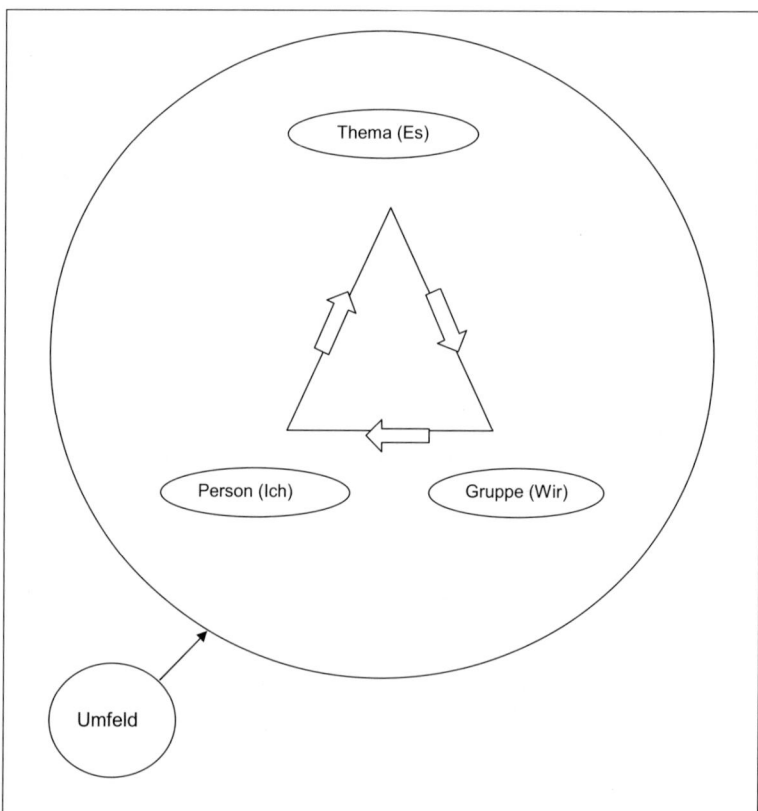

Abb. 20: Faktoren bei Gruppenarbeit (modifiziert nach Ruth Cohn)

1. Faktor = Ich

Das **Ich** ist die Person, das einzelne Individuum als ein einmaliges Lebewesen mit einer individuellen Biografie und einer einmaligen Ausstattung.

2. Faktor = Wir

Als **Wir** wird die Gruppe, die durch Beziehungen zwischen den einzelnen Gruppenmitgliedern geprägt ist, bezeichnet.

3. Faktor = Es

Mit **Es** ist die Sachebene, das gemeinsame Thema und Aufgabe gemeint, dem sich die Gruppe zuwendet.

4. Faktor = Umfeld

Als **Umfeld** wird die gesamte Umgebung, in dem sich das Geschehen vollzieht, bezeichnet: der Raum, die Zeit, das soziale Umfeld und der historische Hintergrund.

6.3.5.2 Balance zwischen den Faktoren

Die vier Faktoren sind in jedem Gruppengeschehen wirksam. Zwischen den ersten drei Faktoren sollte eine relativ **ausgeglichene Balance** hergestellt werden, dann bestehen optimale Bedingungen für die Teilnehmenden. Hierfür wird häufig das **Symbol des Dreiecks** verwendet, dessen Ecken mit „Ich", „Wir" und „Es" beschriftet sind. Das Dreieck ist von einem **Kreis** umgeben, der vielschichtig ist und die **Umwelt** mit Zeit, Raum, Natur, mit der Vergangenheit, der Gegenwart und der Zukunft darstellen soll.

Balance

> **Empfehlung:** TZI findet immer dann einen sinnvollen Anwendungsbereich, wenn sich ein Prozess zwischen Menschen mit einem persönlichen Bezug und zu einem Inhalt entwickeln soll.

Dominiert das Thema und wird zu abstrakt in den **Mittelpunkt** gestellt, so dass die Interessen der einzelnen Gruppenmitglieder und der Gesamtgruppe ignoriert werden, kann dies nur so lange konstruktiv sein, bis sich Desinteresse ausbreitet. In solchen Situationen muss die Gruppenleitung die **Aufmerksamkeit** wieder auf die **einzelnen Personen und die Gruppe** lenken.

Aufgabe Gruppenleitung

Beschäftigt sich eine Gruppe schwerpunktmäßig mit der **Betroffenheit und den Gefühlen der Gruppe** (dem **Wir**) oder der **Einzelperson** (dem jeweiligen **Ich**), so ist es Aufgabe der Gruppenleitung, die Brücke **zurück zum Thema** zu schlagen.

Ausgewogenheit

Es gelingt sicherlich nicht bei jedem Gruppentreffen, **Ausgewogenheit zwischen den einzelnen Faktoren** herzustellen. Grundsätzlich sollte das Augenmerk stets rasch auf den **vernachlässigten Faktor** gelenkt werden. Mit Ausgewogenheit ist nicht die zeitliche Dauer für die einzelnen Faktoren gemeint. Befindet sich ein Problem innerhalb einer Gruppe, so kann sie nicht mit voller Energie am Thema arbeiten. Zuerst müssen die **zwischenmenschlichen Beziehungen geklärt** werden, bevor wieder **effektiv am Thema gearbeitet** werden kann.

> **Merke:** Der Prozess einer Gruppe wird umso erfolgreicher sein, je mehr die einzelnen Faktoren im Gleichgewicht stehen.

Übersicht 16: Zusammenfassung der zentralen Punkte bei Gruppenaktivitäten

> • Die vier Faktoren bei der Gruppenarbeit sind „Ich", „Wir", „Es" und „Umfeld".
> • Diese vier Faktoren sind in jedem Gruppengeschehen wirksam. Zwischen den ersten drei Faktoren sollte eine relativ ausgeglichene Balance hergestellt werden, um optimale Bedingungen für die Teilnehmer zu schaffen.

6.4 Rolle und Aufgaben der Lehrkraft

6.4.1 Rolle und Funktion der Leitungskraft in der TZI

Entwicklung

Nachdem die Grundlagen der TZI erläutert wurden, ist es sicher nachvollziehbar, dass sich das humanistische Menschenbild des TZI-Konzepts nicht mit konservativen Vorstellungen von Gruppenleitungsautorität verbinden lässt. Die **traditionelle Hierarchie des Frontalunterrichtens** soll durch ein **lebendiges Miteinander-Lernen** ersetzt werden.

Dies steht ganz im Zeichen des **Lernfeldkonzepts**, in dem sich die Rolle der Lehrkraft beim Unterrichten verändert. In den Vordergrund der Aufgabenbereiche rückt die **Moderation** der möglichst **eigenständigen Problemlösungsprozesse der Auszubildenden**. Außerdem tritt die Lehrkraft vermehrt als **Lernberater** in den jeweiligen Lernsituationen auf und sieht ihre Aufgabe **nicht nur** in der **reinen Wissensvermittlung**. Diese Art der Rolle ist bereits aus der **Projektmethode** bekannt.

Im TZI-Konzept spricht man daher von einer **teilnehmenden Leitung**. Die **Förderung der Selbststeuerungskräfte** in einer Schulklasse stehen dabei im Vordergrund.

> **Merke:** Hauptfunktion der Leitung ist das Schaffen einer offenen Interaktions- und Kommunikationsstruktur und das Heranführen der Auszubildenden an die Eigenverantwortlichkeit. Die Axiome und Postulate dienen hierbei als Grundlage. Die Lehrkraft fungiert also als aktive Lernhilfe.

Zentrales Merkmal der TZI-Arbeit ist, dass **die Sachebene und die Beziehungsebene gleichwertig** sind und gleichermaßen berücksichtigt werden sollen. Dies bedeutet, dass die Leitung nicht einfach mit dem Thema beginnt, sondern nach dem bewährten Grundsatz der Sozialarbeit vorgeht, nämlich „die Menschen bzw. die Gruppe da abzuholen, wo sie gerade steht". Die Lehrkraft bringt die Themen, Lernstrukturen und Interventionen so in den Gruppenprozess ein, dass die Klasse bei ihrer **Aufgabe gefördert** wird und dabei gleichzeitig Unterstützung in ihrer **Entwicklung zu einer produktiven, arbeitsfähigen Gruppe** erhält.

Früher war eine Lehrkraft in ihrer **klassischen Rolle** klar definiert. Im Gegensatz dazu ist sie heute **facettenreicher** geworden. Der **Lehrende** kann mit **verschiedenen Rollen** umschrieben werden: Hersteller und Darsteller, Anstifter (Motivator zum Lernen), Formgeber (äußere Rahmengebung) und Wissensvermittler, Hilfesteller bei der Überbrückung der Eigenwelt der Auszubildenden und der Unterrichtsinhalte. Diese Aufzählung der unterschiedlichen Rollen erhebt keinen Anspruch auf Vollständigkeit, sie soll lediglich die Bandbreite aufzeigen.

Rollenwandel

Merke: Die Kombination zwischen empathischer Zugewandtheit und Entschiedenheit muss in der Lehrerperson vereint sein.

Manche Lehrkräfte werden über die Enttraditionalisierung ihrer Rolle als Lehrkraft enttäuscht sein, woraus sich eine melancholische Grundstimmung ergeben kann. Diese Lehrkräfte gilt es zu motivieren und mit „ins Boot zu nehmen", obwohl daraus kein Zwangsoptimismus erwachsen darf.

Es sollte darauf geachtet werden, dass die Faktoren „Ich-Wir-Es-Umfeld" im Gleichgewicht gehalten werden und die Basis der TZI-Gruppenarbeit darstellen. Die Hauptaufgabe der Leitung besteht darin, dass sie auf die **Balance dieser Pole** achtet und im richtigen Moment Maßnahmen ergreift, diese zu verwirklichen. Dabei soll die Lehrkraft dafür Sorge tragen, dass jede **Krise und** jedes **Wachstum in einem Gruppenprozess als Chance genutzt** werden kann. Sie stellen eine Möglichkeit zur **konstruktiven Weiterentwicklung** der gesamten Klasse und des einzelnen Individuums dar.

TZI-Faktoren

Merke: Die pädagogischen Kompetenzen der Lehrkräfte im Zusammenhang mit dem Lernfeldkonzept und auf dem Hintergrund des TZI-Konzepts umfassen vielfältige Fähigkeiten und Kenntnisse. Die professionelle Handhabung der Bildungsprozesse im Sinne des fächerverbindenden Unterrichtens erfordert vom gesamten Lehrkörper einer Schule eine gemeinsame pädagogische Entwicklung. Erforderliche Grundlage hierfür ist die Teamfähigkeit der Lehrkräfte, außerdem die persönliche, kreative und engagierte Leistungsbereitschaft der pädagogisch Tätigen. Didaktische Kompetenzen wie z. B. Diskursfähigkeit sind Voraussetzung für die Umsetzung des Lernfeldkonzepts auf der Basis des TZI-Konzepts.

Übersicht 17: Zusammenfassung der Rollen,
Funktionen und Aufgaben
der Lehrkraft

- Hauptaufgabe der Leitung ist das Schaffen einer offenen Interaktions- und Kommunikationsstruktur und das Heranführen der Auszubildenden an die Eigenverantwortlichkeit.
- Zentrales Merkmal der TZI-Arbeit ist, dass die Sachebene und die Beziehungsebene als gleichwertig angesehen werden sollen.
- Die professionelle Handhabung von Bildungsprozessen im Sinne des Lernfeldkonzepts erfordert vom gesamten Lehrkörper einer Schule eine gemeinsame pädagogische Entwicklung und Teamfähigkeit.
- Neben der persönlichen, kreativen und engagierten Leistungsbereitschaft benötigen die Lehrkräfte fundierte soziale und fachliche Kenntnisse.
- Die Rolle der Lehrkraft hat sich grundlegend verändert.

6.4.2 Grundhaltungen der Gesprächspsychotherapie

Im Vorfeld wurde bereits auf viele Aufgaben und Interventionsmöglichkeiten der Gruppenleitung innerhalb der Gruppenphasen und deren Dynamik hingewiesen.
Neben den Hilfestellungen zur Förderung eines positiven Gruppenklimas ist die Lehrkraft für die äußeren Rahmenbedingungen zuständig. Dies beinhaltet auch das Schaffen eines geeigneten Lernumfeldes.

Empfehlung: Wenn die folgenden drei Haltungen im Gespräch Anwendung finden, haben sie eine positive Wirkung auf Gesprächssituationen und sind für die Leitung einer Gruppe förderlich. Wesentlich ist jedoch, dass diese Haltungen gleichzeitig gelebt werden müssen, um eine erfolgreiche Wirkung zu erzielen.

Drei Haltungen

In Anlehnung an die Gesprächspsychotherapie des amerikanischen Psychologen Carl Rogers und dem Psychologenehepaar Annemarie und Reinhard Tausch kann von **drei förderlichen Haltungen** einer Gruppenleitung ausgegangen werden, die einen **positiven Einfluss auf das Gruppenklima und die Kommunikation** innerhalb der Gruppe haben.
„Kommunikation durch Gespräche – ein lebenswichtiger Prozess. Die Art nämlich, wie Menschen miteinander umgehen und miteinander sprechen, hat eine krankmachende und gesundmachende Wirkung."[5]

Folgende **drei Haltungen** sind für die **erfolgreiche Kommunikation und soziale Interaktion von Menschen** maßgeblich:

---

[5] Tausch, A./Tausch, R., 1981, S. 10

Empathie
(einfühlendes, nicht wertendes Verstehen)

Einfühlendes Verstehen

Damit ist das nicht wertende, aufmerksame und sensible „Hören" der inneren Welt des anderen gemeint. Es ist ein sehr feinfühliges und konzentriertes Hinhören auf die Äußerungen der anderen Person. Es zeigt sich durch ein sehr intensives Bemühen, in die Haut des anderen zu schlüpfen. Dies erfordert von Seiten des Zuhörers ein Zurückstellen der eigenen Bedürfnisse. „Einfühlung heißt also, mit den Augen des anderen sehen, mit den Ohren des anderen hören und mit dem Herzen des anderen fühlen. Abweichend vom bloßen Mitgefühl und von der Sympathie bleibt Einfühlung in Bezug auf allgemeine oder persönliche Wertmaßstäbe wertungsfrei."[6]

> **Merke:** Beim einfühlenden Verstehen ist der rationale Inhalt ebenso wichtig wie der emotionale. Nach der Methode des Spiegelns wird dem/der Gesprächsteilnehmer/-in das mitgeteilt, was von seiner/ihrer inneren Welt und dem Erleben verstanden wurde. Neben der verbalen Kommunikation hat die nonverbale große Bedeutung.

Achtung – Wärme – Sorgen

Unter Achtung ist das **wertfreie Respektieren** des Gegenübers gemeint, eine **Achtung der menschlichen Würde**, voller Anteilnahme dem anderen Menschen gegenüberzustehen, ihm warmherzig-sorgend zugewandt sein und sein Fühlen und Erleben zu akzeptieren. Bringt man einem Menschen Achtung entgegen, so kann man mit dieser Haltung ein **Vertrauensverhältnis** aufbauen. Mit Umsorgen ist indes keine besitzergreifende Vereinnahmung der anderen Person gemeint, in der Weise etwa, dass deren Lebensplanung aus der Hand genommen wird. Hier ist auf ein ausgewogenes Verhältnis zwischen Nähe und Distanz zu achten.

Würde/Respekt

Kongruenz – Echtsein ohne Fassade

Mit dieser Haltung ist gemeint, dass die Äußerungen, das Verhalten, die Mimik und Gestik eines Lehrers/Erwachsenenbildners weitgehend mit seinem inneren Erleben, Fühlen, Denken und den Einstellungen übereinstimmen. Ist ein Erwachsenenbildner echt, so setzt er sich mit dem eigenen Fühlen und Erleben kritisch auseinander und reflektiert es.
Die **Transparenz** einer Person bedeutet die **Durchschaubarkeit** im Sinne der **Übereinstimmung der verbalen und nonverbalen Kommunikation.**

Transparenz

> **Empfehlung:** Hilfreich ist es, wenn ein Erwachsenenbildner seine Empfindungen und Gedanken darstellt und sich mit Urteilen und Wertungen über andere zurückhält. Dazu gehört auch die Kommunikation in der „Ich-Form" statt in der „Man-Form".

---

[6] Dahmer, H./Dahmer, J., 1989, S.114

Echtsein bedeutet nicht, dass alles geäußert wird, was eine Person denkt, sondern dass sie überprüft, ob Äußerungen in Übereinstimmung mit dem eigenen Erleben stehen.

Übersicht 18: Haltungen in Kommunikation und Interaktion

> Grundhaltungen in der Kommunikation und sozialen Interaktion (nach C. Rogers):
>
> - Empathie
> - Achtung, Wärme, Sorgen
> - Kongruenz

6.5   Bildung von Kleingruppen im Unterricht

Die Bildung von Kleingruppen für den Gruppenunterricht geschieht vor allem unter **pädagogischen Gesichtspunkten**.

Kriterien der Gruppenbildung

Gruppen können nach **folgenden Kriterien** gebildet werden:
- **Leistungsaspekt** bzw. **besondere Fähigkeiten** der Gruppenmitglieder
  - homogene Gruppen, wenn auf längere Sicht differenziert nach der Leistungsfähigkeit an einem Thema gearbeitet werden soll,
  - heterogene Gruppen, wenn schwächer begabte Schüler integriert werden müssen und nicht themengleich gearbeitet werden soll.
- **Soziale Beziehungen** („Freundschaftsgruppen")
- **Interessen**
  - Interessengruppen werden z. B. nach Teilthemen gebildet.
- **Zufall** („Losgruppen") oder konstante Tischgruppen.[7]

Gruppenbildungsprozess

Nicht immer – besonders bei der Einführung von Gruppenunterricht – bringen Auszubildende in Pflegeschulen die Kompetenz mit, die Gruppenbildung völlig selbstständig und frei zu bewältigen. Auf der anderen Seite ist das Aushandeln der zu bildenden Gruppen zu einem ganz wesentlichen Teil **Prozess des sozialen Lernens**. Aus diesem Grund sollte eine zu direktive Intervention durch die Lehrkraft in diesem Prozess der Gruppenbildung vermieden werden. Die Lehrkraft sollte den Prozess aufmerksam beobachten und verschiedene Arten der Gruppenbildung in einer Klasse „ausprobieren". Dabei gibt es keine Patentrezepte, sondern nur **individuelle Lösungen**, die jeweils an die Gruppendynamik des Klassenverbandes angepasst werden müssen. Die Kriterien zur Gruppenbildung sind als mögliche Richtschnur zu verstehen. Auf „Störungen" im Gruppenbildungsprozesses sollte jedoch eingegangen und gemeinsam mit den Teilnehmenden nach Lösungen gesucht werden. Denn auch hier gilt die **Regel der themenzentrierten Interaktion „Störungen haben Vorrang"**.

Rollen in Kleingruppen

Auf die Bildung und Erfüllung **drei wesentlicher Rollen** sollte man bei der **Kleingruppenbildung** achten:

---

[7] vgl. Gudjons, 1993, S. 10 f.

- aufgabenorientierte Rollen
  (z. B. Koordinatoren, Initiatoren, kritische Beurteilende)
- gruppenprozessorientierte Rollen
  (z. B. ermutigende, konfliktschlichtende, vorbildliche Mitglieder)
- individuumszentrierte Rollen
  (z. B. Dauerredner, Quertreiber, Aggressive, „useful skunk")[8].

Allerdings dürfen derartige Rollenbeschreibungen nicht zur starren Etikettierung führen, denn sie müssen mit dem, was die Gruppenmitglieder selbst wahrnehmen, keineswegs übereinstimmen.

Merke: Die Bildung von Kleingruppen im Unterricht geschieht vor allem unter pädagogischen Gesichtspunkten.

---

[8] vgl. Sader, 1991, S. 81

7 Praktische Umsetzungsformen des Lernfeldkonzepts

7.1 Praktische Umsetzungsform des Lernfeldkonzepts im Bereich der Alten- und Altenkrankenpflege

Lydia Füg/Dorothea Eidam

7.1.1 Mischform des additiven und des integrativen Ansatzes

In diesem Kapitel soll anhand eines Beispiels dargestellt werden, wie die Mischform des fächerverbindenden und fächerübergreifenden Unterrichtes umgesetzt werden kann. Wie in Kap. 5.5.2.2 nachzulesen ist, handelt es sich um eine Methode der Umsetzung des additiven und des integrativen Ansatzes des Lernfeldkonzepts.

Empfehlung: Empfehlenswert ist diese Methode besonders dann, wenn das Lehrteam zum ersten Mal die Umsetzung einer Lernfeldorientierung praktizieren möchte. Ein Vorteil besteht darin, dass die bisherige klassische Einteilung nach Fächern nicht vollständig aufgehoben werden muss.

Vorteile   Zu Beginn der Umsetzungsphase haben die Lehrkräfte somit die Möglichkeit, **alte und neue Formen der Unterrichtstätigkeit miteinander zu verbinden.** Dies bietet die Chance, langsam und **zielgerichtet den neuen Anforderungen** des Lernfeldkonzepts bzw. der Lernfeldorientierung **gerecht zu werden.**
Auch nicht fest angestellte Lehrkräfte, die an den bereits genannten Schultypen recht zahlreich anzutreffen sind, lassen sich bei der vorgestellten Methode relativ unproblematisch in die **Stundenplangestaltung** integrieren. Absprachen zwischen den Mitgliedern des Lehrteams sind weniger zeitaufwändig und deshalb in der alltäglichen Berufspraxis leichter zu koordinieren. Darüber hinaus wird dem Kritikpunkt begegnet, dass bei der vollständigen Umsetzung des Lernfeldkonzepts zu wenig fachlicher Input vermittelt wird, da das Lehrteam weiterhin die **Vermittlung von Fachinhalten** sicherstellt.

Merke: Das Unterrichten im Lernfeldkonzept erfordert eine umfassende Allgemeinbildung der beteiligten Lehrkräfte. Neben fachspezifischem Wissen ist es notwendig, über den eigenen Fachhorizont hinausblicken zu können, da vernetztes Unterrichten auch eine ver-

> netzte Denk- und Handlungsweise der jeweiligen Lehrkräfte voraussetzt.

Nicht zuletzt bedeutet die Einführung des Lernfeldkonzepts auch eine veränderte Kompetenzanforderung an die Auszubildenden, da in den allgemein bildenden Schulen im klassischen Fächerkanon unterrichtet wird. Ausnahmen stellen Projektarbeiten dar.

> **Warnung:** Das Lernfeldkonzept darf nicht dazu missbraucht werden, dass nun die Methoden zum wesentlichen Inhalt des Unterrichtens werden; sie sollen lediglich als Mittel zum Zweck dienen.

Die im Folgenden dargestellte Methode dient also auch dazu, eine Überforderung der Auszubildenden auszuschließen und eine allmähliche Annäherung an eine andere Unterrichtsform vorzubereiten.

In Anlehnung an die **Komfortzonentheorie**[1] soll die Wichtigkeit der behutsamen Hinführung zu neuen Methoden innerhalb des Unterrichtsgeschehens dargestellt werden.

Komfortzonentheorie

> **Definition:** Die Komfortzonentheorie („edge work") kommt aus der Erlebnispädagogik, die das handlungsorientierte, ganzheitliche Lernen (mit Kopf, Herz und Hand) in den Mittelpunkt stellt. Durch Erlebnisse werden Lernprozesse angeregt, die im Zusammenwirken von Handeln und Reflexion stattfinden.

Die Komfortzonentheorie soll in kurzen Zügen dargestellt werden. Befindet sich ein Mensch in der sog. **Komfortzone**, so fühlt er sich **sicher, geborgen** und **entspannt**. Auf Dauer gesehen wird er jedoch **keine gute Leistung** erbringen, da die Gefahr besteht, dass er sich **langweilt**. Dies stellt keine gute Grundlage für das Lernen dar, außer es entwickelt sich **Unzufriedenheit**, die wiederum zum **Handeln** antreiben kann. Verlässt ein Mensch nun die sichere Zone, so schreitet er über die Grenze in unbekanntes Land. Das **neue Territorium** bedeutet zunächst **Unsicherheit und Unbehagen**. Erfolgte die Grenzüberschreitung zu rasch, oder war der Sprung in die fremde Zone zu weit, kann diese Aktion bei der betroffenen Person Angst auslösen. Die Schwierigkeit hierbei ist, dass zu stark **angstbesetzte Situationen** das **Lernen erschweren** oder zumindest **behindern**. Deshalb sollte ein **vorsichtiges Herantasten** an das neue, unbekannte Gebiet erfolgen.

---

[1] Luckner, Nadler: Processing the Experience (Strategies to enhance and generalize learning), New York, 1997

> **Merke:** Ein Mensch lernt an der Grenze zwischen Komfortzone und der ihm unbekannten Zone am besten. Damit dies geschieht, muss sich die Person jedoch zutrauen, im Laufe der Zeit über die Grenze des sicheren Gebietes hinauszugehen. Dann entwickelt sich das fremde Territorium langsam zur Komfortzone, d. h., die sichere Zone erweitert sich und bedeutet für die Person eine Eweiterung des Horizonts. In diesem Lernprozess erfolgt inneres Wachstum und eine Steigerung des Selbstvertrauens, die sich ohne die Entdeckung und Erkundung des „Neulandes" nicht vollzieht.

Praktische Anwendung

Überträgt man nun das beschriebene Modell aus der Erlebnispädagogik in das Unterrichtsgeschehen der Berufsfachschulen für Alten-, Kranken- und Kinderkrankenpflege, wird deutlich, dass die **Konfrontation mit dem Lernfeldkonzept behutsam eingeleitet** werden muss. Aufgrund langjähriger Erfahrungen in allgemein bildenden Schulen fühlen sich Auszubildende im Unterricht mit dem klassischen Fächerkanon und vertrauten Unterrichtsmethoden sicher. Die Kommunikations- und Interaktionsmuster sind einschätzbar und vorhersehbar. Sie sind es gewohnt, dass ihre eigene **Rolle** als Auszubildender und die der Lehrkraft **klar definiert** sind. Altvertraute Rollen und Verhaltensmuster können reaktiviert werden; dies gibt der sozialen Interaktion innerhalb des Unterrichtsgeschehens zunächst einen **sicheren Rahmen.**

> **Merke:** Damit Auszubildende den komplexen und wachsenden Anforderungen des Pflegeberufes gerecht werden können, müssen Lehrkräfte im Unterricht handlungsorientierte Lernmethoden anbieten, die es ermöglichen, Schlüsselqualifikationen zu entwickeln.

Begibt sich die Lehrkraft nun im Unterrichtsgeschehen über die Grenze hinaus auf „Neuland" und integriert innovative Lernmethoden, müssen die Auszubildenden **Adaptionsfähigkeit** zeigen. Legt die Lehrkraft den Sprung nicht zu groß an, haben die Auszubildenden die Chance, **neue Kompetenzen** zu entwickeln (und müssen diese nicht sofort besitzen oder bereits mitbringen). Zudem müssen sie nicht alles Vertraute hinter sich lassen, da sie sich noch teilweise in der sicheren Komfortzone bewegen. Die neue Zone wird mehr und mehr zur gewohnten Umgebung; **inneres Wachstum, Persönlichkeitsreifung und gestiegenes Selbstvertrauen** können entstehen.

> **Empfehlung:** Die Verknüpfung zwischen gewohnten und neuen Lernmethoden sollte deshalb zu Beginn der Einführung der Lernfeldorientierung bevorzugt werden. Überforderung und Versagensängste der Auszubildenden werden somit minimiert.

Folgende Abbildung visualisiert das Komfortzonenmodell in Bezug auf das Unterrichtsgeschehen im Lernfeldkonzept:

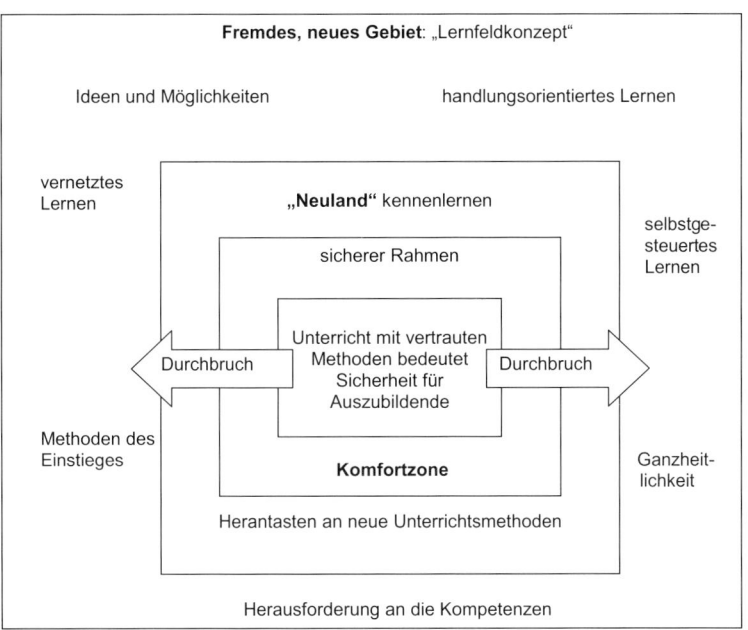

Abb. 21: Komfortzonen-modell bzgl. Unterricht im Lernfeldkonzept (Füg/ Eidam)

Abschließend sei auch der Kostenfaktor erwähnt, der besonders für kleine Schulen bei der Entscheidungsfindung für eine bestimmte Methode der Lernfeldorientierung eine wesentliche Rolle spielt.

Die Vorteile der Mischform des fächerverbindenden und fächerübergreifenden Unterrichtes sind:

- Die klassische Fächereinteilung muss nicht vollständig aufgehoben werden, es entsteht eine Vernetzung durch das Thema.
- Aufwändige zeitliche Absprachen entfallen.
- Unkomplizierte Stundenplangestaltung.
- Fachlicher Input ist gesichert.
- Externe Lehrkräfte können mit geringem finanziellen Aufwand in das Konzept einbezogen werden.
- Behutsames Heranführen der Auszubildenden an das Lernfeldkonzept.
- Beachtung des Komfortzonenmodells.
- Berücksichtigung des Kostenfaktors.

Übersicht 19: Vorteile der Mischform

7.1.2 Lernfeld: Alte Menschen personen- und situationsbezogen pflegen

7.1.2.1 Begründung der Lernsituation

Im beruflichen Alltag werden Pflegende zunehmend mit Krankheitsbildern konfrontiert, in denen sowohl fachpflegerisches als auch sozialpädagogisches Wissen unbedingt erforderlich ist. Es ist deshalb unvermeidbar, wesentliche Wissensbestandteile aus dem Gebiet der Sozialpädagogik in die zu bearbeitende Problematik einzubinden, was auch im vorliegenden Beispiel zum Ausdruck kommt.

7.1.2.2 Unterrichtsthema: Umgang und Versorgung einer pflegebedürftigen Person mit Stoma

Besonders bei Pflegebedürftigen mit Stoma zeigt sich eine umfassende Bandbreite erforderlicher Schlüsselqualifikationen, um die betroffen Personen (und ihre Angehörigen) in der Bewältigung des Alltags kompetent zu unterstützen.

Am Beispiel des Stomaträgers werden die Auswirkungen auf das psychische, aber auch physische Wohlbefinden sowie Möglichkeiten der gesundheitsfördernden Intervention und der Zusammenarbeit im interdisziplinären Team aufgezeigt. Die Schaffung eines Bewusstseins für professionelle Handlungsweise, die zielgerichtet, situationsbezogen und personenorientiert erfolgt, steht dabei im Zentrum der Thematik.

Vor Einführung der Lernfeldkonzeption wurde dieses Krankheitsbild vorrangig in den Fächern Pflege, Biologie und Ernährungslehre behandelt. Welche Lernfelder und Bezugswissenschaften müssen jetzt herangezogen werden, um dieses umfangreiche Thema umfassend zu bearbeiten?

7.1.2.3 Lernfelder und Lernsituationen

Geht man von einer Unterrichtswoche mit 34 Schulstunden aus (1 Unterrichtsstunde umfasst 45 Minuten), bietet sich folgende Aufteilung zur Bearbeitung der thematischen Inhalte an.

1. Unterrichtswoche

Übersicht 20: Exemplarische Stundenplangestaltung bei Anwendung des Lernfeldkonzepts

Bezeichnung des Lernfeldes	Bezugswissenschaft	Geplante Stundenzahl
Pflegerelevante Grundlagen der Anatomie/Physiologie	Medizin Biologie	4
Pflegerelevante Grundlagen der Krankheitslehre	Medizin Biologie	4
Theoretische Pflege einer zu pflegenden Person mit Stoma	Pflegewissenschaften	6
Praktische Pflege einer zu pflegenden Person mit Stoma	Pflegewissenschaften	10
Pflegerelevante Grundlagen der Ernährungslehre	Ernährungswissenschaften	2
Beratung und Anleitung	Kommunikationspsychologie	4
Pflegerelevante Grundlagen der Psychologie	Psychologie	4
	Gesamt:	34

2. Unterrichtswoche

Bezeichnung des Lernfeldes	Bezugswissenschaft	Geplante Stundenzahl
Pflegerelevante Grundlagen der Arzneimittelkunde	Pharmazie	2
Theoretische Pflege einer zu pflegenden Person mit Stoma	Pflegewissenschaften	4
Praktische Pflege einer zu pflegenden Person mit Stoma	Pflegewissenschaften	8
	Gesamt:	14

Aufgrund der Lernsituation ergibt sich eine Vernetzung der Pflegewissenschaften mit den Bezugswissenschaften.

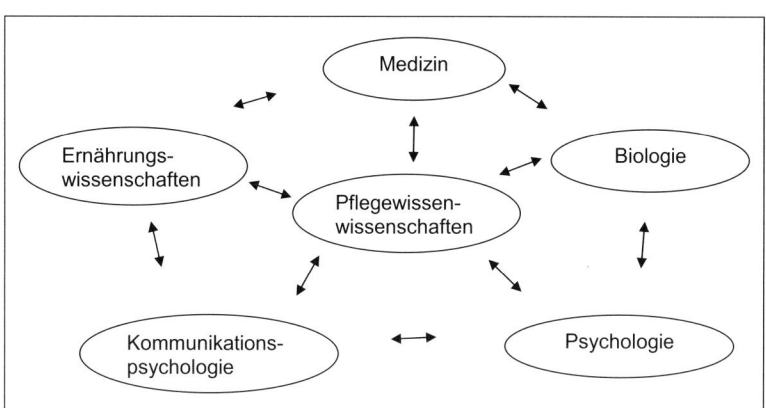

Abb. 22: Vernetzung der Pflegewissenschaften mit den Bezugswissenschaften (Füg/Eidam)

Da die Lehrpläne der einzelnen Bundesländer unterschiedlich konzipiert sind, kann das hier aufgezeigte Beispiel ausschließlich exemplarischen Charakter haben. Im konkreten Fall bedeutet das, dass Stunden bestimmter Lernfelder in den einzelnen Ausbildungsjahren variieren.

> **Empfehlung:** Da aus den vorhandenen Lehrplänen ersichtlich ist, dass einzelne Lernfelder nur im 1. bzw. 2. oder 3. Ausbildungsjahr vorgesehen sind, empfiehlt es sich, bei Bedarf Lernfelder umzuschichten. Dies sollte jedoch mit einem Antrag bei den jeweiligen für die Berufsfachschulen zuständigen Regierungen erfolgen, um Transparenz in der Ausbildung zu gewährleisten.

Bevor thematische Inhalte angesprochen werden, erfolgt an dieser Stelle eine Zuordnung der notwendigen Schlüsselqualifikationen, die zur allgemeinen Handlungskompetenz führen.

7.1.2.4 Lernsituation und Schlüsselqualifikationen

Materielle Kompetenzbereiche

I Fachkompetenz

Zuordnung materielle
Kompetenzbereiche

- Aneignung des anatomischen Grundwissens über den Verdauungstrakt
- Wissen um unterschiedliche Stomaarten (stellt die Voraussetzung für die zielgerichtete Versorgung dar)
- Entwicklung manueller Fertigkeiten und Sicherheit beim Anbringen der jeweiligen Produkte
- Kenntnis der verschiedenen Produkte, die bei der Versorgung zum Einsatz kommen
- zweckmäßiges Reagieren und Handeln bei auftretenden Komplikationen und auftretenden krankhaften Veränderungen
- Berücksichtigen der unterschiedlichen Versorgung bettlägeriger und mobiler Personen
- Besonderheiten der Ernährung beachten
- Arbeitsweise unter Berücksichtigung aller notwendigen Hygienefaktoren
- lückenlose und korrekte Dokumentation der ausgeführten Handlungen bzw. Beobachtungen

II Sozialkompetenz

- Bedürfnisse der zu pflegenden Person und ihrer Bezugspersonen wahr nehmen und befriedigen
- empathische Grundhaltung bei Schamgefühl und Ekel der zu pflegenden Person zeigen
- aktives Zuhören praktizieren und Gefühle der zu pflegenden Person erkennen und verbalisieren
- Entgegenbringen von Achtung und Respekt
- Entwickeln eines ausgewogenen Verhältnisses von Nähe und Distanz,
- Aufnehmen sozialer Interaktion und Kommunikation
- gemeinsame Ziele und Interessen im interdisziplinären Team erfolgen,
- Beratung und Anleitung der zu pflegenden Person und seiner Angehörigen
- respektvoller Umgang mit der Privatsphäre der zu pflegenden Person und ihrer Angehörigen
- Entgegenwirken von Isolationsverhalten und Einsamkeit bei betroffenen Personen
- Krisensituationen personenorientiert bewältigen

III Personalkompetenz/Humankompetenz/Selbstkompetenz

- Eigene Handlungen selbstkritisch reflektieren
- Kennen der eigenen Stärken und Schwächen, um mit Grenzsituationen adäquat umgehen zu können
- Bereitschaft zur Persönlichkeitsentwicklung

- Lernen, auf Stresssituationen angemessen zu reagieren
- Flexibilität und Toleranz in der Pflegesituation

IV Ethische Kompetenz/Moralkompetenz

- Würdevoller und respektvoller Umgang mit allen am Pflegeprozess beteiligten Personen
- Hilfestellung bei der Lebensbilanz
- Umgang mit dem Tod
- Reflektionsfähigkeit in bzw. nach Sterbesituationen
- Fähigkeit zur Auseinandersetzung mit der eigenen Sterblichkeit

Formale Kompetenzbereiche

I Methodenkompetenz

Zuodnung formale Kompetenzbereiche

- Gestaltung und Präsentation von Gruppen- oder Einzelarbeitsergebnissen, z. B. Textvisualisierung, Mindmapping
- verschiedene Methoden kennen und umsetzen
- eigene systematische Arbeitstechniken finden
- eine gegebene Zeitstruktur einhalten und selbst erstellen
- verschiedene Informationen thematisch miteinander vernetzen etc.

II Sprachkompetenz

- Arbeitsergebnisse fachlich korrekt darstellen und erläutern
- spezifisches Fachvokabular in der Bedeutung richtig anwenden
- in einem interdisziplinären Team diskutieren und argumentieren können.

III Lernkompetenz

- Selbstverantwortliches, selbstgesteuertes Lernen
- Schwerpunkte in einem Text erfassen können
- aufgrund der Handlungsorientierung ein kognitives, psychomotorisches und affektives Lernvermögen aufzeigen
- Fähigkeit, sich durch einzelne Lernschritte Fachwissen handlungsorientiert anzueignen

Phasen des Lernprozesses

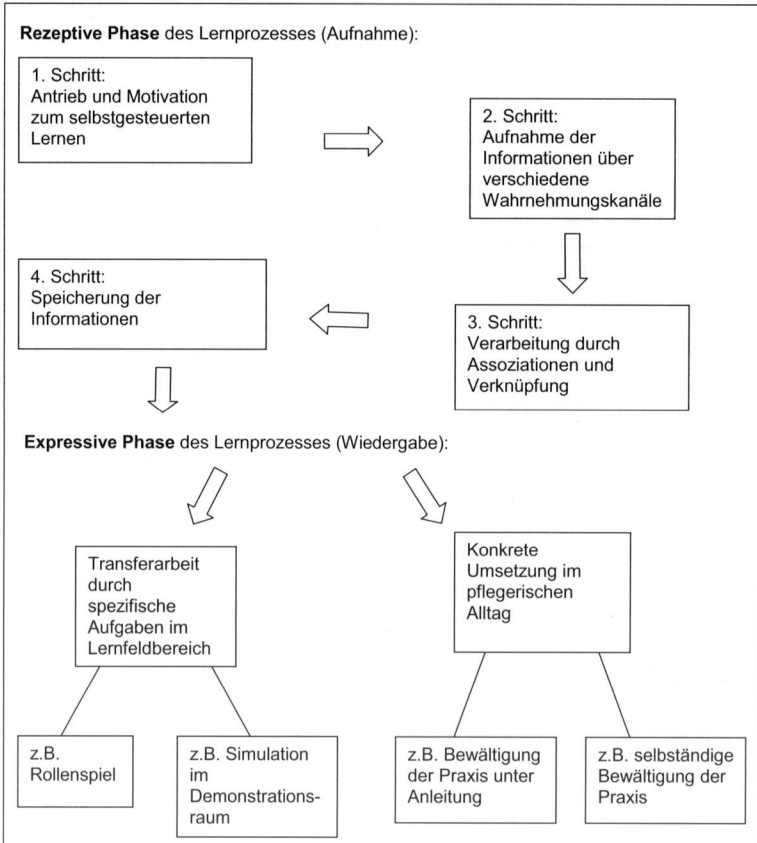

Abb. 23: Phasen des Lernprozesses (mod. nach Bandura „Lernen am Modell")

7.1.2.5 Zielformulierung

Die benannten Kompetenzbereiche finden sich in der Zielformulierung wieder.

Ziele bezogen auf Kompetenzbereiche

Die Auszubildenden
• erkennen, dass beim Tragen eines Stomas das soziale Umfeld eines Betroffenen einbezogen werden muss,
• besitzen konkretes Fachwissen zum Thema „Stoma",
• sind sich darüber bewusst, dass im Umgang mit der betroffenen Person sozialkommunikative Kompetenzen notwendig sind,
• können ernährungsrelevante Besonderheiten zuordnen,
• reagieren situationsgerecht bei auftretenden Komplikationen,
• können fachlich korrekt ein Stoma versorgen.

_____
[2] vgl. Edelmann: Lernpsychologie, Weinheim, 2000

7.1.2.6 Stundenplanung für das Unterrichtsthema „Stoma"

Die Stundenplanung bezieht sich auf 7 Unterrichtstage. Es handelt sich um die Mischform fächerverbindenden und fächerübergreifenden Unterrichtes.

Stundenplanausschnitt

1. Unterrichtswoche (34 Stunden)

Zeit	Mo	Di	Mi	Do	Fr
8.00 – 9.30	Einführung Pflege und Kommunikation	Krankheitslehre	Anatomie (Teil 2)	Ernährungslehre	Psychologie Pflege Kommunikation
10.00 – 11.30	Einführung Pflege und Kommunikation	Krankheitslehre	Pflege	Pflege	
12.30 – 14.00	Einführung Pflege und Kommunikation	Pflege	Stomatherapie	Psychologie Pflege Kommunikation	
14.30 – 16.00	Anatomie (Teil 1)				

2. Unterrichtswoche (16 Stunden)

Zeit	Mo	Di
8.00 – 9.30	Mündliche Präsentation	Arzneimittelkunde
10.00 – 11.30	Mündliche Präsentation	Pflege
12.30 – 14.00	Leistungsnachweis in Pflege	Pflege
14.30 – 16.00		

Abb. 24: Stundenplanausschnitt zum Unterrichtsthema „Stoma"

7.1.2.7 Unterrichtsgestaltung – 1. Unterrichtswoche (Einstieg)

Montag: Einstieg in das Thema
Zeit: 1. bis 6. Unterrichtsstunde (1. und 2. Stunde im Lehrertandem)
Für den Einstieg ins Thema empfiehlt es sich, dass sowohl die Lehrkraft für Pflege als auch die Lehrkraft für Kommunikation und Psychologie die ersten beiden Stunden im Lehrertandem unterrichten. So können fachspezifische Fragen der Auszubildenden umgehend beantwortet werden.

Möglichkeiten der praxisbezogenen Aufgaben und Problemstellungen

Möglichkeiten

- Ein von den Auszubildenden real erlebtes Beispiel aus dem beruflichen Alltag (mündliche oder schriftliche Darbietung)
- Rollenspiel
- Analysieren eines Gesprächsprotokolls
- Fallbeispiel
- Vorstellen von Auszügen aus entsprechender Fachliteratur
- Zuhilfenahme von Medien (Video, Hörspiel etc.)
- Einladen eines Betroffenen
- Overheadprojektor und Folien etc.

Vorgehensweise beim Einstieg

Vorgehensweise

1. Erläuterung der Wochenplanung
   Hinweis, dass in den ersten 4 Unterrichtsstunden der 2. Unterrichtswoche ein mündlicher/praktischer Leistungsnachweis erfolgt.
2. Erklären der Vernetzung der Bezugswissenschaften
3. **Impulsreferat** der Lehrkraft für Kommunikation und Psychologie: Einführung in die systemische Sichtweise von Familienbeziehungen.
4. Aufbau der Lernsituation mittels **Fallbeispiel**
5. Vorstellen eines konkretens Fallbeispiels, z. B. Krankheitsgeschichte/ Pflegesituation des Patienten „Gustav Ambrosius"
6. Handout für die Auszubildenden zur systemischen Sichtweise von Familienbeziehungen
7. Einteilung in Arbeitsgruppen/Kleingruppen (siehe Kap. 7.5 „Bildung von Kleingruppen im Unterricht")
8. Aufgabenstellung zum Fallbeispiel „Herr Gustav Ambrosius" mit spezifischen Arbeitsaufträgen (Fragestellungen etc.) und Präsentationsmaterialien
9. Darstellen der Familienbeziehungen des Fallbeispiels aus systemischer Sicht (durch Grafik, „Klötzchenskulptur" o.a.)

Erläuterung zu Punkt 3

Impulsreferat

Impulsreferat der Lehrkraft für Kommunikation und Psychologie (1 Unterrichtsstunde)
Thema: Einführung in die systemische Sichtweise von **Familienbeziehungen**

Hilfsmittel:
- Overheadprojektor mit Folie, Moderationswand oder Tafelbeschriftung,
- Handout für die Auszubildenden (s.u.)
- Symbole zur Darstellung der Familienbeziehung und farbige Holzbausteine

Gliederung des Impulsreferates:
- Begriffsbestimmung „systemische Sichtweise von Familienbeziehungen"
- Methoden der Visualisierung von Familiensystemen
- Exemplarische Darstellung einer Aufstellung

Erläuterung zu Punkt 6

Handout für die Auszubildenden
Thema: Systemische Sichtweise von Familienbeziehungen

Handout

a) **Begriffsbestimmung** „systemische Sichtweise von Familienbeziehungen"
- Die systemische Sichtweise von Familienbeziehungen stellt eine spezielle Möglichkeit der systemischen strukturellen Familienberatung dar.
- Betrachtung einer Familie aus der sog. „Vogelperspektive".
- „Systemisch" bedeutet hierbei, dass nicht ein einzelnes Individuum im Mittelpunkt der Betrachtung steht, sondern dass die Beziehungen der Mitglieder eines Systems innerhalb des Familienverbandes (eines vorgegebenen Lebenszusammenhanges) unter die Lupe genommen werden.
- Das Verhalten dieser Mitglieder ist wechselseitig voneinander abhängig – sie beeinflussen sich durch soziale Interaktion und Kommunikation gegenseitig.
- Jeder Beitrag zur familiären Interaktion ist zugleich auch Reaktion auf vorangegangene Ereignisse und Auslöser für nachfolgende Antworten oder Reaktionen.
- Im Zusammenhang mit sozial-emotionalen Problemen ist die Familie das wichtigste Bezugssystem, in dem ein Mensch lebt.
- Es gibt noch andere Systeme wie z. B. Arbeitsgruppen, Betriebe, Freundeskreise etc. Diese können ebenfalls sowohl nach systemischen als auch nach strukturellen Gesichtspunkten aufgezeigt und beraten werden.
- Die systemische Sichtweise hilft dem professionellen Betreuer, die Beziehungsmuster innerhalb einer Familie besser zu verstehen und dadurch einfühlsamer mit den einzelnen Mitgliedern umzugehen.
- Dabei soll es nicht um Interpretationen und Wertungen des Familiensystems gehen, sondern um die Darstellung, wie die Beziehungsmuster wahrgenommen wurden.

Begriffsbestimmung

b) **Methoden der Visualisierung** von Familiensystemen
Zeichnungen, schematische Skizzen, Grafik mit Symbolen
Gegenständliche oder symbolische Zeichnungen zum Thema, z. B. die Zeichnung der Familie, der eigenen oder einer anderen Person, können

Visualisierungsmethoden

dazu dienen, über Einstellungen Klarheit zu gewinnen und ambivalente Bestrebungen zu trennen und grafisch darzustellen. Dadurch wird eine distanziertere und objektivere Sichtweise der Situation und Beziehungsmuster möglich. Diese Meta-Ebene wird auch als „Vogelperspektive" bezeichnet.

Kompliziertere Sachverhalte können durch schematische Zeichnungen (Symbole) veranschaulicht werden, so dass einzelne Punkte getrennt werden können, ohne den Überblick über das Gesamte zu verlieren.

Räumliche Darstellung der Familienbeziehungen: „Klötzchenskulptur"

Ein sehr einfaches und dabei doch sehr wirkungsvolles Mittel, um die Beziehungen der Familienmitglieder untereinander zu veranschaulichen, ist die „Klötzchenskulptur".

Skulptur bedeutet in diesem Fall, dass eine Familie oder ein anderes Bezugssystem als eine Art Standbild so im Raum aufgestellt wird, wie der Betreffende die Beziehungen der Familienmitglieder untereinander wahrgenommen und erlebt hat.[3]

Erläuterung zu Punkt 5

Fallbeispiel

Fallbeispiel „Herr Gustav Ambrosius"

Bereits seit mehreren Wochen klagt Herr Gustav Ambrosius, 68 Jahre alt, über Verdauungsbeschwerden bzw. Schmerzen in der Bauchgegend. Trotz Zuredens seiner Ehefrau Hildegard, die er sehr schätzt und liebt, kann er sich nicht dazu entschließen, einen Arzt zu konsultieren. Er meint, dass Kamillentee und eine Wärmflasche sicherlich Abhilfe schaffen werden. Da er bis vor kurzem ein kleines Lebensmittelgeschäft führte und sich nie in seine Angelegenheiten hineinreden ließ, wollte er auch dieses Mal keinen Rat annehmen, zumal er bisher kleinere Beschwerden immer mit Hausmitteln auskurieren konnte.

Auch liebt er die Natur, was in seinem Hobby, dem Wandern, zum Ausdruck kommt. Früher, als sie noch klein waren, begleiteten die beiden Enkeltöchter Herrn Ambrosius auf seinen Wanderungen. Das Vergnügen, hin und wieder ein Pfeifchen zu rauchen, lässt sich Herr Ambrosius nach wie vor nicht nehmen. Finanziell geht es der Familie Ambrosius sehr gut. Der älteste Sohn der Eheleute Ambrosius, Elmar, der das Geschäft übernommen hat, lebt schon seit einigen Jahren mit seiner Frau und den beiden Töchtern, 15 und 17 Jahre alt, im elterlichen Haus. Das Verhältnis des Sohnes zu seinen Eltern kann als gut bezeichnet werden, allerdings gibt es Spannungen zwischen der Schwiegertochter und der Schwiegermutter.

Da sich die Symptomatik des Patienten nicht bessert, gelingt es dem Sohn nach mehreren einfühlsamen Gesprächen, seinen Vater zu einem Arztbesuch zu überreden. Untersuchungen ergaben innerhalb weniger Tage die Diagnose „Karzinom im Dickdarmbereich". Für Herrn Ambrosius bricht eine Welt zusammen, da er sich bis zu diesem Zeitpunkt bester Gesundheit erfreute. Zudem musste er sich noch nie zur Behandlung in einem Krankenhaus aufhalten. Bereits die Vorstellung, hilflos und un-

---

[3] vgl. Deutsches Jugendinstitut, 1987, S. 181

selbstständig Ärzten und Pflegepersonal ausgeliefert zu sein, erfüllt ihn mit großer Angst. Nachdem ihm nun der Operationstermin mitgeteilt wurde, hat er sich total zurück gezogen. Er weiß inzwischen, dass er einen künstlichen Darmausgang erhalten wird. Damit kommt er überhaupt nicht zurecht. Herr Ambrosius spricht mit niemandem über seine Ängste. Auch sein Sohn kann dieses Mal keinen Einfluss auf ihn ausüben. Da Herr Ambrosius immer alle Dinge, die ihn betrafen, selbst geregelt hat, kann er sich nicht vorstellen, dass künftig fremde Menschen – seine Frau eingeschlossen – an seiner Körperpflege beteiligt sind.

Als Herr Ambrosius in die Klinik eingewiesen wird, muss er sein Zimmer mit zwei weiteren Patienten teilen. Ein Bettnachbar mit der gleichen Diagnose wird nach drei Tagen mit einem Ileostoma entlassen und verabschiedet sich mit den Worten „Wir sehen uns spätestens in der Selbsthilfegruppe wieder."

Am Tag vor seiner Entlassung aus der Klinik erhält Herr Ambrosius Besuch von einer Stomatherapeutin, die ihm erklärt, wie ein Kolostoma versorgt wird, was er bzgl. der Ernährung zu beachten hat und dass er einer Selbsthilfegruppe beitreten kann.

Als Herr Ambrosius nach erfolgreich ausgeführter Operation aus dem Krankenhaus nach Hause entlassen wird, ist er niedergeschlagen und depressiv und meint, dass sein Leben nun vorbei ist. Seine Frau, die besonders einfühlsam und liebevoll mit ihm umgeht, ist erschrocken, weil Herr Ambrosius Fürsorge und Zärtlichkeiten seiner Frau entschieden ablehnt. Er ist überzeugt, dass man merkt und riecht, dass er einen künstlichen Darmausgang hat, und meidet jede Form von Öffentlichkeit.

Erläuterung zu Punkt 8

Aufgabenstellung

Aufgabenstellung

Für die Aufgabenstellung bereitgestellte **Hilfsmittel**:

Hilfsmittel

- Flipchart
- Kärtchen und dicke Filzstifte
- Moderationswand
- farbiges Papier und Schere
- farbige Holzbausteine
- Fachliteratur wie z. B. medizinisches Wörterbuch, psychologische Fachliteratur
- Internetzugang.

Folgende **Fragestellungen** sollen von den Auszubildenden in Kleingruppen bearbeitet werden, um sie anschließend (unter Verwendung der entsprechenden Materialien) im Plenum zu präsentieren:

Fragestellung

1 Lesen Sie das Fallbeispiel „Herr Gustav Ambrosius". Definieren Sie mit Hilfe des medizinischen Wörterbuchs unklare medizinische Begriffe und visualisieren Sie die Ergebnisse in geeigneter Form.

2 Welche eigenen pflegerischen Erfahrungen und Erlebnisse konnten Sie bereits zu diesem Thema sammeln?

3a Nennen und charakterisieren Sie die beteiligten Personen im Fallbeispiel.

3b Stellen Sie die Beziehungsmuster der Familienmitglieder (aus systemischer Sicht) dar.
Erstellen Sie dazu eine Grafik, bei der Sie Symbole verwenden, die Sie aus dem farbigen Papier ausschneiden können oder bauen Sie die Familienbeziehungen als „Klötzchenskulptur" mit Holzbausteinen auf.

4a Benennen Sie die Ängste des Patienten.
Wie sind Ihrer Meinung nach die Ängste des Betroffenen begründet?

4b Welche Möglichkeiten sehen Sie, den Ängsten des Patienten entgegenzuwirken?

5 Sammeln Sie Hilfsangebote für die Angehörigen mit Hilfe der Fachliteratur.

> **Empfehlung:** Die Entscheidung, von wem und in welcher Form das Fallbeispiel gelesen wird bzw. Arbeitsaufträge in der Kleingruppe übernommen werden, sollte in einem gruppendynamischen Prozess getroffen werden! Somit wird soziale Kompetenz handlungsorientiert geübt. (Fähigkeit zur Teamarbeit fördern!)

Beantwortung

Beispielhafte Beantwortung einer Frage des Arbeitsauftrags

zu 3a) Charakterisierung der Personen aus dem Fallbeispiel

Herr Gustav Ambrosius
 – selbstbestimmt
 – auf sich fixiert
 – naturverbunden ...
• Frau Hildegard Ambrosius
 – fürsorglich
 – helfend
 – besorgt ...
• Sohn Elmar Ambrosius
 – gesprächsbereit
 – fürsorglich
 – beratend ...
• Schwiegertochter
 – ...
• Enkeltöchter
 – zurzeit in der Pubertät ...

Grafische Darstellung der Familienbeziehungen der Familie Ambrosius

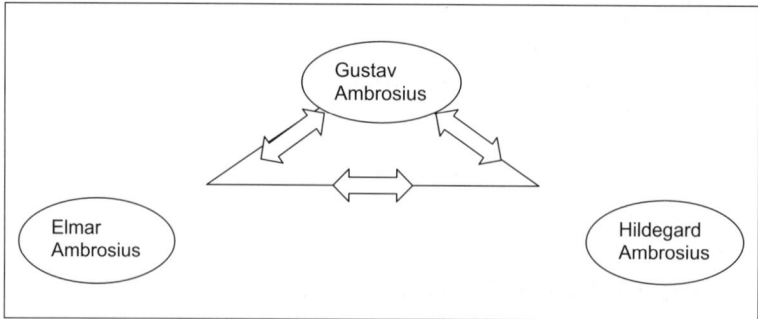

Abb. 25: Dreiecksbeziehung der Ursprungsfamilie im Mehrgenerationen-Haushalt der Familie Ambrosius (Füg/Eidam)

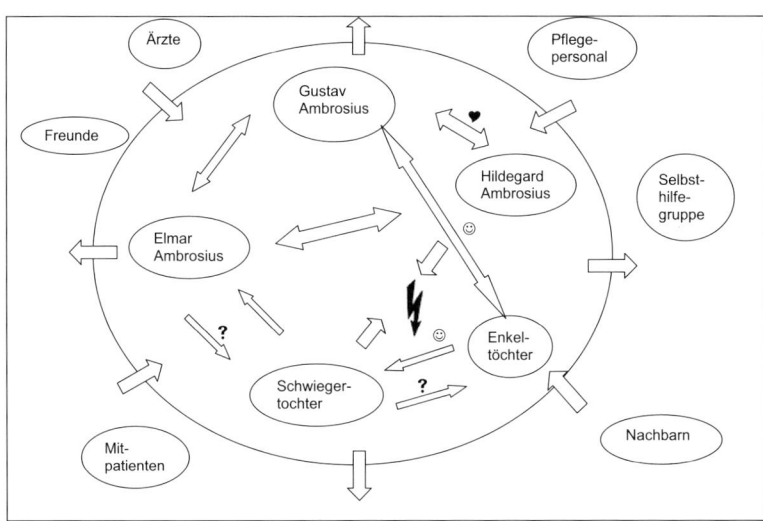

Abb. 26: Beziehungsdarstellung der Drei-Generationen-Familie Ambrosius (Füg/Eidam)

Um die Übersichtlichkeit der grafischen Darstellung zu gewährleisten, wurde in dieser Darstellung bewusst auf die Vollständigkeit der Beziehungsstrukturen verzichtet.

7.1.2.8 Unterrichtsgestaltung – 1. Unterrichtswoche (Lernfelder)

Montag: Anatomie
Zeit: 7. und 8. Unterrichtsstunde

Thematische Inhalte:
- Verdauungstrakt (Teil 1)
- ...

Methodisch-didaktische Hinweise:
- Bezugnahme zum Fallbeispiel
- Video
- Schautafeln
- Lehrbuch
- Arbeitsblätter/Folien
- Quiz
- anatomische Modelle
- Lückentext ...

Dienstag: Krankheitslehre
Zeit: 1. bis 4. Unterrichtsstunde
Thematische Inhalte:

- Ileus
- Ileostomie
- Transversostomie
- Sigmoidostomie

Methodisch-didaktische Hinweise:
- Bezugnahme zum Fallbeispiel

- Lehrervortrag
- Lehrbuch
- Folien
- Arbeitsblätter etc.

Dienstag: Krankenpflege
Zeit: 5. und 6. Unterrichtsstunde
Thematische Inhalte:

Teil 1:
- Pflegerische Maßnahmen (Besonderheiten der verschiedenen Stoma-arten)
- Unterschiede in der Versorgung mobiler und bettlägeriger Personen
- Vorstellen unterschiedlicher Pflegeprodukte ...

Methodisch-didaktische Hinweise:
- Auszubildende erarbeiten Inhalte anhand der Fachliteratur und mit Materialien zur Stomaversorgung
- Verwendung von Folien, Lehrbuch, Broschüren ...
- Präsentation der Pflegeprodukte
- Demonstration einer Stomaversorgung durch die Lehrkraft an der Demonstrationspuppe[4]
- Ausfüllen eines Arbeitsblattes
- Zeigen von Videos, Fotos ...

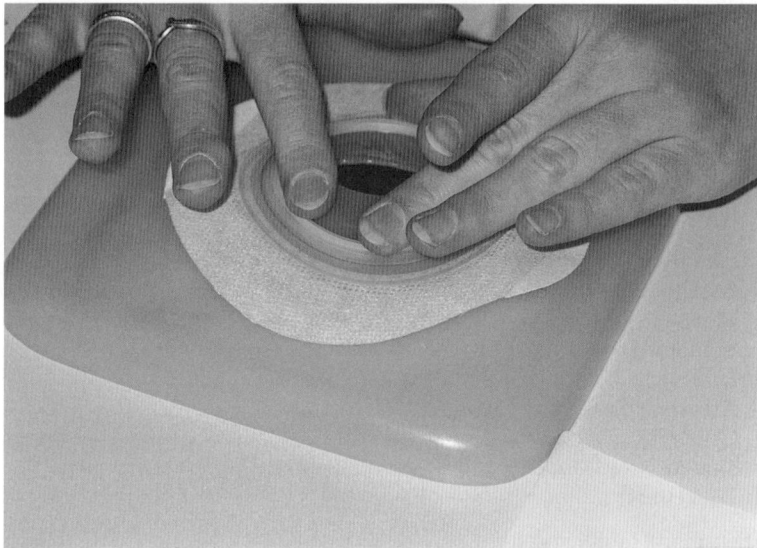

Abb. 7: Anpassen einer Stomaplatte

---

[4] Abgebildete Modelle sind beispielsweise zu beziehen bei Dansac GmbH, Kalscheurener Strasse 2a, D-50354 Hürth; www.dansac.de

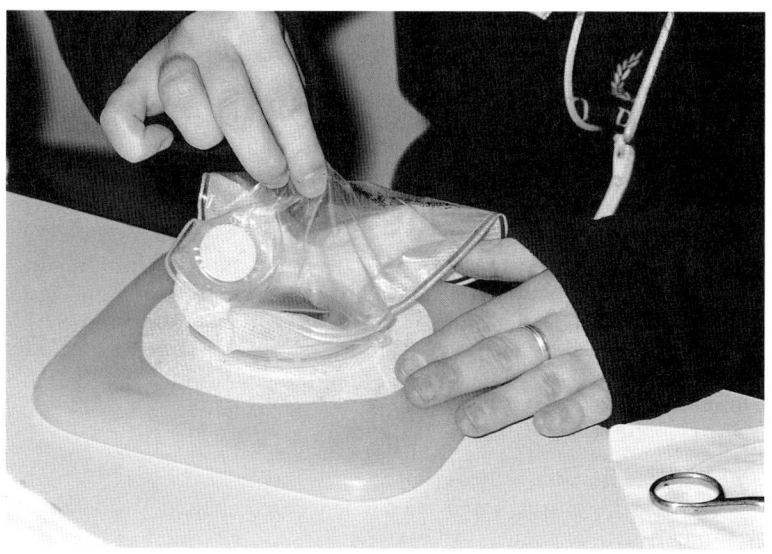

Abb. 8: Anbringen eines Stomabeutels

Mittwoch: Anatomie
Zeit: 1. und 2. Unterrichtsstunde

Thematische Inhalte:
- Wiederholung Verdauungstrakt (Teil 1)
- Verdauungstrakt (Teil 2)

Methodisch-didaktische Hinweise:
- Quiz (als Übung zur Wiederholung),...

Mittwoch: Krankenpflege
Zeit: 3. und 4. Unterrichtsstunde

Thematische Inhalte:

Teil 2:
- Wiederholung: Teil 1
  Pflegerische Maßnahmen (Besonderheiten der verschiedenen Stoma-arten),
  Unterschiede in der Versorgung mobiler und bettlägeriger Personen,
  Vorstellen unterschiedlicher Pflegeprodukte
- Auszubildende zeigen die unterschiedlichen Stomaarten, Produkte und Möglichkeiten der Versorgung

Methodisch-didaktische Hinweise:
- Auszubildende präsentieren Ergebnisse
- Folien, Lehrbuch, Broschüren
- Präsentation der Pflegeprodukte
- Demonstration einer Stomaversorgung durch die Lehrkraft
- Arbeitsblatt
- Fotos, Video ...

Mittwoch: Krankenpflege
Zeit: 5. und 6. Unterrichtsstunde

Thematische Inhalte:
Die Lehrkraft für Pflege stellt den Kontakt zu einer Stomatherapeutin her (Krankenhaus oder Sanitätshaus, evtl. auch Pharmareferentin).

> **Empfehlung:** Der Vorteil dieser Form der Unterrichtsgestaltung besteht darin, dass diese Personen einen direkten Praxisbezug herstellen können und über vielfältige Erfahrungen sowie aktuelles Wissen verfügen.
>
> Außerdem – und dieser Aspekt ist gerade im Hinblick auf die momentane Situation in der Schullandschaft von Bedeutung, stellen diese Personen ihr Wissen als Serviceleistung kostenlos zur Verfügung.

Donnerstag: Ernährungslehre
Zeit: 1. und 2. Unterrichtsstunde

Thematische Inhalte:
* Nahrungsmittel mit unterschiedlichen Eigenschaften (blähend, abführend etc.) benennen
* besondere Ernährungshinweise für Kinder und alte Menschen hervorheben
* Bedeutung eines Ernährungsprotokolls erklären ...

Methodisch-didaktische Hinweise:
* ästhetische Präsentation der Nahrungsmittel
* visuelles Anschauungsmaterial zur Verfügung stellen
* gustatorisches Erleben von Nahrungsmitteln
* olfaktorische Reize durch verschiedene Produkte setzen
* Lehrervortrag
* im Rahmen eines Fallbeispiels das Führen eines Ernährungsprotokolls erklären (Formblatt verwenden)

Donnerstag: Pflege und Kommunikation
Zeit:
3. und 4. Unterrichtsstunde durch Lehrkraft für Pflege
5. bis 8. Unterrichtsstunde Lehrertandem (Lehrkraft für Pflege und Lehrkraft für Kommunikation)

Übersicht 21: Formblatt Ernährungsprotokoll

Name der betreuten Person:

Datum:

Mahlzeit	Nahrungsmittel	Stuhlbeschaffenheit	Besonderheiten
1. Frühstück			
2. Frühstück			
Mittagessen			
Zwischenmahlzeit			
Abendessen			
Spätmahlzeit			

Empfehlung: Spezielle Hinweise zum organisatorischen Ablauf:
Die 1. bis 4. Unterrichtsstunde wird für die praktische Übung am Pflegebett genutzt, wobei jeder Auszubildende die pflegerische Versorgung an der Demonstrationspuppe mindestens einmal selbst durchführen und parallel dazu auf die Kommunikation und Wertschätzung der zu pflegenden Person achten soll. Es empfiehlt sich, dass mit Beginn der 5. Unterrichtsstunde beide Lehrer – die Lehrkraft für Pflege und die Lehrkraft für Kommunikation – den Unterricht gemeinsam (im Lehrertandem) gestalten.
Diese „Doppelbesetzung" muss bereits zu Beginn des Schuljahres im Rahmen der jeweiligen Budgetierung geplant werden, um eine Explosion der Personalkosten auszuschließen.
In Klassen mit mehr als 15 Auszubildenden sind zwei Übungsbetten sinnvoll, um „Leerlauf" bei den wartenden Schülern zu vermeiden. Auf diese Weise kann die Lehrkraft für Pflege an einem Bett fachliche Inhalte vertiefen, die Lehrkraft für Kommunikation konzentriert sich am anderen Übungsbett auf die Gesprächsführung des Schülers. Hier besteht die Möglichkeit, statt der Übungspuppe einen Mitschüler versorgen zu lassen, um die wechselseitige Kommunikation herzustellen.

Koordination

Absprache zwischen den beiden Lehrkräften:
- Zeitplan, wann die jeweilige Lehrkraft einen inhaltlichen Input gibt.
- Schriftliche Fixierung gemeinsamer Zielformulierungen.
- Entwurf einer klaren Struktur, die trotz Vernetzung eine Zuordnung zu den Bezugswissenschaften ermöglicht.
- Vorherige Angleichung von den Lehrkräften erstellter Arbeitsblätter etc.

Thematische Inhalte:
- Versorgung einer Person (bettlägerig/mobil),
- Fremd- und Selbsthygiene,
- Berücksichtigung und Verwendung unterschiedlicher Pflegeprodukte,
- Anwendung der Grundlagen aus der Gesprächspsychotherapie nach Carl Rogers (Empathie, Kongruenz, Achten – Wärme – Sorgen),
- aktives Zuhören (Gestaltung eines Mind maps),
- Gesprächstechnik : Methode des Spiegelns,...

Methodisch-didaktische Hinweise:
- Praktische Übung am Pflegebett
- Erarbeiten der Situation eines Fallbeispiels
- Rollenspiel
- Analyse eines Gesprächsprotokolls
- Übung zur Methode des Spiegelns (aktives Zuhören)
- Lückentext ...

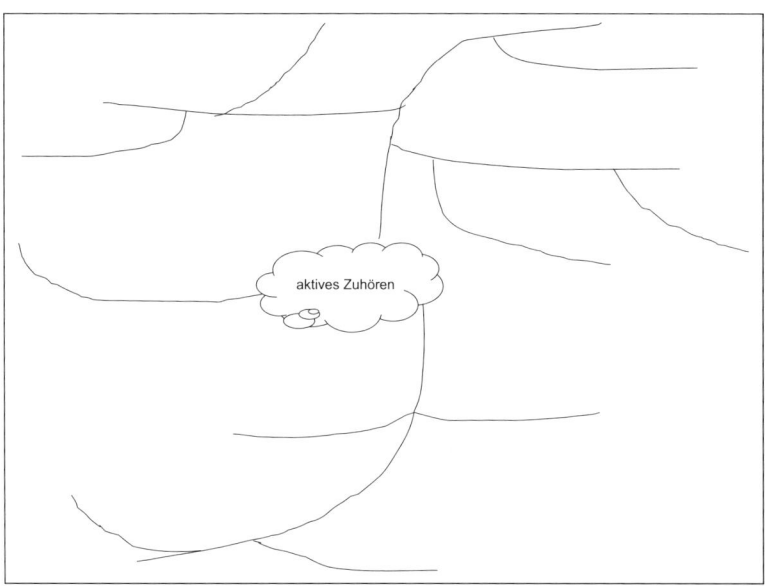

Durchführung

Abb. 29: Gestaltung eines Mind maps

Übung
Methode des Spiegelns „atives Zuhören"
Für diese Übung werden Gruppen zu 3 Personen gebildet.

Durchführung

Auftrag
Praktische Übung (ca. 20 Minuten)

- Person 1 erläutert ein Problem auf der emotionalen Ebene, das ein Stomaträger haben kann, z. B. „Bewohner/Patient geniert sich, an gesellschaftlichen Aktivitäten teilzunehmen".
- Person 2 sieht ein ganz anderes emotionales Problem, das ein Stomaträger haben kann, z. B. „Ekel bei der selbstständigen Versorgung". Bevor sie jedoch ihre eigene Meinung äußert, wiederholt sie den Beitrag der ersten Person mit eigenen Worten.
- Anschließend äußert sich wieder die erste Person. Auch sie muss zunächst die Aussagen des Gesprächspartners inhaltsgemäß wiedergeben, bevor sie ihre eigenen Argumente äußert.
- Auf diese Weise wird der Dialog etwa zwei bis drei Minuten geführt.
- Person 3 hat die Aufgabe, das Gesprächsgeschehen zu beobachten, und greift ein, wenn die beiden Gesprächspartner etwas vergessen oder verzerrt darstellen.

Diese Übung wird insgesamt dreimal wiederholt, so dass jede Person der Kleingruppe jede Rolle einmal übernimmt.[5] Die Lehrkraft betreut die Kleingruppen während der Übung und klärt eventuelle Fragen.

Auswertung der Übung mit folgenden Thesen im Plenum
- Exaktes Zuhören fällt besonders schwer, wenn man eine andere Meinung hat als der Gesprächspartner.

Auswertung

---

[5] vgl. Weber, 1991, S. 63

- Wenn die eigene Aussage wiederholt wird, kann man überprüfen, ob sie verstanden wurde. Dies erzeugt ein angenehmes Gefühl der Sicherheit und kann zum Nachdenken und erneuten Sprechen anregen.
- Es fällt schwer, alle Aussagen der anderen Person zu wiederholen und nichts unter den Tisch fallen zu lassen, (besonders Dinge, die unangenehm sind).
- Wenn man die Meinung/Aussagen der anderen Person wiederholt, so fällt die Antwort bedachter aus.
- Obwohl man das Gehörte genau wiederholen möchte, können sich verfälschende Interpretationen einschleichen.
- Findet man den Gesprächspartner sympathisch oder das Thema angenehm, fällt das Zuhören leichter als bei bestehender Antipathie.

Protokoll

Gesprächsprotokoll

Analyse des folgenden Gesprächsprotokolls anhand der **drei Grundhaltungen** nach Carl Rogers: Empathie, Kongruenz, Achten – Wärme – Sorgen.

Das Gesprächsprotokoll wird in verteilten Rollen von den Auszubildenden gelesen.

Situationsanalyse

Situation

Der 68-jährige Gustav Ambrosius hat erfahren, dass bei der Darmoperation, die in einigen Tagen ansteht, ein künstlicher Darmausgang angelegt werden muss. Darüber ist er sehr bestürzt und wendet sich in seiner Hilflosigkeit an Pflegeperson Barbara.

Gesprächsverlauf

- Herr Ambrosius: „Gerade war der Arzt da und hat mir eröffnet, dass ich am Darm operiert werden muss. Aber nicht nur das – der Herr Doktor hat gesagt, dass ich einen künstlichen Darmausgang bekommen werde. Danach ist er gleich zu seinen nächsten Patienten gegangen. Dabei wollte ich ihn doch noch so viel fragen. Es ist entsetzlich…, ich weiß überhaupt nicht, wie ich mit dieser Situation fertig werden soll. Könnten Sie mir bitte noch einige Einzelheiten erklären?"
- Pflegeperson: „Ach, das ist alles gar nicht so tragisch. Solche Operationen werden ein paar tausend Mal im Jahr ausgeführt – man könnte fast sagen, es ist ein Routineeingriff. Und wie mit dem Beutel umgegangen wird, lässt sich leicht lernen."
- Herr Ambrosius: „Ja, kann ja sein, aber ich verstehe es trotzdem nicht so recht, und Angst habe ich außerdem auch davor."
- Pflegeperson: „Naja, es gibt da unterschiedliche Systeme. Der Beutel muss immer wieder gewechselt werden. Der Beutel ist ziemlich sicher, es läuft nur ganz selten etwas aus. Aber wie bereits erwähnt, das ist alles überhaupt kein Problem."
- Herr Ambrosius: „Na, Sie reden einfach so daher, dass ich nun gar nichts mehr verstehen kann. Wie geht das vor sich mit dem Beutelwechsel?"
- Pflegeperson: „Ich weiß gar nicht, was Sie von mir wollen. Der Beutel wird einfach auf den Darm gemacht. Aber das werden Sie doch alles sehen, wenn es soweit ist."
- Herr Ambrosius: „Aber ist das denn nicht unhygienisch? Und riechen tut es bestimmt auch. Kann ich mich damit überhaupt noch unter

Leute trauen? Oje, oje – wie soll ich alter Mann damit zurechtkommen?"
- Pflegeperson: „Zu gegebener Zeit wird sich alles finden. Machen Sie sich doch nicht jetzt schon so viel Sorgen darüber."
- Herr Ambrosius: „Meinen Sie, es wird mit der Operation alles klappen? Und danach muss ich ja auch damit zurechtkommen."
- Pflegeperson: „Jetzt hören Sie mir mal zu, Herr Ambrosius, ich habe Ihnen doch bereits mehrmals versichert, dass es nicht so schwierig ist. Es klingelt, ich habe jetzt wirklich keine Zeit mehr, schließlich sind noch andere Patienten da, die versorgt werden müssen. Vielleicht habe ich später etwas Zeit, dann komme ich noch einmal zu Ihnen."

Arbeitsauftrag (z. B. in Partnerarbeit)   Arbeitsauftrag
- Wie fühlt sich Herr Ambrosius nach diesem Gespräch?
- Wie verhält sich Pflegerin Barbara?
- Versuchen Sie, diese Situation im Rollenspiel nachzustellen und dabei besser auf Herrn Ambrosius einzugehen.

Plenum
Verschiedene Gruppen stellen ihren verbesserten Gesprächsablauf im Rollenspiel dar. Die anderen Teilnehmer und die Lehrkraft beobachten und machen Verbesserungsvorschläge.

Freitag: Pflege und Kommunikation
Zeit: 1. bis 6. Unterrichtsstunde

Diese Unterrichtsstunden werden wieder im Lehrertandem unterrichtet. Nachdem an den vier vorangegangenen Tagen die wesentlichen Inhalte zum vorgegebenen Thema vermittelt und angeeignet wurden, soll am letzten Tag der Schwerpunkt erneut auf der Vernetzung der unterschiedlichen Lehrinhalte liegen. Ein wesentlicher Bestandteil, den es noch zu unterrichten gilt, ist die Anleitung von Angehörigen.

Thematische Inhalte:
- Strukturierung eines Beratungsgespräches mittels Expertenwissen
- Lernzielkontrolle in Form eines praktisch-mündlichen Leistungsnachweises.

Methodisch-didaktische Hinweise:
- Arbeitsblatt „Beratungsgespräch"
- praktisch-mündlicher Leistungsnachweis am Pflegebett im praktischen Übungsraum (kurze Fallbeispiele, evtl. Lückentexte)
- Erweiterung des Fallbeispiels „Herr Ambrosius"

Erweiterung des Fallbeispiels   Erweitertes Fallbeispiel
Seit der Entlassung des Pflegebedürftigen aus der Klinik sind 4 Wochen vergangen.
Leider stellt sich heraus, dass er selbst nur sehr schwer mit der Versorgung der Stomaanlage zurechtkommt. Es ist ihm alles zu umständlich, zudem ekelt er sich davor.
Hinzu kommt, dass er Verdauungsprobleme hat, die sich in starken Blähungen und Krämpfen äußern. Seine Frau weiß auch nicht recht, wie sie ihm helfen kann, da er teilweise sehr aggressiv reagiert. Ratlos wendet sich Frau Ambrosius an das Sanitätshaus, von dem sie die Pfle-

geprodukte beziehen. Nachdem ersichtlich ist, dass eine einmalige Beratung durch die dortige Stomatherapeutin nicht ausreicht, empfiehlt man der Familie Ambrosius, die ortsansässige Sozialstation zu kontaktieren. Von dort erhält Herr Ambrosius bereits am nächsten Tag Besuch von einer Pflegekraft.

Arbeitsauftrag

Arbeitsauftrag in Kleingruppen:
- Bereiten Sie sich in Kleingruppen auf ein Beratungsgespräch vor und verwenden Sie dafür das beiliegende Arbeitsblatt.
- Präsentieren Sie die Ergebnisse in Form eines Rollenspiels. Setzen Sie Ihre bereits erworbenen Kenntnisse um!

Beratungsgespräch mit Betroffenen/Angehörigen am Beispiel „Stoma"

Übersicht 22: Arbeitsblatt Beratungsgespräch (Füg/Eidam)

Phasen	Ziele der Phasen	Exemplarisches Beratungs- gespräch mit Angehörigen
Orientie- rungsphase	Definition der Beratungssi- tuation, sie umfasst: • Problem des Klienten • Übertragung der Verant- wortung für die Prob- lemlösung auf den Klienten • unterstützende Funktion des Beraters	
Klärungs- phase	• Situation des Klienten klären • subjektive und objektive Darstellung der Prob- lematik	
Verände- rungsphase	• Sammeln neuer Ideen und Lösungen • Vorschläge von Experten • Bewertung der Lösungs- möglichkeiten durch den Klienten	
Abschluss- phase	• Ziel = Ergebnis • konkrete Lösung für die individuelle Problem- stellung des Klienten	

7.1.2.9 Unterrichtsgestaltung – 2. Unterrichtswoche (Lernfelder)

Montag: Pflege/mündlich-praktischer Leistungsnachweis im pflegeprak- tischen Übungsraum
Zeit: 1. bis 8. Unterrichtsstunde

Mündlich-praktischer Leistungsnachweis:
Die Auszubildenden werden im 20-Minuten-Rhythmus im pflegeprakti- schen Übungsraum bewertet. Dazu zieht jeder Schüler eine Aufgaben-

stellung, (die z. B. ein kurzes Fallbeispiel beinhalten kann) mit jeweils einer praktischen und theoretischen Fragestellung.

Den mündlich-praktischen Leistungsnachweis bewerten die Lehrkraft für Pflege und die Lehrkraft für Kommunikation gemeinsam, jedoch fachbezogen nach eigenen Bewertungskriterien. Die Noten werden den jeweiligen Lernfeldern getrennt zugeordnet. Dabei können sowohl sozial-kommunikative als auch fachliche Kompetenzen in handlungsorientierter Form geprüft werden.

Dienstag: Arzneimittelkunde
Zeit: 1. bis 2. Unterrichtsstunde

Thematischer Inhalt:
Theoretischer Input über medikamentöse Behandlungsmöglichkeiten bei bestimmten Stomakomplikationen

Methodisch-didaktische Hinweise:
- Lehrervortrag
- Vorstellen verschiedener Präparate mit Anwendungshinweisen
- Lehrbuch
- Folien
- Arbeitsblätter ...

Dienstag: Pflege bei Stomakomplikationen
Zeit: 3. bis 6. Unterrichtsstunde

Vorgehensweise beim Unterrichtseinstieg: Unterrichtseinstieg

Die Lehrkraft legt eine Folie mit folgenden Begriffen auf:
- mechanische Hautirritation
- Allergie
- Infektion
- Kandidamykose
- Hernie
- Prolaps
- Stenose
- Retraktion

Die Auszubildenden durchlaufen in Kleingruppen und nach dem Rotationsprinzip vier Lernstationen.

Folgende Methoden zur **Einteilung in Kleingruppen** sind zu empfehlen:
- Lose mit vier unterschiedlichen Symbolen ziehen (Häufigkeit eines Symbols entspricht der Teilnehmerzahl einer Kleingruppe).
- Vier verschiedene Postkarten oder Kalenderblätter in Puzzleteile zerschneiden, mischen und frei wählen lassen (Häufigkeit der Teile entspricht der Teilnehmerzahl einer Kleingruppe).
- Gegenstände (jeweils viermal der gleiche, s.o.) in einen Beutel geben und die Auszubildenden je einen entnehmen lassen.
- Vier unterschiedliche Bonbonsorten in der beschriebenen Art wählen lassen.

Möglichkeiten, gefordertes Wissen zu erlangen:

Lernstationen

Lernstation 1:

Zeitvorgabe ca. 30 Minuten

Suchen von Begriffsdefinitionen mit Hilfe von Fachbüchern, z. B. „Altenpflege in Ausbildung und Praxis", Hg.: Köther, Gnamm, Thieme-Verlag, 2000, „Pschyrembel, Klinisches Wörterbuch", Verlag de Gruyter, 2002 etc., via Internet und durch Broschüren entsprechender Produkthersteller für Stomaversorgung – Diese müssen zuvor in ausreichender Anzahl bestellt bzw. beschafft werden).

Lernstation 2:

Zeitvorgabe ca. 30 Minuten

Abbildungen bzw. Fotos, die durch die Lehrkraft bereitgestellt werden, sollen von den Auszubildenden den entsprechenden Komplikationen zugeordnet werden. Hier ist es erforderlich, dass die Lehrkraft als Lernberater zur Seite steht.

Lernstation 3:

Zeitvorgabe ca. 30 Minuten

Hier kann ein Video/Lehrfilm gezeigt werden, der Hintergrundwissen zu Komplikationen vermittelt.

Lernstation 4:

Zeitvorgabe ca. 30 Minuten

Mit einer vorbereiteten Folie, die bereits eine tabellarische Struktur enthält, können die Auszubildenden Ursachen, Symptome und Behandlungsmöglichkeiten erarbeiten und den Komplikationen zuordnen.

Auswertung:

Zeitvorgabe ca. 30 Minuten

Jeweils 2 Kleingruppen präsentieren ihre Ergebnisse und ergänzen diese.

Beispiel für eine Lernzielkontrolle

Lernzielkontrolle

Fragestellung

1. Nennen Sie den Fachbegriff für die Stomaanlage, wenn die Ableitung des Darminhaltes aus dem Dickdarm erfolgt.
2. Wie ist der Fachausdruck für ein doppelläufiges Stoma?
3. Wie nennt man den in den Stomabeutel integrierten Geruchshemmer?
4. Nennen Sie den Fachbegriff für eine Komplikation bei Patienten mit einer Stomaanlage, die folgende Symptome aufweist:

• weißliche Pünktchen im Schleimhautbereich,
• satellitenförmige Aussaat,
• Schmerzen,
• ggf. Juckreiz.

5. Benennen Sie den Fachbegriff einer weiteren Komplikation, bei der alle Schichten des Darms auffallend hervortreten.
6. Wie heißt die Selbsthilfegruppe für Stomapatienten?
7. Was sollte erstellt werden, um eine optimale und individuell auf den Patienten ausgerichtete Ernährung zu gewährleisten?

Bilden Sie aus den Feldern der grau unterlegten Buchstaben das **Lösungswort** zum Thema!

Auf Groß-und Kleinschreibung ist nicht zu achten. Die richtige Reihenfolge ist selbst zu entscheiden.

Aufgabenblatt

1.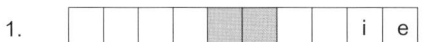

2.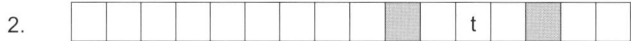

3.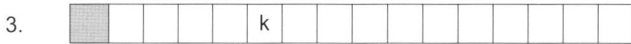

4.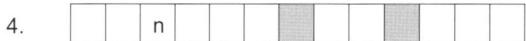

5.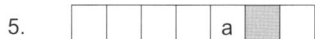

6.

7.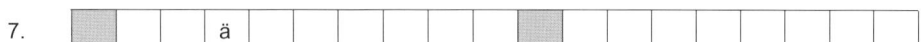

Lösungswort:

Antworten

1. Kolostomie

2. Transversostomie

3. Aktivkohlefilter

4. Kandidamykose

5. Prolaps

6. ILCO

7. Ernährungsprotokoll

Lösungswort:

S	T	O	M	A	K	A	P	P	E

7.2 Praktische Umsetzungsform des Lernfeldkonzepts im Bereich der Gesundheits- und Krankenpflege/Gesundheits- und Kinderkrankenpflege

Susanne Geppert/Cornelia Geppert

7.2.1 Ermitteln der exemplarischen Lernsituation durch Kompetenzaufschlüsselung

7.2.1.1 Auswählen eines Themenbereichs und Aufstellen einer exemplarischen Lernsituation

Das Aufstellen der exemplarischen Lernsituation, die stellvertretend für den Themenbereich steht, bedarf einer intensiven Vorarbeit von Seiten des Lehrteams.

> **Merke:** Die thematische Lerneinheit muss den Erwerb beruflicher Handlungskompetenz ermöglichen. Das bedeutet, dass sich das Lehrteam vor Aufstellen der komplexen Aufgaben- und Problemstellung eingehende Gedanken darüber machen muss, welche materiellen und formalen Kompetenzbereiche die Auszubildenden bei diesem Themenbereich erwerben sollen.

Hierzu wird auf Kap. 3 „Handlungsfähigkeit/Handlungskompetenz/berufliche Kompetenz" verwiesen, das ausführlich auf die Fach-, Sozial-, Human-, ethische, Methoden-, Sprach- und Lernkompetenz eingeht.

Die ermittelten Kompetenzen stellen die Basis für Überlegungen zu einer exemplarischen Lernsituation dar. Die thematische Lerneinheit wird demnach erst aufgestellt, wenn von Seiten des Lehrteams klar ist, welche Schlüsselqualifikationen sich die Auszubildenden aneignen sollen. Jede Schlüsselqualifikation trägt dazu bei, die Auszubildenden in der komplexen und wandelbaren Arbeitswelt handlungsfähiger zu machen. Das Ziel, pflegerische Situationen und Aufgaben- bzw. Problemstellungen eigenständig, eigenverantwortlich, zielgerichtet, fachlich und berufsethisch durchdacht und geplant zu bewältigen, rückt mit dem Erwerb eines Repertoires an elementaren Fähigkeiten und Fertigkeiten immer näher.

Am Ende einer Lerneinheit muss ersichtlich sein, welche Schlüsselqualifikationen die Auszubildenden erworben haben.

Merke: Jedes Lehrteam kann sich einen eigenen individuellen und kreativen Weg erarbeiten, wie es vom Lernfeld zur thematischen Lerneinheit gelangt. Dabei muss beachtet werden, dass ein Aufschlüsseln der materiellen und formalen Kompetenzen ermöglicht wird, so dass auf Basis der Schüsselqualifikationen die exemplarische Lernsituation aufgestellt werden kann. Die ermittelten Kompetenzen sind der Dreh- und Angelpunkt, an dem die gesamte Unterrichtseinheit aufgezogen wird.

Unser Weg vom Lernfeld über das Ermitteln der Kompetenzbereiche bis hin zum Aufstellen der exemplarischen Lernsituation ist an die Strukturierungshilfe von Muster-Wäbs/Schneider[6] angelehnt.

Nachfolgend ist der Themenbereich „Pflegemaßnahmen auswählen, durchführen und auswerten" aus der Gesundheits- und Krankenpflege/Gesundheits- und Kinderkrankenpflege und hierzu die exemplarische Lernsituation „Dem Patienten die Zähne putzen" dargestellt, die zum Kapitel „Körperpflege" gehört.

Die Zielformulierung hinter dem Themenbereich „Pflegemaßnahmen auswählen, durchführen und auswerten" lautet gemäß der Ausbildungs- und Prüfungsordnung der Krankenpflege wie folgt:

„Die Schülerinnen und Schüler sind zu befähigen
- pflegerische Interventionen in ihrer Zielsetzung, Art und Dauer am Pflegebedarf auszurichten,
- die unmittelbare vitale Gefährdung, den akuten oder chronischen Zustand bei einzelnen oder mehreren Erkrankungen, bei Behinderung, Schädigung sowie physischen und psychischen Einschränkungen und in der Endphase des Lebens bei pflegerischen Interventionen entsprechend zu berücksichtigen,
- die Pflegemaßnahmen im Rahmen der pflegerischen Beziehung mit einer entsprechenden Interaktion und Kommunikation alters- und entwicklungsgerecht durchzuführen,
- bei der Planung, Auswahl und Durchführung der pflegerischen Maßnahmen den jeweiligen Hintergrund des stationären, teilstationären, ambulanten oder weiteren Versorgungsbereichs mit einzubeziehen,
- den Erfolg pflegerischer Interventionen zu evaluieren und zielgerichtetes Handeln kontinuierlich an den sich verändernden Pflegebedarf anzupassen."

Im Anschluss wird der Versuch unternommen, den gewählten Themenbereich in Handlungen und Teilhandlungen bis hin zu einzelnen elementaren Fähigkeiten und Fertigkeiten aufzuschlüsseln, um dadurch die Basis und Grundlage zum Aufstellen der Lernsituation zu erhalten.

---

[6] Muster-Wäbs/Schneider, 1999, S. 12–41

7.2.1.2 Ermitteln von Handlungskompetenzen innerhalb des Themenbereichs

Gewählt wurde der Themenbereich „Pflegemaßnahmen planen, durchführen und evaluieren" aus der Gesundheits- und Krankenpflege/Gesundheits- und Kinderkrankenpflege. Dabei haben wir uns auf den Teilbereich „Körperpflege" konzentriert und das Handlungsfeld „Mund- und Zahnpflege planen, durchführen und evaluieren" bestimmt.

Um zu den materiellen Kompetenzbereichen (Fach-, Sozial-, Human-, ethische Kompetenz) und den formalen Kompetenzbereichen (Methoden-, Sprach-, Lernkompetenz) zu gelangen, die sich hinter dem Handlungsfeld „Mund- und Zahnpflege planen, durchführen und evaluieren" verbergen, müssen sämtliche Teilhandlungen aufgedeckt und bestimmt werden. So konnten im ersten Schritt der Analyse fünf Teilhandlungen ausfindig gemacht werden.

Übersicht 23:
Teilhandlungen

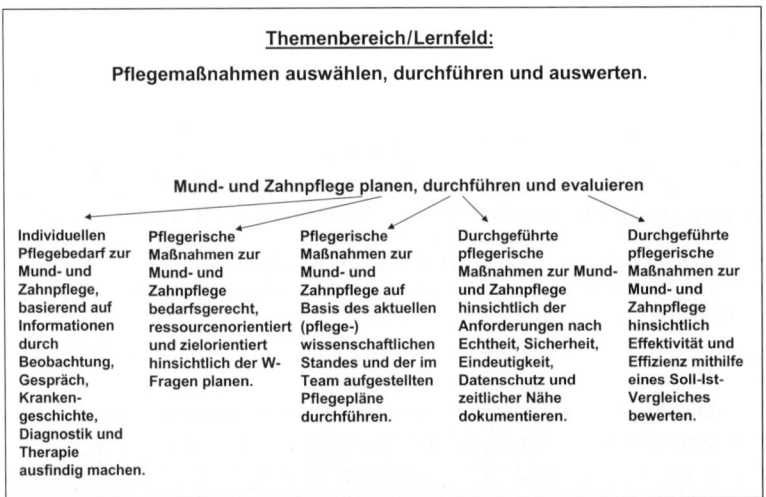

Um ausfindig machen zu können, welche kleineren Handlungen sich wiederum in den fünf Teilhandlungen befinden, schlagen Muster-Wäbs/ Schneider vor, sich jede Teilhandlung einzeln vorzunehmen und Teil-Teilhandlungen zu bestimmen, die den vier Handlungsarten (kognitives, sozial-kommunikatives, emotionales und gegenständlich-materielles Handeln) zugeordnet werden.

Das Zuordnen der Teil-Teilhandlungen zu den vier Handlungsarten hilft zu eruieren, welche Kompetenzbereiche angesprochen werden, so dass am Ende das Zuordnen der einzelnen Fähigkeiten und Fertigkeiten (Teil-Teil-Teilhandlungen) zu den materiellen und formalen Kompetenzbereichen leicht fällt.

Im Folgenden werden die fünf Teilhandlungen zuerst in Teil-Teilhandlungen und danach in Teil-Teil-Teihandlungen (Schlüsselqualifikationen) aufgeschlüsselt dargestellt.

**5 Teilhandlungen
des
Handlungsfeldes „Mund- und Zahnpflege planen, durchführen und evaluieren"**

Mund- und Zahnpflege planen, durchführen und evaluieren

| Individuellen Pflegebedarf zur Mund- und Zahnpflege, basierend auf Informationen durch Beobachtung, Gespräch, Kranken-geschichte, Diagnostik und Therapie ausfindig machen. | Pflegerische Maßnahmen zur Mund- und Zahnpflege bedarfsgerecht, ressourcenorientiert und zielorientiert hinsichtlich der W-Fragen planen. | Pflegerische Maßnahmen zur Mund- und Zahnpflege auf Basis des aktuellen (pflege-) wissenschaftlichen Standes und der im Team aufgestellten Pflegepläne durchführen. | Durchgeführte pflegerische Maßnahmen zur Mund- und Zahnpflege hinsichtlich der Anforderungen nach Echtheit, Sicherheit, Eindeutigkeit, Datenschutz und zeitlicher Nähe dokumentieren. | Durchgeführte pflegerische Maßnahmen zur Mund- und Zahnpflege hinsichtlich Effektivität und Effizienz mithilfe eines Soll-Ist-Vergleiches bewerten. |

Teil-Teilhandlungen

Kognitives Handeln	Sozialkommunikatives Handeln	Emotionales Handeln	Gegenständlich-materielles Handeln
Informationsquellen bestimmen.

Zweck und Ziel der Mund- und Zahnpflege überlegen. | Informationen beim Patienten und/oder seinen Angehörigen/Bezugspersonen unter Wahrung der Rechte des Patienten und der Schweigepflicht einholen.

Befragung der Teammitglieder und der anderen am Pflegeprozess beteiligten Berufsgruppen durchführen. | Informationen von Patienten, Angehörigen/Bezugs-personen, Team-mitgliedern und anderen Berufsgruppen wertschätzen.

Informationen konzentriert und präzise einholen. | Untersuchungsergebnisse, Einweisungsbefunde, ärztliche und pflegerische Berichte sichten.

Übersichtliche Aufzeichnung der Informationen mittels Anamnesebogen durchführen. |

Schlüsselqualifikationen

Kognitives Handeln	Sozialkommunikatives Handeln	Emotionales Handeln	Gegenständlich-materielles Handeln
Gedankenstützen zum Einholen der Informationen beim Patienten aufstellen.

Direkte und indirekte und subjektive und objektive Daten ermitteln.

Fähigkeiten und Fertigkeiten des Patienten erkennen und den Abhängigkeitsgrad ausfindig machen. | Rat bei Kollegen/-innen einholen.

Sich wertschätzend mit dem Patienten, Angehörigen/Bezugspersonen und den am Pflegeprozess beteiligten Berufsgruppen verständigen.

Umgangsformen und Benimmregeln zu kennen und situationsentsprechend anwenden.

Fragen und Rückfragen stellen. | Informationen präzise, konsequent und mit gleich bleibender Konzentration einholen.

Informationen objektiv und ohne eigene Wertung entgegennehmen und notieren. | Struktur bezüglich der Informationsquellen nach ihrer Wichtigkeit anfertigen.

Stationsübliches Formular bzw. Checkliste zum Einholen der Informationen verwenden.

Fragelisten für den Patienten aufstellen.

Befunde, Untersuchungs-ergebnisse, ärztliche und pflegerische Berichte hinsichtlich ihrer Bedeutung für die pflegerische Handlung lesen. |

Teilhandlungen

5 Teilhandlungen
des
Handlungsfeldes „Mund- und Zahnpflege planen, durchführen und evaluieren"

Mund- und Zahnpflege planen, durchführen und evaluieren

| Individuellen Pflegebedarf zur Mund- und Zahnpflege, basierend auf Informationen durch Beobachtung, Gespräch, Krankengeschichte, Diagnostik und Therapie ausfindig machen. | Pflegerische Maßnahmen zur Mund- und Zahnpflege bedarfsgerecht, ressourcenorientiert und zielorientiert hinsichtlich der W-Fragen planen. | Pflegerische Maßnahmen zur Mund- und Zahnpflege auf Basis des aktuellen (pflege-) wissenschaftlichen Standes und der im Team aufgestellten Pflegepläne durchführen. | Durchgeführte pflegerische Maßnahmen zur Mund- und Zahnpflege hinsichtlich der Anforderungen nach Echtheit, Sicherheit, Eindeutigkeit, Datenschutz und zeitlicher Nähe dokumentieren. | Durchgeführte pflegerische Maßnahmen zur Mund- und Zahnpflege hinsichtlich Effektivität und Effizienz mithilfe eines Soll-Ist-Vergleiches bewerten. |

Teil-Teilhandlungen

Kognitives Handeln	**Sozialkommunikatives Handeln**	**Emotionales Handeln**	**Gegenständlich-materielles Handeln**
Ziele - ausgerichtet am Zustand des Patienten - festlegen. W-Fragen überlegen. Ursachen für die pflegerische Maßnahme erkennen.	Informationen über Ressourcen des Patienten beim Patienten selbst, den Angehörigen / Bezugspersonen und anderen Berufsgruppen (z.B. Physiotherapeuten) einholen. Mit dem Team Absprachen bzgl. des Pflegeplans treffen. Informationen beim Patienten über seine Bedürfnisse einholen.	Aussagen des Patienten bezüglich seiner Ressourcen wertschätzen. Informationen und Vorschläge aus dem Team beachten.	Pflegeplan erstellen. Pflegestandards sichten. Neueste Erkenntnisse aus Wissenschaft und Forschung im Internet, aus Fachzeitschriften und Fachliteratur hinzuziehen.

Schlüsselqualifikationen

Kognitives Handeln	**Sozialkommunikatives Handeln**	**Emotionales Handeln**	**Gegenständlich-materielles Handeln**
Eigene Ideen entwickeln, einbringen und Ideen anderer wertschätzen. Techniken und Alternativen der pflegerischen Handlung überlegen und patientenorientiert und bedürfnisorientiert auswählen. Pflegebedarf des Patienten ermitteln. Ressourcen des Patienten berücksichtigen.	Bereitschaft und Fähigkeit, sich in Einstellungen anderer Menschen einzufühlen, und sie gewähren lassen. Zu Patienten und Angehörigen / Bezugspersonen Kontakt aufnehmen und sie in den Pflegeprozess integrieren . Gespräche und Diskussionen unter Wahrung des Ansehens des Gegenübers wertschätzend führen. In einem Team der Sache entsprechend angemessen zusammenarbeiten.	Bedürfnisse des Patienten wahrnehmen und befriedigen. Frustrationstoleranz ausüben. Sich der eigenen Emotionen (Lustlosigkeit, Macht, Antipathie) bewusst sein.	Meinungsverschiedenheiten und Unstimmigkeiten durch die Win-win-Methode beheben. Nach Standards, Qualitätskriterien und Fachliteratur arbeiten. Pflegeplanung mithilfe des stationsüblichen Dokumentationssystems erstellen. W-Fragen tabellarisch festhalten.

Teilhandlungen

5 Teilhandlungen
des
Handlungsfeldes „Mund- und Zahnpflege planen, durchführen und evaluieren"

Mund- und Zahnpflege planen, durchführen und evaluieren

Individuellen Pflegebedarf zur Mund- und Zahnpflege, basierend auf Informationen durch Beobachtung, Gespräch, Kranken-geschichte, Diagnostik und Therapie ausfindig machen.	Pflegerische Maßnahmen zur Mund- und Zahnpflege bedarfsgerecht, ressourcenorientiert und zielorientiert hinsichtlich der W-Fragen planen.	Pflegerische Maßnahmen zur Mund- und Zahnpflege auf Basis des aktuellen (pflege-) wissenschaftlichen Standes und der im Team aufgestellten Pflegepläne durchführen.	Durchgeführte pflegerische Maßnahmen zur Mund- und Zahnpflege hinsichtlich der Anforderungen nach Echtheit, Sicherheit, Eindeutigkeit, Datenschutz und zeitlicher Nähe dokumentieren.	Durchgeführte pflegerische Maßnahmen zur Mund- und Zahnpflege hinsichtlich Effektivität und Effizienz mithilfe eines Soll-Ist-Vergleiches bewerten.

Teil-Teilhandlungen

Kognitives Handeln	Sozialkommunikatives Handeln	Emotionales Handeln	Gegenständlich-materielles Handeln
Überlegungen bezüglich Material, Ablauf, Vor- und Nachbereitung, Hygiene und Wahrung des Schamgefühls durchführen. Überlegungen bezüglich Einbeziehung der Ressourcen des Patienten durchführen.	Patienten über den Ablauf der Mund- und Zahnpflege informieren. Angenehme, vertrauensvolle Atmosphäre durch Kommunikation schaffen.	Patienten wertneutral pflegen. Schamgefühl des Patienten wertschätzen. Intimsphäre wahren.	Mund- und Zahnpflege professionell und anhand des Pflegeplans durchführen. Ressourcen des Patienten einsetzen.

Schlüsselqualifikationen

Kognitives Handeln	Sozialkommunikatives Handeln	Emotionales Handeln	Gegenständlich-materielles Handeln
Selbstständig, eigenverantwortlich, zuverlässig und pflichtbewusst arbeiten. Arbeitsabläufe und pflegerische Handlungen sinnvoll, zeitlich korrekt, verzögerungsfrei, strukturiert und durchdacht aufeinander abstimmen, planen und durchführen. Fachlich fundiert, ganzheitlich und individuell pflegen.	Patienten mit Würde, Respekt und Achtung seiner Person, Religion und Kultur begegnen. Ethische Grundhaltung, basierend auf Werten und Normen der Gesellschaft entwickeln. Kritik adäquat anbringen und entgegennehmen. Mit dem Patienten ein Gespräch führen. Mit dem Patienten zusammenarbeiten, kooperieren und in die Pflege integrieren.	Mit Stress und Belastungs-situationen gesundheits-erhaltend umgehen und sie bewältigen. Sympathien und Anti-pathien wahrnehmen und adäquat damit umgehen. Geduld aufbringen. Sich über eigene Gefühle (Abneigungen, Ekel) klar werden und professionell damit umgehen.	Hygienisch einwandfrei und unfallverhütend nach den aktuellsten Plänen arbeiten. Manuell geschickt und sicher arbeiten. Materialien, Pflegeartikel und Hilfsmittel umweltbewusst und wirtschaftlich einsetzen. Neueste Erkenntnisse aus (Pflege-)Wissenschaft und Forschung einbeziehen. Motivatoren (Musik, Gespräch) für Patienten einsetzen.

Teilhandlungen

**5 Teilhandlungen
des
Handlungsfeldes „Mund- und Zahnpflege planen, durchführen und evaluieren"**

Mund- und Zahnpflege planen, durchführen und evaluieren

| Individuellen Pflegebedarf zur Mund- und Zahnpflege, basierend auf Informationen durch Beobachtung, Gespräch, Krankengeschichte, Diagnostik und Therapie ausfindig machen. | Pflegerische Maßnahmen zur Mund- und Zahnpflege bedarfsgerecht, ressourcenorientiert und zielorientiert hinsichtlich der W-Fragen planen. | Pflegerische Maßnahmen zur Mund- und Zahnpflege auf Basis des aktuellen (pflege-) wissenschaftlichen Standes und der im Team aufgestellten Pflegepläne durchführen. | Durchgeführte pflegerische Maßnahmen zur Mund- und Zahnpflege hinsichtlich der Anforderungen nach Echtheit, Sicherheit, Eindeutigkeit, Datenschutz und zeitlicher Nähe dokumentieren. | Durchgeführte pflegerische Maßnahmen zur Mund- und Zahnpflege hinsichtlich Effektivität und Effizienz mithilfe eines Soll-Ist-Vergleiches bewerten. |

Teil-Teilhandlungen

Kognitives Handeln	**Sozialkommunikatives Handeln**	**Emotionales Handeln**	**Gegenständlich-materielles Handeln**
Entscheidung bezüglich der aufzuzeichnenden Informationen treffen.

Richtlinien der Dokumentation in Erinnerung rufen.

Prinzipien des Datenschutzes kennen. | Rücksprache mit dem Patienten bezüglich der aufzuzeichnenden Informationen treffen. | Daten wertneutral notieren. | Daten korrekt in das Dokumentationssystem eintragen.

Korrekter Umgang mit dem Dokumentationssystem. |

Schlüsselqualifikationen

Kognitives Handeln	**Sozialkommunikatives Handeln**	**Emotionales Handeln**	**Gegenständlich-materielles Handeln**
Wichtiges von Unwichtigem unterscheiden.

Informationen nach ihrer Priorität ordnen.

Schutz der Persönlichkeit des Patienten und seiner Daten berücksichtigen. | Fragen und Rückfragen stellen. | Daten authentisch notieren.

Daten aus der Patientenperspektive wertneutral notieren. | Informationen und Daten grammatikalisch und orthographisch korrekt notieren.

Informationen und Daten im Dokumentationssystem an der richtigen Stelle und übersichtlich aufschreiben.

Daten leserlich, einwandfrei, eindeutig, dokumentenecht und unmittelbar aufschreiben.

Für die Dokumentation mittels Unterschrift einstehen. |

5 Teilhandlungen
des
Handlungsfeldes „Mund- und Zahnpflege planen, durchführen und evaluieren"

Mund- und Zahnpflege planen, durchführen und evaluieren

Individuellen Pflegebedarf zur Mund- und Zahnpflege, basierend auf Informationen durch Beobachtung, Gespräch, Kranken- geschichte, Diagnostik und Therapie ausfindig machen.	Pflegerische Maßnahmen zur Mund- und Zahnpflege bedarfsgerecht, ressourcenorientiert und zielorientiert hinsichtlich der W- Fragen planen.	Pflegerische Maßnahmen zur Mund- und Zahnpflege auf Basis des aktuellen (pflege-) wissenschaftlichen Standes und der im Team aufgestellten Pflegepläne durchführen.	Durchgeführte pflegerische Maßnahmen zur Mund- und Zahnpflege hinsichtlich der Anforderungen nach Echtheit, Sicherheit, Eindeutigkeit, Datenschutz und zeitlicher Nähe dokumentieren.	Durchgeführte pflegerische Maßnahmen zur Mund- und Zahnpflege hinsichtlich Effektivität und Effizienz mithilfe eines Soll-Ist- Vergleiches bewerten.

Kognitives Handeln	Sozialkommunikatives Handeln	Emotionales Handeln	Gegenständlich-materielles Handeln
Eingetretene Ergebnisse mit der Zielsetzung vergleichen. Kriterien für die Bewertung festlegen. Abweichungen bzgl. der Zielsetzung feststellen. Zielerreichung erkennen.	Rückfragen an Kollegen/-innen und den Patienten stellen.	Akzeptanz des Ist- Zustandes.	Veränderung des Pflegeplans entsprechend der neu gewonnenen Erkenntnisse. Evtl. neue Ziele in Pflegeplan aufnehmen.

Kognitives Handeln	Sozialkommunikatives Handeln	Emotionales Handeln	Gegenständlich-materielles Handeln
Pflegerische Handlungen reflektieren. Getroffene Entscheidungen reflektieren. Auf Veränderungen im Zustand des Patienten bzw. im Pflegeprozess verzögerungsfrei und adäquat reagieren. Matrix für Kriterien aufstellen.	Sich mit Sinnfragen auseinandersetzen. Gesundheitserhaltene und –fördernde Beratung und Anleitung durchführen. Fragen und Rückfragen stellen. Supervision in Anspruch nehmen.	Mit Misserfolgen umgehen. Erfolge verkraften. Eigene Stärken und Schwächen und die des Patienten wahrnehmen und akzeptieren. Persönliche Grenzen und die des Patienten wahrnehmen und akzeptieren. Für Veränderungen und Neuerungen offen sein.	Hilfe in Anspruch nehmen. Dokumentationssystem nach Soll- und Ist-Daten durchsehen, tabellarisch gegenüberstellen und auswerten. Pflegeplan dem physischen, psychischen und sozialen Zustand des Patienten anpassen.

Die aufgedeckten Schlüsselqualifikationen (Teil-Teil-Teilhandlungen) lassen sich jetzt den beruflichen Handlungskompetenzen (materielle und formale Kompetenzbereiche) zuordnen.

Die nachfolgenden Grafiken zeigen die Zuordnung der Schlüsselqualifikationen zu den vier materiellen Handlungskompetenzen (Fach-, Sozial-, Human- und ethische Kompetenz) und den drei formalen Kompetenzbereichen (Methoden-, Sprach- und Lernkompetenz).

Übersicht 25: Zuordnung der Schlüsselqualifikationen

Berufliche Handlungskompetenz
Materielle Kompetenzbereiche

Fachkompetenz:

Eigene Ideen entwickeln, einbringen und Ideen anderer wertschätzen.

Techniken und Alternativen der pflegerischen Handlung überlegen und patientenorientiert und bedürfnisorientiert auswählen.

Pflegebedarf des Patienten ermitteln.

Ressourcen des Patienten berücksichtigen.

Bedürfnisse des Patienten wahrnehmen und befriedigen.

Nach Standards, Qualitätskriterien und Fachliteratur arbeiten.

Selbstständig, eigenverantwortlich, zuverlässig und pflichtbewusst arbeiten.

Fachlich fundiert, ganzheitlich und individuell pflegen.

Arbeitsabläufe und pflegerische Handlungen sinnvoll, zeitlich korrekt, verzögerungsfrei, strukturiert und durchdacht aufeinander abstimmen, planen und durchführen.

Hygienisch einwandfrei und unfallverhütend nach den aktuellsten Plänen arbeiten.

Manuell geschickt und sicher arbeiten.

Materialien, Pflegeartikel und Hilfsmittel umweltbewusst und wirtschaftlich einsetzen.

Neuerste Erkenntnisse aus (Pflege-)Wissenschaft und Forschung einbeziehen.

Wichtiges von Unwichtigem unterscheiden.

Auf Veränderungen im Zustand des Patienten bzw. im Pflegeprozess verzögerungsfrei und adäquat reagieren.

Pflegeplan dem physischen, psychischen und sozialen Zustand des Patienten anpassen.

Gesundheitserhaltene und –fördernde Beratung und Anleitung durchführen.

Pflegerische Handlungen reflektieren.

Getroffene Entscheidungen reflektieren.

Berufliche Handlungskompetenz
Materielle Kompetenzbereiche

Sozialkompetenz:

Rat bei Kollegen/-innen einholen.

Sich wertschätzend mit dem Patienten, Angehörigen/Bezugspersonen und den am Pflegeprozess beteiligten Berufsgruppen verständigen.

Fragen und Rückfragen stellen.

Zu Patienten und Angehörigen / Bezugspersonen Kontakt aufnehmen und sie in den Pflegeprozess integrieren .

Gespräche und Diskussionen unter Wahrung des Ansehens des Gegenübers wertschätzend führen.

In einem Team der Sache entsprechend angemessen zusammenarbeiten.

Meinungsverschiedenheiten und Unstimmigkeiten durch die Win-win-Methode beheben.

Kritik adäquat anbringen und entgegennehmen.

Mit dem Patienten zusammen arbeiten, kooperieren und ihn in die Pflege integrieren.

Umgangsformen und Benimmregeln kennen und situationsentsprechend anwenden.

Schutz der Persönlichkeit des Patienten und seiner Daten berücksichtigen.

Bereitschaft und Fähigkeit, sich in Einstellungen anderer Menschen einzufühlen, und sie gewähren lassen.

Mit dem Patienten ein Gespräch führen.

Berufliche Handlungskompetenz
Materielle Kompetenzbereiche

Humankompetenz:

Frustrationstoleranz ausüben.

Sich der eigenen Emotionen (Lustlosigkeit, Macht, Antipathie) bewusst sein.

Mit Stress und Belastungssituationen gesundheitserhaltend umgehen und sie bewältigen.

Sympathien und Antipathien wahrnehmen und adäquat damit umgehen.

Geduld aufbringen.

Sich über eigene Gefühle (Abneigungen, Ekel) klar werden und professionell damit umgehen.

Supervision in Anspruch nehmen.

Für die Dokumentation mittels Unterschrift einstehen.

Persönliche Grenzen und die des Patienten wahrnehmen und akzeptieren

Mit Misserfolgen umgehen.

Erfolge verkraften

Eigene Stärken und Schwächen und die des Patienten wahrnehmen und akzeptieren.

Hilfe in Anspruch nehmen.

Für Veränderungen und Neuerungen offen sein.

Ethische Kompetenz:

Patienten mit Würde, Respekt und Achtung seiner Person, Religion und Kultur begegnen.

Ethische Grundhaltung, basierend auf Werten und Normen der Gesellschaft entwickeln.

Sich mit Sinnfragen auseinandersetzen.

Berufliche Handlungskompetenz
Formale Kompetenzbereiche

Methodenkompetenz:

Gedankenstützen zum Einholen der Informationen beim Patienten aufstellen.

Direkte und indirekte, subjektive und objektive Daten ermitteln.

Struktur bezüglich der Informationsquellen nach ihrer Wichtigkeit anfertigen.

Stationsübliches Formular bzw. Checkliste zum Einholen der Informationen verwenden.

Fragelisten für den Patienten aufstellen.

Meinungsverschiedenheiten und Unstimmigkeiten durch die Win-win-Methode beheben.

Nach Standards, Qualitätskriterien und Fachliteratur arbeiten.

Pflegeplanung mithilfe des stationsüblichen Dokumentationssystems erstellen.

W-Fragen tabellarisch festhalten.

Motivatoren (Musik, Gespräch) für Patienten einsetzen.

Matrix für Kriterien aufstellen.

Informationen nach ihrer Priorität ordnen.

Informationen und Daten im Dokumentationssystem an der richtigen Stelle und übersichtlich aufschreiben.

Dokumentationssystem nach Soll- und Ist-Daten durchsehen, tabellarisch gegenüberstellen und auswerten.

Pflegeplan dem physischen, psychischen und sozialen Zustand des Patienten anpassen.

Befunde, Untersuchungsergebnisse, ärztliche und pflegerische Berichte hinsichtlich ihrer Bedeutung für die pflegerische Handlung lesen.

Informationen objektiv und ohne eigene Wertung entgegennehmen und notieren.

Daten aus der Patientenperspektive wertneutral notieren.

Sprachkompetenz:

Informationen präzise, konsequent und mit gleich bleibender Konzentration einholen.

Gespräche und Diskussionen unter Wahrung des Ansehens des Gegenübers wertschätzend führen.

Kritik adäquat anbringen und entgegennehmen.

Mit dem Patienten ein Gespräch führen.

Fragen und Rückfragen stellen.

Sich wertschätzend mit dem Patienten, Angehörigen/Bezugspersonen und den am Pflegeprozess beteiligten Berufsgruppen verständigen.

Berufliche Handlungskompetenz
Formale Kompetenzbereiche

Lernkompetenz:

Befunde, Untersuchungsergebnisse, ärztliche und pflegerische Berichte hinsichtlich ihrer Bedeutung für die pflegerische Handlung lesen.

Daten authentisch notieren.

Daten aus der Patientenperspektive wertneutral notieren.

Informationen und Daten grammatikalisch und orthographisch korrekt notieren.

Informationen und Daten im Dokumentationssystem an der richtigen Stelle und übersichtlich aufschreiben.

Daten leserlich, einwandfrei, eindeutig, dokumentenecht und unmittelbar aufschreiben.

Gedankenstützen zum Einholen der Informationen beim Patienten aufstellen.

Struktur bezüglich der Informationsquellen nach ihrer Wichtigkeit anfertigen.

Fragelisten für den Patienten aufstellen.

Pflegeplanung mithilfe des stationsüblichen Dokumentationssystems erstellen.

W-Fragen tabellarisch festhalten.

Matrix für Kriterien aufstellen.

Dokumentationssystem nach Soll- und Ist-Daten durchsehen, tabellarisch gegenüberstellen und auswerten.

Informationen objektiv und ohne eigene Wertung entgegennehmen und notieren.

7.2.1.3 Handlungskompetenzen für den Lernort „Schule" ermitteln und auf dieser Basis die exemplarische Lernsituation aufstellen

Das Lehrteam muss sich nun die Frage stellen, welche Schlüsselqualifikationen am Lernort „Schule" gelehrt werden sollen. Diese werden laut Muster-Wäbs/Schneider „schulische Handlungskompetenzen" genannt. Die folgenden Schaubilder zeigen eine Auswahl möglicher schulischer Handlungskompetenzen, die im beruflichen Alltag zur Bewältigung komplexer, wandelbarer Pflegesituationen hilfreich sein können.

Übersicht 26: Schulische Handlungskompetenzen

Schulische Handlungskompetenz
Materielle Kompetenzbereiche

Fachkompetenz:

Verschiedene Techniken und Alternativen einer pflegerischen Handlung kennen.

Nach Standards, Qualitätskriterien und Fachliteratur arbeiten.

Selbstständig, eigenverantwortlich, zuverlässig und pflichtbewusst arbeiten.

Pflegerische Handlung ganzheitlich betrachten.

Arbeitsabläufe und pflegerische Handlungen sinnvoll, zeitlich korrekt, verzögerungsfrei, strukturiert und durchdacht aufeinander abstimmen, planen und durchführen.

Hygienisch einwandfrei und unfallverhütend nach den aktuellsten Plänen arbeiten.

Neuerste Erkenntnisse aus (Pflege-) Wissenschaft und Forschung einbeziehen.

Durchführung der pflegerischen Handlungen und die dazu benötigten Materialien bewerten.

Sozialkompetenz:

Sich wertschätzend - unter Wahrung des Ansehens des Gegenübers- und respekt- und achtungsvoll mit den Kollegen, Dozenten und Lehrer verständigen und austauschen.

Fragen und Rückfragen stellen.

In einer Kleingruppe von maximal 6 Auszubildenden adäquat zusammenarbeiten.

Humankompetenz:

Eigene Gefühle wie Zuneigungen, Abneigungen, Ekel, Angst und Hilflosigkeit wahrnehmen.

Persönliche Stärken, Schwächen und Grenzen wahrnehmen und akzeptieren.

Hilfe in Anspruch nehmen.

Eigene Interessen wahrnehmen und erkennen.

Ethische Kompetenz:

Kollegen, Dozenten und Lehrern mit Würde, Respekt und Achtung der Person, Kultur und Religion begegnen.

Schulische Handlungskompetenz
Formale Kompetenzbereiche

Methodenkompetenz:

Eigenen Arbeits- und Zeitplan strukturiert und systematisch erstellen.

Mind map oder andere Übersichtshilfe erstellen.

Präsentation der Ergebnisse der Gruppenarbeiten durchführen.

Informationen notieren und in einem Ordner systematisch abheften.

Sprachkompetenz:

Sich mündlich eindeutig und unmissverständlich mit Kollegen, Dozenten und Lehrern verständigen.

Fachbegriffe aus der Pflege und den Bezugswissenschaften schriftlich und mündlich korrekt verwenden und einsetzen.

Abläufe, Strukturen, Gedankengänge und Aktionen/Reaktionen von Kollegen, Dozenten und Lehrern erläutern und erklären.

Lernkompetenz:

Texte lesen.

Kernaussagen aus Texten notieren.

Informationen und Daten grammatikalisch und orthographisch korrekt notieren.

Informationen und Daten leserlich, einwandfrei, eindeutig und unmittelbar aufschreiben.

Stoff lernen.

Auf der Grundlage der schulischen Handlungskompetenzen wird die exemplarische Lernsituation erarbeitet.

Gemäß Muster-Wäbs/Schneider können drei Lernsituationen (fachsystematische, handlungssystematische und lernsubjektsystematische Lernsituation) aufgestellt werden.

Übersicht 27:
Lernsituationen

Erstellen der Lernsituation
Mögliche Lernsituationen:

Fachsystematische Lernsituation:

Die allgemeine Mund- und Zahnpflege.

Lernsubjektsystematische Lernsituation:

Worauf muss ich achten, wenn ich einem Patienten die Zähne putzen möchte?

Handlungssystematische Lernsituation:

Dem Patienten die Zähne putzen.

Das Lehrteam entscheidet sich für eine der drei Lernsituationen und stellt diese visualisiert dar, um Bezüge, Verknüpfungen und Beziehungen zwischen Fakten, Begriffen und Verfahrenswegen besser erkennbar zu machen.

Wir haben uns für die handlungssystematische Lernsituation „Dem Patienten die Zähne putzen" entschieden und diese auf der Makroebene und der Mikroebene visualisiert.

Erstellen der Lernsituation
Die handlungssystematische Lernsituation

Die Inhalte werden über die Handlungen erarbeitet. Handlungen können nicht ohne Inhalte erarbeitet werden, so dass in der Handlungssystematik in jedem Fall die Fachsystematik enthalten ist. (Muster-Wäbs/Schneider, 1999, S. 32)

> **Handlungssystematische Lernsituation:**
>
> **Dem Patienten die Zähne putzen.**

• Vorbereitung

– Pflegebedarf und Ressourcen ermitteln

– Ziel der Zahnpflege festlegen

– Materialien für das Zähneputzen richten

– Information des Patienten

– Vorbreitung (z.B. Lagerung) d. Patienten

• Durchführung

– Putztechnik

– Häufigkeit, Zeitpunkt, Dauer

• Nachbereitung

– Aufräumen / Nachbereitung

– Dokumentation

• Evaluation

– Beurteilung der Pflegewirkung

– Soll-Ist-Vergleich durchführen

– Evtl. Anpassung der Pflegeplanung

Übersicht 28: Handlungssystematische Lernsituation

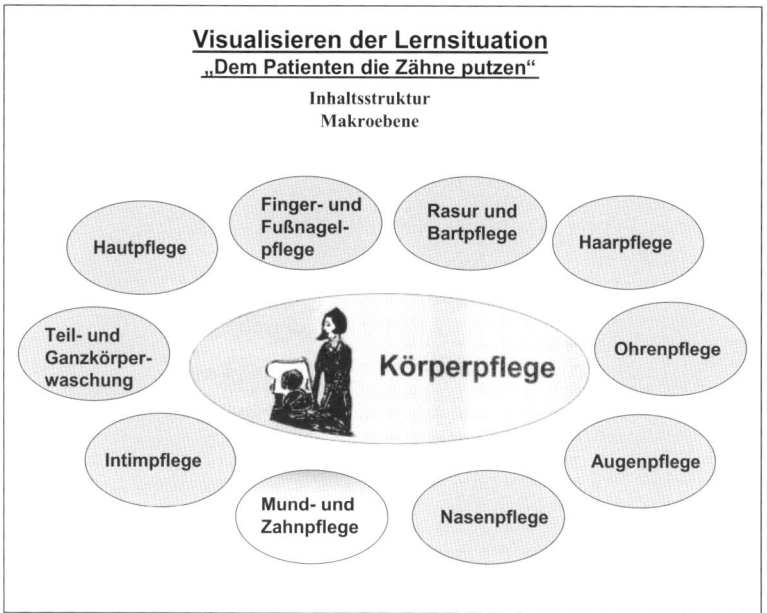

Abb. 30: Visualisieren der Lernsituation (Makroebene)

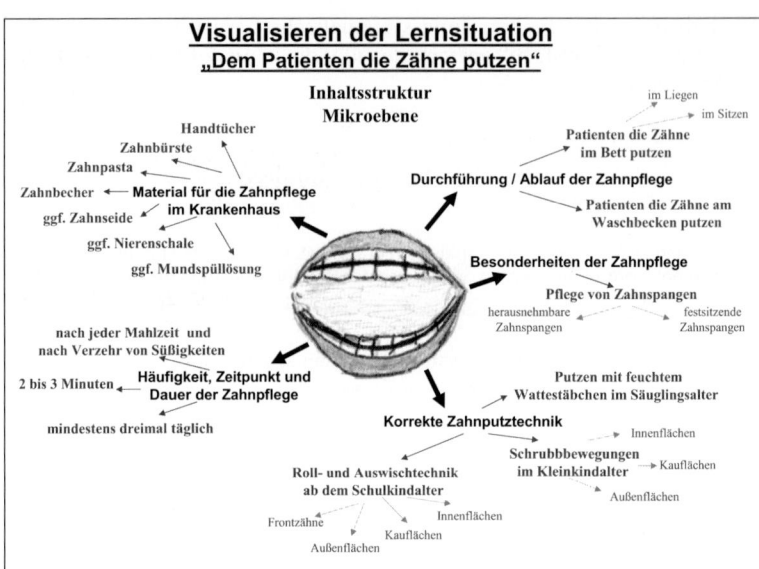

Abb. 31: Visualisieren der Lernsituation (Mikroebene)

Im letzten Schritt muss man sich Gedanken über potenzielles pflegerelevantes Expertenwissen aus den Bezugwissenschaften machen, um die exemplarische Lernsituation ganzheitlich lehren zu können.

Die thematische Lerneinheit „Dem Patienten die Zähne putzen" kann mit Hilfe der folgenden vier Bezugswissenschaften ganzheitlich unterrichtet werden.

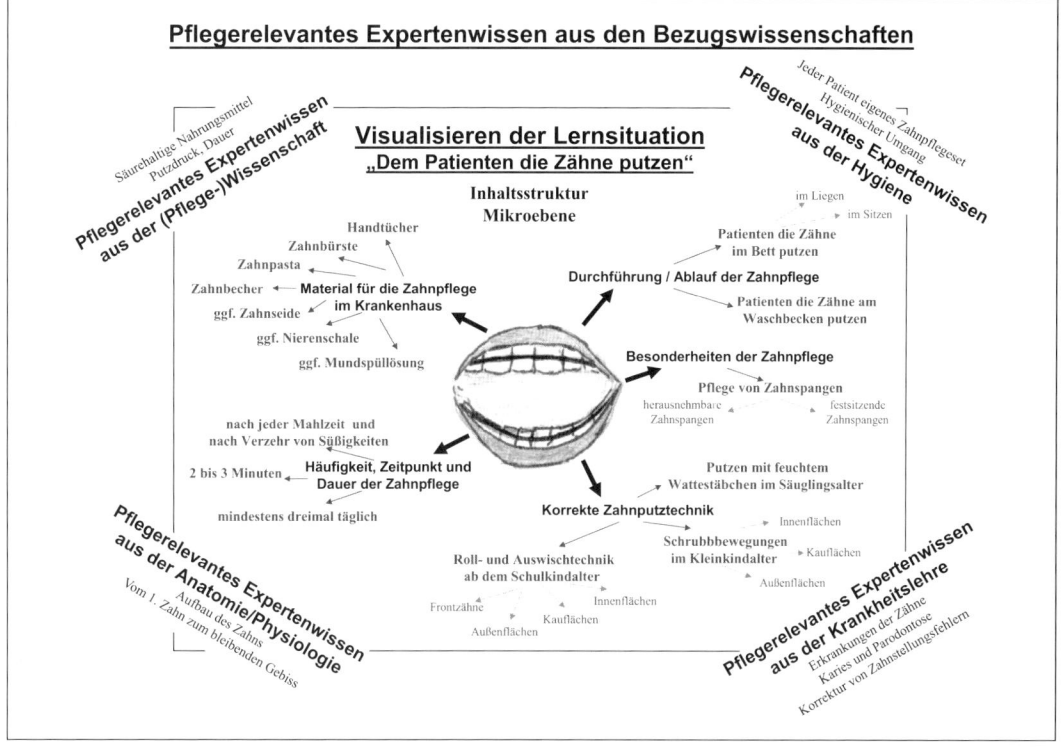

Abb. 32: Pflegerelevantes Expertenwissen aus den Bezugwissenschaften

Anzumerken ist, dass die Lernsituation „Dem Patienten die Zähne putzen" für die Altenpflege und Gesundheits- und Krankenpflege dahin gehend abzuwandeln ist, dass statt des Gliederungspunktes „Zahnspange" der Gliederungspunkt „Zahnprothese" aufgenommen wird.

7.2.2 Von der Lernsituation zum handlungsorientierten, ganzheitlichen und berufsorientierten Unterricht

7.2.2.1 Die Lernsituation „Dem Patienten die Zähne putzen" mit Hilfe des Designs „Flugzeug-Modell" von Geppert/Geppert bearbeiten

Die handlungssystematische Lernsituation „Dem Patienten die Zähne putzen" steht fest. Sie soll das Erwerben der schulischen Handlungskompetenz ermöglichen und die Auszubildenden damit für den beruflichen Alltag handlungsfähig machen. Das Lehrteam wird mit der Frage nach der praktischen Umsetzung konfrontiert.

Damit die thematische Lerneinheit das Ziel des Erwerbens der beruflichen Handlungskompetenz erreicht, bedarf es einer **unterrichtlichen Ausgestaltung**, die folgenden **Kriterien** entspricht:

Kriterien der Unterrichtsgestaltung

- Handlungsorientierung
- Ganzheitlichkeit
- Berufsorientierung.

Ein mögliches Design, das diese Kriterien erfüllt, ist das „Flugzeug-Modell" von Geppert/Geppert.

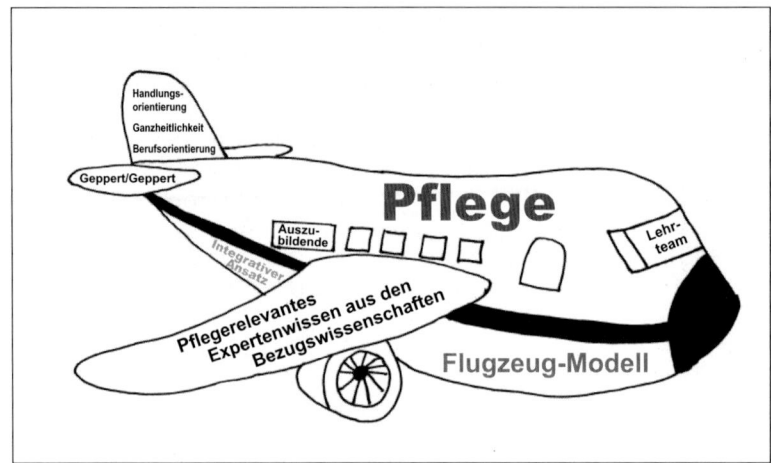

Abb. 33: „Flugzeug-Modell"

Aspekte der Unterrichtsgestaltung

Handlungsorientierung

Dem Aspekt der **Handlungsorientierung** wird im Flugzeug-Modell dadurch entsprochen, dass die Auszubildenden im Unterrichtsprozess **Aktivität** zeigen müssen. Sie werden durch **spezifische Lehr-Lern-Arrangements** dazu veranlasst, ihre Sinne (Riechen, Sehen/Beobachten, Hören/Zuhören, Schmecken) einzusetzen, manuelle Arbeit und Denkarbeit in einem ausgewogenen Verhältnis zu nutzen und sich ihrer Emotionen/Gefühle bewusst zu werden.

Innerhalb der unterrichtlichen Ausgestaltung besteht eine Vielzahl von Möglichkeiten, selbstständig zu planen, durchzuführen und auszuwerten. Dies fördert die **Handlungsfähigkeit**, d. h. die Fähigkeit und Fertigkeit, eine Situation, ein Problem oder eine Aufgabe aktiv, bis ins kleinste Detail durchdacht und geplant, eigenständig, eigenverantwortlich und zielbewusst zu bewältigen.

Der Unterrichtsprozess ermöglicht ein **Lernen nach Interessen** der Auszubildenden. Obwohl das Thema und die zu erwerbenden materiellen und formalen Handlungskompetenzen bereits von Seiten des Lehrteams festgeschrieben sind, besteht Raum und Platz, um sich Wissen interessenorientiert anzueignen. Die Auszubildenden erhalten Lernangebote in Form sog. „Passagier-Sitzplätze" (Lerninseln), die Reihenfolge des Durchlaufens der Lernangebote und das Verwerten des darin enthaltenen Wissens richtet sich jedoch nach den Bedürfnissen und Interessen des einzelnen Auszubildenden.

Ganzheitlichkeit

Dem Aspekt der **Ganzheitlichkeit** wird im Flugzeug-Modell dadurch entsprochen, dass die Lernsituation „Dem Patienten die Zähne putzen" nicht nur aus dem Blickwinkel der „Pflege" vermittelt wird, sondern auch unter der Zuhilfenahme pflegerelevanten Expertenwissens aus den Bezugswissenschaften „Anatomie/Physiologie", „Krankheitslehre", „(Pflege-) Wissenschaft" und „Hygiene".

Das **pflegerelevante Expertenwissen** wird unter folgender Fragestellung ausgewählt: „Welche Inhalte aus meiner Bezugswissenschaft sind pflegerelevant für die Lernsituation ‚Dem Patienten die Zähne putzen?'"
Die Fächer werden nicht im tradierten Fächerkanon angeordnet, sondern miteinander vernetzt. Die **Vernetzung** wird durch das zentrale Thema „Dem Patienten die Zähne putzen" und die **übergeordnete Zielsetzung**, die **Handlungsfähigkeit/Handlungskompetenz**, erreicht.
So werden Lerninhalte der Bezugswissenschaften nicht isoliert von denen der Pflege gelehrt, sondern im direkten Zusammenhang mit der pflegerelevanten Situation. Dies stärkt die Fähigkeit und Fertigkeit, komplexe Pflegesituationen und die darin enthaltenen Aufgaben- und Problemstellungen professionell zu analysieren und darauf reagieren zu können. Die pflegerischen Maßnahmen können mit Hilfe des ganzheitlichen, d. h. „all-umfassenden Lehrens und Lernens" bedürfnis- und problemorientiert eingesetzt und die Auswirkungen des pflegerischen Handelns erkannt werden.

Dem Aspekt der **Berufsorientierung** entspricht das Flugzeug-Modell dadurch, dass die exemplarische Lernsituation „Dem Patienten die Zähne putzen" einerseits **authentisch**, d. h. im Berufsalltag identisch vorzufinden ist, anderseits an **den Lernort** „Praxis/berufliches Arbeitsfeld" **gekoppelt** wird. Es werden sowohl Materialien (Dokumentationssystem, Pflegeutensilien etc.) aus dem realen Arbeitsplatz in den Lernprozess einbezogen als auch Lernangebote direkt in das Praxisfeld (z. B. die Pflegestation) verlegt, wenn dort Möglichkeiten bestehen und die Kapazität vorhanden ist.

Berufsorientierung

Ziel des Modells

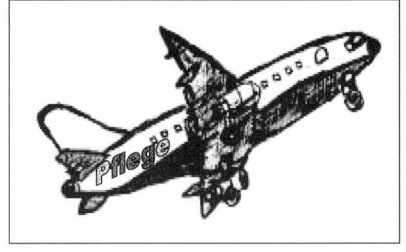

Fliegen !
= das Erlangen beruflicher Handlungsfähigkeit in einer komplexen und wandelbaren Arbeitswelt, der Pflege

Abb. 34: Ziel des Flugzeug-Modells von Geppert/Geppert

7.2.2.2 Die Komponenten des Flugzeug-Modells

Im Folgenden werden die vier Komponenten des Flugzeugmodells näher erklärt.

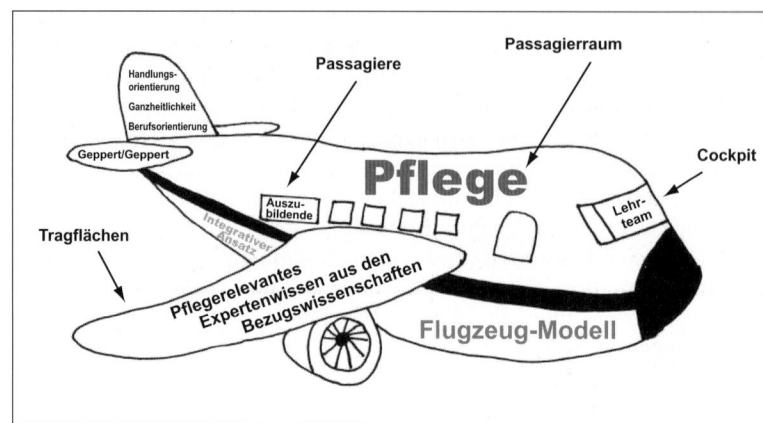

Abb. 35: Komponenten des Modells

Passagierraum (Pflege)

Im Flugzeug-Modell wird die Pflege als Passagierraum dargestellt.

Leitfach Pflege
Der Passagierraum/der Innenraum des Flugzeuges ist das Leitfach Pflege. Die Auszubildenden befinden sich in der Berufausbildung zum/zur Altenpfleger/-in, Gesundheits- und Krankenpfleger/-in oder Gesundheits- und Kinderkrankenpfleger/-in. Der **Schwerpunkt** muss daher auf dem Fach **Pflege** und nicht auf den Bezugswissenschaften liegen. Nach Abschluss der Ausbildung ist berufliche Handlungskompetenz in komplexen und wandelbaren pflegerischen Situationen gefragt, so dass kein anderes Fach außer die Pflege **Leitfach** bei der **Umsetzung exemplarischer Lernsituationen** sein darf.

Sollen Pflegende kompetent sein und auf vielschichtige und veränderbare pflegerische Aufgaben- und Problemstellungen professionell reagieren, müssen sie sich Fähigkeiten, Fertigkeiten und Fachwissen in der Pflege aneignen. Alle Lehr-Lern-Arrangements werden aus Sicht der Pflege eingesetzt und bezüglich des Erwerbens beruflicher Handlungsfähigkeit hinterfragt.

Tragflächen (pflegerelevantes Expertenwissen aus den Bezugswissenschaften)

Ohne Tragflächen kann ein Flugzeug nicht fliegen.

Bezugswissenschaften
Es gibt Inhalte aus den **Bezugswissenschaften** „Krankheitslehre, Anatomie/Physiologie, (Pflege-)Wissenschaft, Hygiene" etc., die die Auszubildenden unbedingt benötigen, um komplexe Zusammenhänge zu verstehen, Anleitung und Beratung durchführen und adäquat mit dem Patienten, seinen Angehörigen, mit Kolleginnen/Kollegen und anderen Berufsgruppen kommunizieren zu können. Im Flugzeug-Modell wird das pflegerelevante Expertenwissen aus den Bezugswissenschaften als „Tragfläche" bezeichnet.

> **Merke:** Die Wissensinhalte aus diesem Bereich „tragen" das pflege-rische Fachwissen, d. h. sie verhelfen dem Fach „Pflege" zur Ganz-heitlichkeit. Ein allumfassendes Pflegeverständnis wird erreicht, so dass die Pflegenden ihre Handlungen umfassend planen und reflek-tieren können.

Die pflegerische Maßnahme „Dem Patienten die Zähne putzen" erhält durch das pflegerelevante Expertenwissen aus den Bezugswissenschaften Sinn, Logik und Bedeutsamkeit, indem den Pflegenden z. B. bewusst wird, welche Auswirkungen eine vernachlässigte Zahnpflege (Karies, Parodontose) haben kann.

Cockpit (Lehrteam)

Das Cockpit im Flugzeug-Modell ist für die Flugrichtung verantwortlich. Ohne die Piloten und Geräte im Cockpit wird das Flugzeug von der Route abkommen und sein Ziel „Handlungsfähigkeit/Handlungskompe-tenz" nicht erreichen.

Das **Lehrteam** ist für die Flugrichtung verantwortlich, indem es die Aus-zubildenden durch vorgeplante Lehr-Lern-Arrangements stets auf dem Kurs hält. Die Lernangebote sind auf den Erwerb der Handlungsfähigkeit ausgerichtet. Sie lassen den Auszubildenden jedoch Platz und Raum für eigenverantwortliches, selbstständiges und interessenorientiertes Lernen. Je intensiver sich die Auszubildenden in diese **„neue" Lehrform** eingear-beitet haben, desto mehr wird ihnen das Lehrteam das Steuer übergeben. Somit wird das Lehrteam im ersten Ausbildungsjahr das Steuer noch selbst in der Hand halten, im zweiten Jahr das Flugzeug gemeinsam mit den Auszubildenden auf Kurs (Erwerb der beruflichen Handlungs-kompetenz) halten und im dritten Ausbildungsjahr nur dann eingreifen, wenn Turbulenzen entstehen.

Lehrteam

Neue Lehrform

Passagiere (Auszubildende)

Die Passagiere (Auszubildende) müssen zu handlungsfähigen und hand-lungskompetenten Pflegepersonen ausgebildet werden, die in der Lage sind, eigenständig, eigenverantwortlich, durchdacht, geplant und struk-turiert komplexe und wandelbare Pflegesituationen zu bewältigen.

Dies wird ermöglicht, indem die Auszubildenden aktiv in das Unterrichts-geschehen integriert werden. Es wird von ihnen verlangt, manuelle Ar-beit, Denkarbeit, Sinneseindrücke und Emotionen/Gefühle in das unter-richtliche Geschehen einzubringen.

Wenn die Lehrform des handlungsorientierten, ganzheitlichen und be-rufsorientierten Unterrichtes für die Auszubildenden neu ist, wird ihnen das Lehrteam ihre **Sitzplätze (Lernangebote)** im Flugzeug noch **zuweisen**. Später werden die Auszubildenden die zur Verfügung gestellten Lernan-gebote wie z. B. Bücher, Material, Internet, Modelle, etc. **selbstständig auswählen und nutzen** können.

Lernangebote

7.2.2.3 Ausgestaltung der handlungssystematischen Lernsituation „Dem Patienten die Zähne putzen"

A Die Passagiersitzplätze

Lerninseln

Mit Passagiersitzplätzen sind im Flugzeug-Modell **„Lerninseln"** gemeint, an denen sich die Auszubildenden selbstständig und eigenverantwortlich Wissen aneignen sollen.

Die Passagiersitzplätze werden von Seiten des Lehrteams gestaltet. Ihr Aufbau findet jeweils nach demselben Muster statt, so dass sich die Auszubildenden nicht an jeder Lerninsel wieder neu in das Bearbeitungsschema hineinfinden müssen.

Ausstattung

Die Passagiersitzplätze halten für die Auszubildenden **Material** (Informationsblätter, Fachbücher, Fachzeitungen, Artikel, Lehrfilme, CDs, Präsentationen via Beamer, Arbeitsblätter, reales Anschauungsmaterial, Modelle etc.) bereit, mit deren Hilfe es möglich ist, sich Wissensinhalte eigenständig anzueignen. In der Mitte der Lerninsel liegt ein **Arbeitsauftrag**, der auf farbigem Papier gedruckt ist (stets die gleiche Farbe wählen). Dieser muss eindeutig, präzise und verständlich formuliert sein, damit die Auszubildenden wissen, welche Inhalte sie zu bearbeiten haben. Auf dem Arbeitsauftrag wird die **Zeit** festgehalten, die zur Bearbeitung eingeplant ist. Der Passagiersitzplatz kann entweder so gestaltet werden, dass der Arbeitsauftrag ohne Betreuung oder mit Hilfe und Unterstützung von Seiten des Lehrteams bearbeitet werden kann.

Betreuung

Handlungsorientiertes Lehren und Lernen schließt im Flugzeug-Modell die **Unterstützung, Anleitung und Begleitung durch Experten** (Dozenten/ -innen, Lehrer/-innen) nicht aus. Es gibt Arbeitsaufträge, die nur dann zu Handlungsfähigkeit führen können, wenn sie unter Beobachtung und Aufsicht, d. h. sofortiger Fehlerkorrektur und Vermittlung von Tipps stattfinden.

> **Empfehlung:** Bei der Gestaltung der Passagiersitzplätze muss sich das Lehrteam stets die Frage stellen, ob es zum Erreichen von Handlungsfähigkeit bzw. zum Erlangen von Wissen der Anwesenheit und Betreuung eines Experten bedarf.

Zudem hängt die Ausgestaltung der Passagiersitzplätze von der **Anzahl** der hauptberuflichen **Lehrer/-innen** und der **Auszubildenden**, der **Räumlichkeiten**, der zur Verfügung stehenden **Materialien** sowie der **Arbeitsplatzvernetzung/Stationsvernetzung** ab.

Rahmenbedingungen

- Je weniger Lehrer/-innen für eine exemplarische Lernsituation zur Verfügung stehen, desto mehr Passagiersitzplätze müssen ohne Expertenbetreuung zu bewältigen sein.
- Je größer die Klassenstärke ist, desto mehr Passagiersitzplätze müssen in doppelter bzw. dreifacher Ausführung vorhanden sein, um mehreren Auszubildenden gleichzeitig das Bearbeiten der Arbeitsaufträge zu ermöglichen.
- Je weniger Räume für das Lernfeldkonzept zur Verfügung stehen, desto weniger Passagiersitzplätze können parallel bearbeitet werden.

- Je weniger Übungs- und Anschauungsmaterial vorhanden ist, desto weniger Auszubildende können gleichzeitig an einem Passagiersitzplatz arbeiten.
- Je mehr Möglichkeiten gegeben sind, das Lehren und Lernen direkt in das Berufsfeld zu integrieren, desto intensiver ist eine Betreuung durch Experten erforderlich.

Die Passagiersitzplätze, die hier beispielhaft für die Lernsituation „Dem Patienten die Zähne putzen" vorgestellt werden, können somit nicht 1:1 in den schulischen Alltag übernommen werden, sondern müssen an die schultypischen Gegebenheiten angepasst werden.

B Übersichtstafeln zur thematischen Lerneinheit „Dem Patienten die Zähne putzen"

Empfehlung: Um allen am Lehr- und Lernprozess Beteiligten die Möglichkeit zu geben, sich den Ablauf der Unterrichtseinheit vorstellen zu können, schlägt das Flugzeug-Modell eine Übersichtstafel in drei Schritten (Unterrichtseinstieg, -geschehen, -abschluss) vor.

Zu den Schritten „Unterrichtseinstieg", „Unterrichtsgeschehen" und „Unterrichtsabschluss" werden die vorgesehenen Lerninhalte/Themen/Beiträge, die zur Anwendung kommenden Medien und Methoden, die zur Verfügung stehenden Räumlichkeiten und die zu integrierenden Dozenten bzw. Lehrer in Form einer Ablauf- und visuellen Strukturgrafik festgehalten. Damit kann sich jedes Teammitglied rasch eine Übersicht über die geplante Lerneinheit verschaffen.

Im Folgenden werden die beiden Übersichtstafeln (Ablaufgrafik und visuelle Strukturgrafik) vorgestellt, die das Unterrichtsgeschehen zur exemplarischen Lernsituation „Dem Patienten die Zähne putzen" aufzeigen und nachvollziehbar machen.

Phase des Unterrichtes	Inhalt/Titel/ Beiträge	Medien/Methoden	Lehrer/-in Dozent/-in	Lernum- gebung
Unterrichtseinstieg 90 Minuten	Erläutern der thematischen Lerneinheit „Dem Patienten die Zähne putzen". Interesse an der thematischen Lerneinheit wecken.	Folie mit Bild, Pinnwand, Stundenplan. Videofilm, Passagier-Fragebogen.	2 Lehrer/-innen	1 großes Klassen- zimmer
Unterrichtsgeschehen in Form von Passagier-Sitzplätzen	Pflegerelevantes Expertenwissen aus der 'Anatomie/Physiologie', 90 Minuten		1 Dozent/-in	1 großes Klassen- zimmer
Passagier-Sitzplatz „Zahnpflegematerial" 45 Minuten	Material für die Zahnpflege im Krankenhaus	Reales Anschauungs- material, Material von der Station, Fachartikel, Bücher		
Passagier-Sitzplatz „Zahnpflege-Frequenz" 45 Minuten	Häufigkeit, Zeitpunkt, Druck und Dauer der Zahnpflege	Fachliteratur, Bücher, Artikel aus Fachzeitungen, Internetrecherche		1 großes Klassen- zimmer, aufgeteilt in 3 getrennte Lerninseln
	Pflegerelevantes Expertenwissen aus der '(Pflege-)Wissenschaft'			
Passagier-Sitzplatz „Zahnspange" 45 Minuten	Besonderheiten der Zahnpflege	Bilder, Fotos, Fachliteratur, Interdentalzahnbürste, evtl. echte Zahnspange oder Modell		
Passagier-Sitzplatz „Zahnputztechnik" 135 Minuten	Die korrekte Zahnputztechnik	PP-Präsentation, Fachliteratur, CD, Modell eines Zahngebisses, Zahnbürste	1 Lehrer/-in	1 kleines Klassen- zimmer
	Pflegerelevantes Expertenwissen aus der 'Krankheitslehre', 90 Minuten		1 Dozent/-in	1 großes Klassen- zimmer
Passagier-Sitzplatz „Zähne putzen" 135 Minuten	Durchführung und Ablauf der Zahnpflege	Rollenspiel, Material von der Station, Krankenhausbett	2 Lehrer/-innen	Demoraum
	Pflegerelevantes Expertenwissen aus der 'Hygiene', 90 Minuten		1 Lehrer/-in	1 großes Klassen- zimmer
Unterrichtsabschluss 135 Minuten	Präsentation der Ergebnisse. Evaluation der thematischen Lerneinheit. Überprüfen des Lernerfolges. Möglichkeit der Aufarbeitung von Fragen.	Tafel, Overheadprojektor Passagier- Evaluationsbogen, Bordkarte Flipchart, Mind-map	2 Lehrer/-innen	1 großes Klassen- zimmer

Übersicht 24: Übersichts-tafel „Ablaufgrafik"

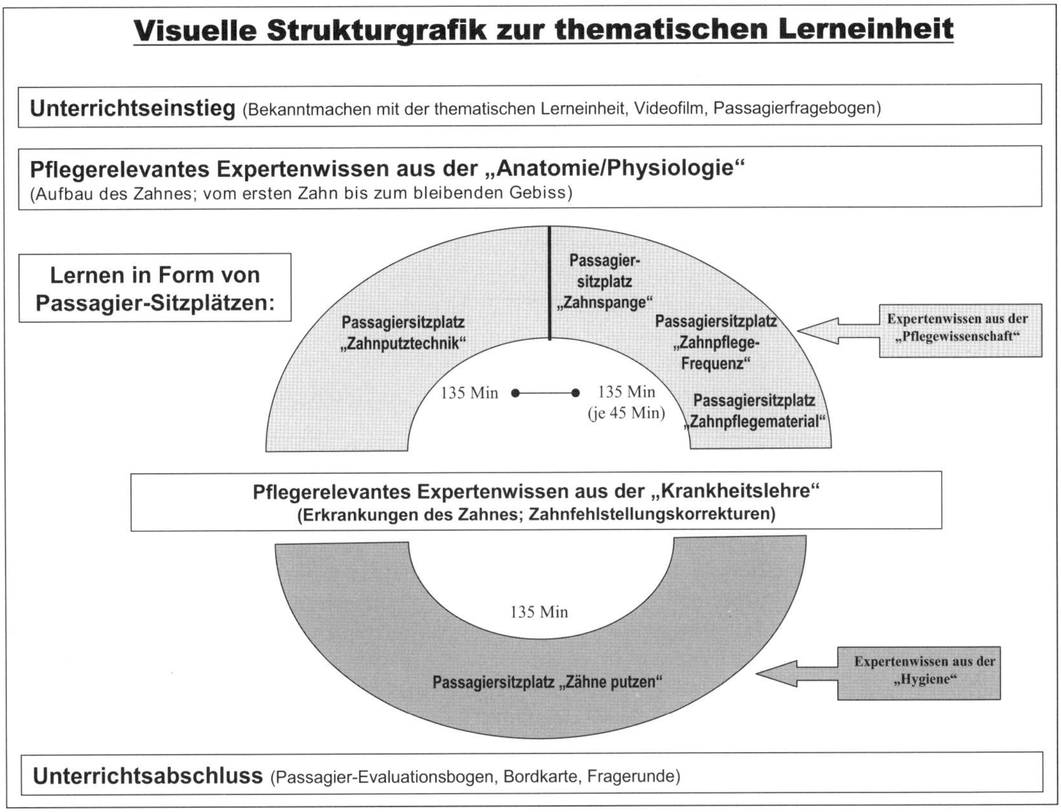

Visuelle Strukturgrafik zur thematischen Lerneinheit

Unterrichtseinstieg (Bekanntmachen mit der thematischen Lerneinheit, Videofilm, Passagierfragebogen)

Pflegerelevantes Expertenwissen aus der „Anatomie/Physiologie"
(Aufbau des Zahnes; vom ersten Zahn bis zum bleibenden Gebiss)

Lernen in Form von Passagier-Sitzplätzen:

Passagiersitzplatz „Zahnputztechnik"

Passagier-sitzplatz „Zahnspange"

Passagiersitzplatz „Zahnpflege-Frequenz"

Expertenwissen aus der „Pflegewissenschaft"

135 Min ●———● 135 Min (je 45 Min)

Passagiersitzplatz „Zahnpflegematerial"

Pflegerelevantes Expertenwissen aus der „Krankheitslehre"
(Erkrankungen des Zahnes; Zahnfehlstellungskorrekturen)

135 Min

Passagiersitzplatz „Zähne putzen"

Expertenwissen aus der „Hygiene"

Unterrichtsabschluss (Passagier-Evaluationsbogen, Bordkarte, Fragerunde)

Der Unterrichtseinstieg erfolgt durch zwei Lehrer/-innen, indem sie die thematische Lerneinheit „Dem Patienten die Zähne putzen" mit Hilfe einer Folie, einer Pinnwand und des Stundenplanes vorstellen.
Um das Interesse an der Lernsituation zu wecken, wird in den folgenden 30 Minuten der Zeichentrickfilm „Es war einmal.... das Leben. Mund und Zähne" gezeigt. Der Film soll den Auszubildenden helfen, erste gedankliche Anregungen bezüglich der Mund- und Zahnpflege zu bekommen. Damit das Lehren und Lernen im Anschluss interessenorientiert stattfinden kann, teilt das Lehrteam einen sog. **„Passagierfragebogen"** aus, der den Auszubildenden die Möglichkeit gibt, vorab festzuhalten, welche Teilgebiete für sie besonders spannend sind. Der Fragebogen wird vom Lehrteam ausgewertet und findet beim Lernen in Form von Passagiersitzplätzen seinen Niederschlag.

Übersicht 60: Übersichtstafel „Visuelle Strukturgrafik"

Fragebogen

Empfehlung: Damit das Lehrteam die Möglichkeit zur Auswertung des Fragebogens erhält, folgt direkt nach dem Unterrichtseinstieg eine 90-minütige Lehreinheit, in der pflegerelevantes Expertenwissen aus dem Fachbereich „Anatomie/Physiologie" vermittelt wird.

An diese Unterrichtseinheit knüpft das Lernen in Form von Passagiersitzplätzen an, die es den Auszubildenden ermöglichen, die exemplarische

Lernsituation „Dem Patienten die Zähne putzen" handlungsorientiert, ganzheitlich und berufsorientiert zu erarbeiten.

Die Passagiersitzplätze „Zahnspange", „Zahnpflegefrequenz" und „Zahnpflegematerial" werden parallel zum Passagiersitzplatz „Zahnputztechnik" angeboten.

Praktische Durchführung

Hierfür werden die Auszubildenden in **zwei gleich große Gruppen** aufgeteilt, bei einer Klassenstärke von beispielsweise 24 Auszubildenden also in zwei Gruppen zu je 12 Teilnehmern. Die Gruppeneinteilung erfolgt teilnehmer- bzw. bedürfnisorientiert und wird von den Auszubildenden eigenverantwortlich vorgenommen.

Die **erste Gruppe** mit 12 Auszubildenden wird in den nächsten 135 Minuten (3 mal 45 Min.) den Passagiersitzplatz „Zahnputztechnik" erarbeiten.

Die **zweite Gruppe** teilt sich selbst und interessenorientiert noch einmal in drei kleinere Gruppenstärken auf, so dass drei Kleingruppen à vier Personen entstehen. Diese drei Kleingruppen verteilen sich schließlich selbstständig auf die Passagiersitzplätze „Zahnpflegematerial", „Zahnpflegefrequenz" und „Zahnspange". Die Bearbeitungszeit jedes Passagiersitzplatzes beträgt 45 Minuten, so dass innerhalb von 135 Minuten (3 mal 45 Min.) die drei Passagiersitzplätze bearbeitet sein sollten. Damit arbeiten beide Großgruppen 135 Minuten parallel.

Der **Passagiersitzplatz „Zahnpflegefrequenz"** wird durch pflegerelevantes Expertenwissen aus der (Pflege-)Wissenschaft ergänzt, indem an der Lerninsel ein Arbeitsblatt bereitliegt, das mit Hilfe einer Internetrecherche ausgefüllt werden soll. Der Experte ist in diesem Fall kein/e Dozent/-in, sondern das Internet mit den darin veröffentlichten Beiträgen über den aktuellen Stand der Wissenschaft.

Nach **135 Minuten** Lehren und Lernen **wechseln** sich die beiden Gruppen **ab**, so dass nun die jeweils andere Gruppe mit 12 Auszubildenden den Passagiersitzplatz „Zahnputztechnik" bzw. die drei Passagiersitzplätze „Zahnpflegematerial", „Zahnspange" und „Zahnpflegefrequenz" erarbeitet.

Das handlungsorientierte und berufsorientierte Lehren und Lernen wird durch das **Vermitteln pflegerelevanten Expertenwissens** aus dem Fach **„Krankheitslehre"** unterbrochen, indem ein Dozent Erkrankungen des Zahnes vorstellt, Zusammenhänge zwischen schlechter Mundhygiene und Zahnerkrankungen aufzeigt und auf Zahnfehlstellungen und deren Korrekturmöglichkeiten eingeht.

Nach diesem Einschub setzt das handlungsorientierte, ganzheitliche und berufsorientierte Lernen wieder ein, indem **alle Auszubildenden gemeinsam** den Passagiersitzplatz „Zähne putzen" 135 Minuten (3 mal 45 Min.) erarbeiten. Die 24 Auszubildenden finden sich in **Zweiergruppen** zusammen und **üben praktisch** die korrekte Zahnputztechnik in Form eines **Rollenspieles** ein. Gefordert wird die Zahnputztechnik bei einem Patienten, der sich nicht aufsetzen kann (Zähneputzen im Liegen) und einem Patienten, der sich am Waschbecken die Zähne putzen kann (Zähneputzen im Sitzen). Die Zweiergruppen nehmen im Wechsel die Rolle des Patienten (bettlägerig, mobil) und die des Pflegepersonals ein. Nach 135 Minuten müssen von allen Auszubildenden beide Lernstationen – Zähneputzen liegend, sitzend – eingeübt worden sein.

Der Passagiersitzplatz „Zähne putzen" wird durch das **Vermitteln von pflegerelevantem Expertenwissen** aus dem Fach **„Hygiene"** abgerundet und beendet.

Zum **Unterrichtsabschluss** bekommen die Auszubildenden 45 Minuten Zeit, um ihre Ergebnisse aus den Arbeitsaufträgen der einzelnen Passagiersitzplätze mündlich zu präsentieren und ggf. zu korrigieren.
In diesem Rahmen sollten die Auszubildenden die letzten 2½ Tage Revue passieren lassen; eine Reflexion wird ermöglicht.
Mit Hilfe eines **Passagier-Evaluationsbogens** erhalten die Auszubildenden die Möglichkeit, dem Lehrteam eine Rückmeldung bezüglich der angebotenen Passagiersitzplätze zu geben. Mit einer sog. „Bordkarte" wird der Lernerfolg überprüft. Die Auszubildenden erhalten ein Feedback darüber, ob sie Handlungsfähigkeit bezüglich der Lernsituation „Dem Patienten die Zähne putzen" erworben haben. Die Bordkarte hält Fragen zu den Schwerpunkten der thematischen Lerneinheit bereit.
Zum **Abschluss** steht das Lehrteam Rede und Antwort, sollten noch **Fragen** offen geblieben sein.

Unterrichtsabschluss

Evaluationsbogen

C Die Ausgestaltung des Unterrichtsgeschehens zur exemplarischen Lernsituation „Dem Patienten die Zähne putzen"

Im Folgenden wird die detaillierte Ausgestaltung des Unterrichtseinstieges, der einzelnen Passagiersitzplätze, des Unterrichtsabschlusses und der Unterrichtseinheiten zum pflegerelevanten Expertenwissen aus den Bezugswissenschaften vorgestellt.

C1: Die Ausgestaltung des Unterrichtseinstieges

Das Lehrteam macht die Klasse mit der handlungssystematischen Lernsituation „Dem Patienten die Zähne putzen" bekannt, indem es nachstehende Folie auflegt:

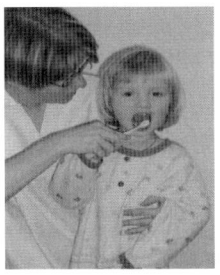

Abb. 36: Foto zur Ausgestaltung des Unterrichtseinstiegs.

Die Auszubildenden sollen sich das Foto in Ruhe ansehen und erste **Assoziationen** zum Thema „Mund- und Zahnpflege" in Form eines **Brainstormings** nennen. Sie werden aufgefordert, dem Lehrteam Gedanken durch Zuruf mitzuteilen. Die Lehrer notieren diese auf farbige Kärtchen und heften sie an eine Pinnwand.

Unterrichtseinstieg

Kategorien Schaubild

Um Struktur und Ordnung an der Pinnwand herzustellen, werden die Karten den **folgenden Kategorien** zugeordnet:

- Zahnpflegematerial
- Zahnpflegefequenz
- Zahnspange bzw. Zahnprothese (in der Altenpflege und Gesundheits- und Krankenpflege ggf. abweichendes Bild)
- Zahnputztechnik
- Zähneputzen
- Fachwissen (wie z. B. Erkrankungen der Zähne, Aufbau eines Zahnes etc.)

Das Lehrteam fügt nach Abschluss des Brainstormings den gruppierten Kärtchen die Überschrift/Kategorie zu, so dass sich (exemplarisch) folgendes Schaubild ergeben könnte:

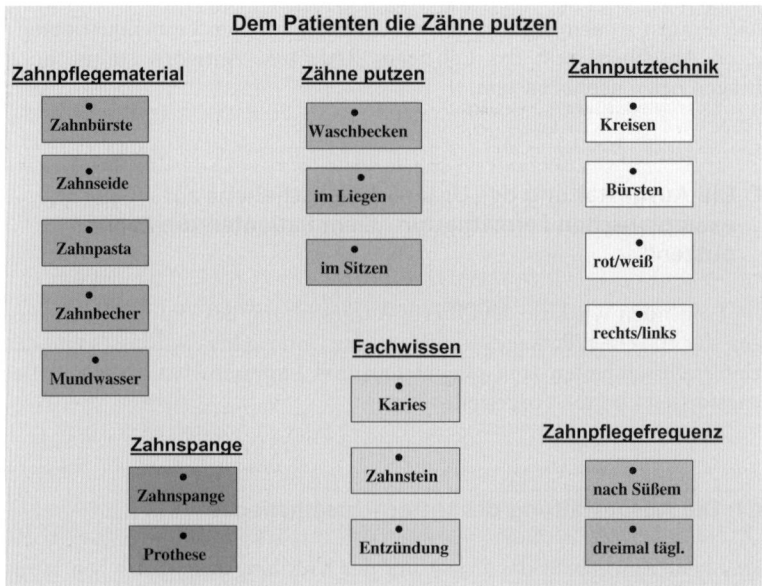

Übersicht 31: Schaubild nach Brainstorming (Unterrichtseinstieg)

Das Schaubild an der Pinnwand zeigt eine grobe Gliederung der exemplarischen Lernsituation, mit der sich die Auszubildenden die nächsten 2½ Tage beschäftigen werden.

Im Anschluss wird der Stundenplan für die Lerneinheit bekanntgegeben, auf dem die Auszubildenden die Schlüsselbegriffe des Schaubildes (Pinnwand) wiederfinden können.

Der Stundenplan für die Lernsituation „Dem Patienten die Zähne putzen"

45 Unterrichtsminuten \ Wochentage	Mittwoch	Donnerstag	Freitag
1. Stunde 2. Stunde	Unterrichtseinstieg	Lernen in Form von Passagiersitzplätzen < dreimal 45 Minuten > (Zahnputztechnik, Zahnpflegematerial,	Pflegerelevantes Expertenwissen aus der „Hygiene" Unterrichtsabschluss (mündl. Ergebnispräsentation)
3. Stunde 4. Stunde	Pflegerelevantes Expertenwissen aus der „Anatomie / Physiologie"	Zahnpflegefrequenz, Zahnspange) Pflegerelevantes Expertenwissen aus der	Unterrichtsabschluss (Passagier-Evaluationsbogen, Bordkarte, Fragerunde)
5. Stunde 6. Stunde	Lernen in Form von Passagiersitzplätzen < dreimal 45 Minuten > (Zahnputztechnik, Zahnpflegematerial,	„Krankheitslehre" (Erkrankungen des Zahnes) Lernen in Form von Passagier-Sitzplätzen	
7. Stunde	Zahnpflegefrequenz, Zahnspange)	< dreimal 45 Minuten > (Zähne putzen)	
8. Stunde	Pflegerelevantes Expertenwissen aus der „Krankheits-lehre" (Zahnfehlstellungskorrektur)		

Übersicht 32: Stundenplan für die Lerneinheit

Um Interesse an der thematischen Lerneinheit zu wecken und die Motivation zur Bearbeitung zu fördern, wird ein Videofilm gezeigt.

> **Information:** Hierzu gibt es unterschiedliche Lehrfilme, z. B.:
>
> - Videofilm „Die Zähne" aus der Reihe „Unser Körper" vom Landesmediendienst Bayern e.V.
> - Videofilm „Es war einmal … das Leben. Mund und Zähne."
> (Diese Reihe darf nur mit Genehmigung des Verlages Procidis öffentlich vorgeführt werden.)

i

Wir wählten den Film „Es war einmal … das Leben. Mund und Zähne", da dieser Zeichentrickfilm amüsant gestaltet und unseres Erachtens für einen „lockeren" Einstieg geeignet ist, der neugierig machen soll. Der Inhalt des Filmes hat direkten Bezug zum beruflichen Alltag. Er handelt u. a. von Kindern, die die Notwendigkeit des Zähneputzens erst erkennen und die Technik erlernen müssen. Zudem ist der Film fächerintegrativ ausgerichtet. Es wird nicht nur auf die Pflege (d. h. die pflegerische Maßnahme des Zähneputzens) eingegangen; darüber hinaus werden Inhalte aus der Krankheitslehre (Karies), der Hygiene (Hände waschen) und der Anatomie/Physiologie (Zahnschmelz) vermittelt.
Der Zeichentrickfilm reißt einige Inhalte nur oberflächlich an (z. B. korrekte Zahnputztechnik) und weckt dadurch das Interesse an detaillierteren Informationen.

> **Informationen** zum Inhalt des Films „Es war einmal … das Leben. Mund und Zähne":
> Der Film ist 26 Minuten lang, in Farbe und gibt Informationen bezüglich

i

> - Hygiene: Hände waschen,
> - Anatomie/Physiologie: Mund, Zähne, Speicheldrüsen, Verdauung, Weiterleitung von Informationen (z. B. Geschmacksempfindung) an das Gehirn,
> - Krankheitslehre: Karies, Entzündungen, Behandlung von Karies, Zahnarztbesuch,
> - Krankenpflege: Zahnpflege und Prophylaxe (z. B. Süßes vermeiden, nach dem Essen Zähne putzen,...).

Interessensschwerpunkte

Mit dem Film können **Interessenschwerpunkte der Auszubildenden** ausfindig gemacht werden, um die **Lerneinheit** in den folgenden 2½ Tagen **teilnehmerorientiert** gestalten zu können.

Damit dem Lehrteam bekannt wird, welche Interessenschwerpunkte die einzelnen Schüler haben, sieht das Flugzeug-Modell einen **„Passagierfragebogen"** vor, der von den Auszubildenden in den nächsten 5 Minuten ausgefüllt wird.

Übersicht 9: Passagier-fragebogen

Passagierfragebogen

Lernsituation „Dem Patienten die Zähne putzen"

- Wie sieht Ihre Motivation bezüglich der Erarbeitung dieser Lernsituation aus?
  - ☐ hohe Motivation
  - ☐ mittelmäßige Motivation
  - ☐ keine Motivation

  Begründung: _____
  _____

- Wie hat Ihnen der Zeichentrickfilm zum Einstieg in diese Lernsituation gefallen? Markieren Sie Ihre Einschätzung bitte auf folgender Skala (10 = sehr gut, super):

  0   1   2   3   4   5   6   7   8   9   10

  Begründung: _____
  _____

- Welche Inhalte der Lernsituation haben Ihr Interesse besonders geweckt, so dass Sie diese in den nächsten Tagen vertieft in Erfahrung bringen wollen?
  _____
  _____
  _____
  _____

- Wie bringen Sie sich in die Gruppe ein, damit die Lernsituation erfolgreich bearbeitet werden kann?
  _____
  _____
  _____

Name:_____   Datum: _____

Der Passagierfragebogen wird vom Lehrteam ausgewertet, während sich die Auszubildenden in den nächsten 90 Minuten aus dem Fach „Anatomie/Physiologie" pflegerelevantes Expertenwissen aneignen. Die Ergebnisse fließen in die Passagiersitzplätze ein, z. B. kann eine Lerninsel durch entsprechende Inhalte erweitert werden. Zum anderen dienen sie dazu, dass sich die Auszubildenden interessenorientiert in Arbeitsgruppen einteilen lassen bzw. sich selbst einteilen können.

C2: Die Ausgestaltung der Passagiersitzplätze

Passagiersitzplatz „Zahnpflegematerial"
Zeit: 45 Minuten
Großes Klassenzimmer, gemeinsam mit zwei weiteren
Passagiersitzplätzen
Keine Lehrkraft anwesend

Auf dem Passagiersitzplatz liegt folgendes **Material zur selbstständigen Bearbeitung:**

Material zur Bearbeitung

- **Zahnpasta** mit Fachliteratur (Internetausdrucke, Fachbuchseiten etc.) bezüglich:
  - Zusammensetzung der Zahnpasta,
  - Geschmack,
  - Zahnpastamenge (erbsengroß),
  - Fluoridgehalt (Effekt, Vorteile, Dauer der Anwendung),
  - Anwendung von Zahnpasta erst ab Kleinkindalter, wenn Kinder den Mund mit Wasser ausspülen können.
- **Zahnbürste** und Einmalzahnbürste von der Pflegestation mit Fachliteratur (Internetausdrucke, Fachbuchseiten etc.) bezüglich:
  - Form des Zahnbürstengriffs,
  - Größe und Form des Bürstenkopfes,
  - Beschaffenheit der Borsten der Zahnbürste,
  - Frequenz des Wechselns/Austauschens der Zahnbürste gegen eine Neue.
- **Zahnbecher** mit Fachliteratur bezüglich:
  - Notwendigkeit eines eigenen Zahnbechers für jedes Kind,
  - Technik, wie man die Zahnbürste in den Becher stellt.
- **Zahnseide** mit Fachliteratur bezüglich:
  - Notwendigkeit und Sinn der Zahnseide,
  - Frequenz der Verwendung von Zahnseide,
  - Alter, ab dem Zahnseide verwendet wird,
  - Anwendungstechnik.
- **Mundspüllösung** mit Fachliteratur bezüglich:
  - Nutzen und Bedeutung von Mundspüllösungen,
  - Alter, ab dem Mundspüllösung angewendet werden darf,
  - Anwendungstechnik.
- **Nierenschale** mit Fachliteratur bezüglich:
  - korrekter Verwendung und korrektem Umgang mit Nierenschalen,
- Reales **Anschauungsmaterial** (Wattestäbchen, Babyzahnbürste, Kinderzahnbürste) und Informationsmaterial (Kopien aus Fachbüchern, Fachliteratur, Ausdrucke aus dem Internet etc.) bezüglich der Besonderheiten des Zahnpflegematerials:
  - erstes abendliches Zähneputzen ab Durchbruch des ersten Zahnes mit feuchten Wattestäbchen,
  - spezielle Babyzahnbürste für Kinder zwischen 12 und 18 Monaten,

– Kinderzahnbürste ab 18 Monaten bis zum 2. Lebensjahr,
– Mund mit Wasser ausspülen etwa ab dem 2. Jahr,
– ab dem 2. bis 3. Lebensjahr Zähne mit Zahnpasta putzen, mindestens zweimal täglich (morgens und abends) und nach dem Verzehr von Süßigkeiten.
• **Handtücher** von der Station.

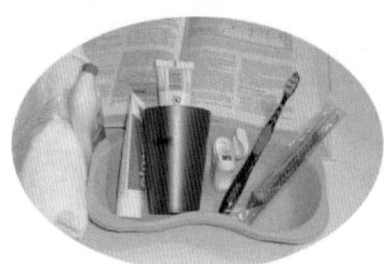

Abb. 37: Lerninsel mit Zahnpflegematerial

Arbeitsauftrag

In der Mitte des Passagiersitzplatzes (Lerninsel) liegt folgender **Arbeitsauftrag**, der auf farbigem Papier gedruckt ist:
„Schreiben Sie zu jedem Zahnpflegeartikel die Informationen heraus, die über Nutzen, Eigenschaften, Techniken, Anwendungshäufigkeit, Gebrauch/Umgang, Beschaffenheit/Aussehen und Bedeutung des Materials Auskunft geben."

Passagiersitzplatz „Zahnpflegefrequenz"
Zeit: 45 Minuten
Großes Klassenzimmer, gemeinsam mit zwei weiteren Passagiersitzplätzen
Keine Lehrkraft anwesend

Auf dem Passagiersitzplatz befinden sich zur selbstständigen Bearbeitung
• ein Computer mit Internetanschluss,
• Fachliteratur, Bücher, Informationsblätter etc.,
• ein Arbeitsblatt (Lückentext).

Erzielbare Wissensinhalte

Folgende **Informationen** sollen gewonnen werden:
• Zähneputzen nach jeder Mahlzeit bzw. nach dem Verzehr von Süßigkeiten,
• Zähneputzen nach dem Genuss säurehaltiger Lebensmittel im Zeitabstand von einer Stunde,
• Zähneputzen nach Verabreichen von Sondenkost im Zeitabstand von 30 Minuten,
• Zähneputzen mindestens dreimal täglich nach den Hauptmahlzeiten und nach dem Verzehr von Süßigkeiten,
• Dauer des Bürstens der Zähne und des Zahnfleisches zwischen zwei und drei Minuten mit einem Druck von etwa 150 Gramm,
• nach dem letzten Zähneputzen keine Medikamente oder „Betthupferl" mehr geben.

Das **pflegerelevante Expertenwissen** aus der (Pflege-)Wissenschaft erhalten die Auszubildenden auf diesem Passagiersitzplatz via Internet, indem sie sich die neuesten Studien, Erkenntnisse und Daten ansehen. Es bedarf daher keines Dozenten, der eine Unterrichtseinheit gibt.

In der Mitte der Lerninsel liegt folgender **Arbeitsauftrag**, der auf farbigem Papier gedruckt ist: Arbeitsauftrag
„Recherchieren Sie im Internet nach den neuesten Erkenntnissen bezüglich Häufigkeit, Zeitpunkt und Dauer des Zähneputzens sowie dem Druck, mit dem die Maßnahme ausgeführt wird. Fügen Sie die Informationen in das beiliegende Arbeitsblatt ein."

Passagiersitzplatz „Zahnspange"
Zeit: 45 Minuten
Großes Klassenzimmer, gemeinsam mit zwei weiteren
Passagiersitzplätzen
Keine Lehrkraft anwesend

Auf dem Passagiersitzplatz befindet sich zur selbstständigen Bearbeitung folgendes **Material**: Material
- **Fotos und Bilder** von festsitzenden und herausnehmbaren Zahnspangen,
- **Informationsmaterial** (Fachartikel, Internetausdrucke, Fachzeitschriften, Fachbücher, etc.) zur **Pflege herausnehmbarer Zahnspangen**,
- **Informationsunterlagen** (Fachartikel, Internetausdrucke, Fachzeitschriften, Fachbücher, etc.) zur **Pflege festsitzender Zahnspangen**,
- **Interdentalraumzahnbürste** als reales Anschauungsmaterial mit dazugehöriger Information bezüglich Gebrauch, Anwendung etc.,
- **Info-Material** (Fachartikel, Internetausdrucke, Fachzeitschriften, Fachbücher etc.) mit Ratschlägen, Anweisungen und Tipps zum **Essen mit fester Zahnspange** (Lebensmittel, die die festsitzende Zahnspangen beschädigen können),
- evtl. (wenn beschaffbar) reales **Anschauungsmaterial oder Modell** einer festsitzenden und einer herausnehmbaren Zahnspange,
- **Schreibmaterial und Blätter** zum Erstellen des Informationsblattes.

In der Mitte des Passagiersitzplatzes liegt folgender **Arbeitsauftrag**, der auf farbigem Papier gedruckt ist: Arbeitsauftrag
„Erarbeiten Sie ein DIN A 5-Informationsblatt zur Pflege festsitzender und herausnehmbarer Zahnspangen, auf dem schrittweise der Ablauf einer korrekten Zahnpflege mit Zahnspange dargestellt ist."

Passagier-Sitzplatz „Zahnputztechnik"
Zeit: 135 Minuten
Kleines Klassenzimmer
Eine Lehrkraft ist anwesend

Auf dem Passagiersitzplatz liegt folgendes **Material** zur Bearbeitung: Material
- **Power-Point-Präsentation** – erstellt von der Lehrkraft für Pflegeberufe –, die Schritt für Schritt via Beamer die Roll- und Auswischtechnik in Bild und Schrift erklärt:
  - Bürsten der Kauflächen der Zähne,
  - Bürsten der Innenflächen der Zähne,
  - Bürsten der Frontzähne,
  - Bürsten der Außenflächen der Zähne,

- Prinzipien „Putzrichtung von rot nach weiß", „stets am hintersten Zahn beginnen", „von rechts hinten nach vorne und von links hinten nach vorne putzen".
- **Arbeitsblätter in Bild und Schrift,** die die Zahnputztechnik des Kleinkindes (Schrubbbewegung) erklären:
  - Kauflächen,
  - Außenflächen,
  - Innenflächen,
  - Schneidezähne.
- **Informationsblätter** über die **Zahnputztechnik** mittels Wattestäbchen **beim Säugling.**
- CD-Player mit **CD** „Zahnputzlied von Elmex" als Beispiel, wie die „Umgebung" bei Kindern interessant gestaltet und die kleinen Patienten zum Zähneputzen motiviert werden können (Kariesprophylaxe).
- **Modell** eines Zahngebisses.

Arbeitsauftrag In der Mitte der Lerninsel liegt folgender **Arbeitsauftrag,** der auf farbigem Papier gedruckt ist:

„Eignen Sie sich die Technik des Zähneputzens bei Erwachsenen (Roll- und Auswischtechnik) und bei Kleinkindern (Schrubbbewegung) mit Hilfe der Power-Point-Präsentation und der Arbeitsblätter an und üben sie diese am Modell des Zahngebisses ein."

Merke: An diesem Passagiersitzplatz befindet sich eine Lehrkraft, die für das Bedienen des Beamers zuständig ist und beim Einüben der korrekten Zahnputztechnik am Zahngebiss-Modell hilfreich zur Seite steht, bei Bedarf Fehler sofort korrigiert und Tipps zur leichteren Handhabung gibt.

Während des Einübens der korrekten Zahnputztechnik am Modell wird das Zahnputzlied von Elmex abgespielt. Der/die Lehrer/-in ist für das Betätigen des CD-Players verantwortlich. Die Auszubildenden erhalten abschließend eine Kopie des Liedtextes.

Passagiersitzplatz „Zähne putzen"
Zeit: 135 Minuten
Großes Klassenzimmer
Zwei Lehrer/-innen sind anwesend

Pflegesituation Der Passagiersitzplatz hält folgende **Situationen aus dem beruflichen Alltag** des Pflegepersonals bereit:
- **Zähneputzen im Bett** (liegend):
  - Im Klassenzimmer stehen ein, besser zwei stationsübliche, bezogene Krankenhausbetten.
- **Zähneputzen am Waschbecken** (sitzend):
  - Vor das Waschbecken des Klassenzimmers wird ein Stuhl geschoben.
  - Sollte sich kein Waschbecken im Klassenzimmer befinden, werden die Schreibtische mit Zellstoff abgedeckt und eine Nierenschale am Rand platziert. (Die Auszubildenden sollen sich vorstellen, dies seien die Waschbecken).

Die Auszubildenden wurden zuvor angehalten, folgendes **Material von zu Hause** mitzubringen:

* 2 Handtücher
* Zahnbürste
* Zahnbecher
* Zahnpasta.

Das **Lehrteam** hält folgendes **Material** bereit:

* Nierenschale
* ggf. Einmalzahnbürste.

Bevor die Auszubildenden ihren Arbeitsauftrag erhalten, führt das Lehrteam in Form eines Rollenspiels das Zähneputzen bei einem am Waschbecken sitzenden Patienten und bei einem im Bett liegenden Patienten vor (Vorbereitung des Materials, Lagerung des Patienten, Durchführung der Zahnpflege, Nachbereitung).

Im Anschluss an das Rollenspiel erhalten die Auszubildenden die **Aufgabe**, die **Durchführung der Zahnpflege selbstständig zu trainieren**, indem sie sich zu Zweierteams zusammenfinden und abwechselnd die Rolle der Pflegeperson und die Rolle des Patienten übernehmen.

Die Auszubildenden erhalten folgenden **Arbeitsauftrag**, der mittels Overheadprojektor an die Wand projiziert wird:
„Suchen Sie sich einen/eine Partner/-in Ihrer Wahl und üben Sie das Zähneputzen in zwei Varianten:

* Putzen Sie Ihrem Patienten (Klassenkameradin/Klassenkamerad) die Zähne im Bett liegend und
* putzen Sie Ihrem Patienten (Klassenkameradin/Klassenkamerad) die Zähne am Waschbecken sitzend.“

Am Ende der Unterrichtseinheit muss jeder Auszubildende einem simulierten Patienten (Kollegin/Kollege) die Zähne am Waschbecken und im Bett geputzt haben.
Das Lehrteam betreut die Auszubildenden dahingehend, dass es Stärken und Schwächen bei der Durchführung herausarbeitet und sofort Korrekturmaßnahmen und Fehlerbehebungen durchführt. So ist es dem Lehrteam möglich, sich von der beruflichen Handlungsfähigkeit jedes einzelnen Auszubildenden in Bezug auf die Zahnpflege zu überzeugen.

C3: Die Ausgestaltung des Unterrichtsabschlusses

Das Flugzeug-Modell sieht das Abschließen der Lernsituation anhand folgender **Instrumente** vor:

* Mündliche Ergebnispräsentation: 45 Minuten
* Passagier-Evaluationsbogen (schriftliches Feedback): 90 Minuten
* Bordkarte (schriftliche Erfolgskontrolle): 90 Minuten
* Beantwortung von Fragen, Gefühls- und Erfahrungsaustausch (Flipchart): 90 Minuten
* Mind map (Lernsituation auf Mikroebene): 90 Minuten

Die ersten 45 Minuten des Unterrichtsabschlusses werden für eine **mündliche Ergebnispräsentation** verwendet.

Marginalien rechts: Material · Aufgabe · Arbeitsauftrag · Instrumente Unterrichtsabschluss · Ergebnispräsentation

Die Auszubildenden konnten sich in den letzten Tagen viele Wissensinhalte zur Zahnpflege selbstständig erarbeiten. An zwei Passagiersitzplätzen (Zahnputztechnik, Zähne putzen) war eine Lehrkraft anwesend, die sofort Rückmeldung bezüglich der Richtigkeit der erlernten Inhalte gab. Drei Passagiersitzplätze (Zahnpflegematerial, Zahnpflegefequenz, Zahnspange) mussten eigenständig, eigenverantwortlich und ohne jegliches Feedback bearbeitet werden. Die Auszubildenden erhalten nun in Form einer mündlichen Ergebnispräsentation die Möglichkeit, **erlernte Inhalte vorzustellen** und hinsichtlich **Korrektheit zu überprüfen**.

Ergebnisse | Das Lehrteam bittet die Klasse, folgende (zuvor bearbeitete) **Arbeitsaufträge** mündlich zu präsentieren:

- **Arbeitsauftrag „Zahnpflegematerial":**
  „Schreiben Sie zu jedem Zahnpflegematerial die Informationen heraus, die über Nutzen, Eigenschaften, Techniken, Anwendungshäufigkeit, Gebrauch/Umgang, Beschaffenheit/Aussehen und Bedeutung des Materials Auskunft geben."
- **Arbeitsauftrag „Zahnpflegefrequenz":**
  „Recherchieren Sie im Internet nach den neuesten Erkenntnissen bezüglich Häufigkeit, Zeitpunkt und Dauer des Zähneputzens sowie dem Druck, mit dem die Maßnahme ausgeführt wird. Fügen Sie die Informationen in das beiliegende Arbeitsblatt ein."
- **Arbeitsauftrag „Zahnspange":**
  „Erarbeiten Sie ein DIN A 5-Informationsblatt zur Pflege festsitzender und herausnehmbarer Zahnspangen, auf dem schrittweise der Ablauf einer korrekten Zahnpflege mit Zahnspange enthalten ist."

Die Präsentation je Passagiersitzplatz beträgt 10 Minuten mit anschließender Diskussionsrunde (5 Minuten). Die Auszubildenden legen die Referentinnen/Referenten selbst fest und tragen die Schwerpunkte jedes Passagiersitzplatzes vor. Während der **Diskussionsrunde** bekommen die Auszubildenden **Rückmeldung** zu den erarbeiteten Inhalten.

Feedback | Nach der mündlichen Ergebnispräsentation werden die folgenden 90 Minuten dazu verwendet, dem **Lehrteam** ein **Feedback** bezüglich der letzten 2½ Tage zu geben. Das Lehrteam bekommt Rückmeldung, inwieweit die **angebotenen Lernsituationen** (Passagiersitzplätze) **effektiv** waren, die **Gruppenarbeiten positiv** abliefen, und ob die Auszubildenden einen **Zugewinn an Informationen** erfahren konnten.

Das Feedback wird mit Hilfe des „**Passagier-Evaluationsbogens**" durchgeführt, der in den nächsten 10 Minuten von den Auszubildenden anonym ausgefüllt werden soll.

Übersicht 34: „Passagier-Evaluationsbogen'' (Feedback für das Lehrteam)

Passagier-Evaluationsbogen

Lernsituation „Dem Patienten die Zähne putzen"

- Wie zufrieden waren Sie mit den angebotenen Passagiersitzplätzen?
  - ☐ sehr zufrieden
  - ☐ teilweise zufrieden
  - ☐ nicht zufrieden

  Begründung:_____
  _____

- Welcher Passagiersitzplatz hat Ihnen am besten gefallen (mit Begründung)?
  _____
  _____
  _____

- Welcher Passagiersitzplatz hat Ihnen am wenigsten zugesagt (mit Begründung)?
  _____
  _____
  _____

- Konnten Sie die Inhalte bearbeiten, die Sie bezüglich der Lernsituation interessiert hatten?
  - ☐ ja
  - ☐ teilweise
  - ☐ nein

  Begründung:_____
  _____

- Haben Sie das Gefühl, dass Sie die Inhalte der Lernsituation in Ihrem nächsten Stationseinsatz umsetzen können?
  - ☐ ja
  - ☐ teilweise
  - ☐ nein

  Begründung:_____
  _____
  _____

- Geben Sie einen kurzen Kommentar zur Teamarbeit in Ihren Kleingruppen ab.
  _____
  _____
  _____

- Wenn Sie die Lernsituation selbst planen dürften, was würden Sie zusätzlich einarbeiten bzw. weglassen?
  _____
  _____
  _____

Sinn und Zweck der thematischen Lerneinheit „Dem Patienten die Zähne putzen" war einerseits das **Erreichen von Handlungsfähigkeit,** was bedeutet, dass die Auszubildenden eigenständig, eigenverantwortlich, fachlich und berufsethisch korrekt einem Patienten die Zähne putzen können, und andererseits der **Zugewinn an Fachwissen.**

Das Erreichen der **Handlungsfähigkeit** konnte von Seiten des **Lehrteams am Passagiersitzplatz** „Zähne putzen" **überprüft** werden. Hier mussten die Auszubildenden in Form eines Rollenspiels zeigen, dass sie die Inhalte der Passagiersitzplätze verstanden und vernetzt hatten sowie praktisch umsetzen konnten.

Das Ziel des **Zugewinns an Fachwissen** zum Thema „Mund- und Zahnpflege" wird mit Hilfe der **„Bordkarte" (schriftliche Erfolgskontrolle)**

Instrumente zur Lernzielkontrolle

überprüft. Sie ist ein Instrument, mit dessen Hilfe schriftlich, aber ohne der Vergabe von Noten, Fachwissen abgefragt werden kann.

Jeder Auszubildende wird gebeten, die Bordkarte in den folgenden 30 Minuten alleine auszufüllen.

Übersicht 35: „Bordkarte"
zur Lernzielkontrolle

Bordkarte

Lernsituation „Dem Patienten die Zähne putzen"

➢ Das Milchgebiss besteht aus ... (1 Antwort ist richtig)
☐12 Zähnen.   ☐ 20 Zähnen.   ☐32 Zähnen.

➢ Jeder Zahn hat drei Bestandteile. Nennen Sie diese.

Etikett „Bordkarte"

➢ Eine nachlässige Mund- und Zahnhygiene führt zu schweren Gesundheitsproblemen. Zeigen Sie diesen Zusammenhang am Beispiel „Karies" auf. (6 Nennungen)

➢ Unter Parodontose versteht man ... (1 Antwort ist richtig)
☐Verkalkung d. Zahnbelags   ☐ Schwund d. Zahnhalteapparats   ☐ Zahnfleischentzündung

➢ Sie sollen einem bettlägerigen 14-jährigen Patienten die Zähne putzen. Welche 6 Materialien bereiten Sie vor?

➢ Erklären Sie einer Mutter den Sinn und Zweck von Kinderzahnpasta. (2 Nennungen)

➢ Die korrekte Zahnputztechnik beim Erwachsenen ist die .... (1 Antwort ist richtig)
☐Roll- u. Auswischtechnik.   ☐ Roll- u. Kreistechnik.   ☐ Schrubbbewegungen.

➢ Erläutern Sie stichwortartig (6 Handlungsschritte) den Ablauf/die Durchführung einer korrekten Zahnpflege am Waschbecken bei einem Schulkind.

➢ Ihr Patient hat eine herausnehmbare Zahnspange. Was ist dabei zu beachten (2 Aspekte).

➢ Im Umgang mit der Zahnbürste müssen bestimmte hygienische Richtlinien eingehalten werden. Nennen Sie hierzu drei Hygienerichtlinien, die Sie im Krankenhaus unbedingt beachten müssen.

➢ Geben Sie Ihrem Patienten auf Basis der neuesten (pflege-)wissenschaftlichen Erkenntnisse vier Informationen bezüglich Dauer, Druck, Zeitpunkt und Häufigkeit der Zahnpflege.

Name: _____   Datum: _____

Kontrollinstrument
Bordkarte

Das Lehrteam kontrolliert die Antworten auf der Bordkarte und verschafft sich damit einen Überblick über die Effektivität des Zugewinns von Fachwissen zur thematischen Lerneinheit „Dem Patienten die Zähne putzen".

Die **Bordkarte** ist ein **Instrument, das Fachwissen schriftlich** und **ohne die Vergabe von Noten abfragt.** Nach der Korrektur der Bordkarte (max. eine Woche später) wird diese den Auszubildenden wieder ausgehändigt und bietet somit die **Grundlage** für mögliche zusätzliche, **eigenständige Bestrebungen des Aneignens von Fachwissen**. Die falsch beantworteten Fragen sollen von den Auszubildenden noch einmal bearbeitet werden; fehlendes Wissen kann dadurch nachträglich eigenverantwortlich angeeignet werden.

> **Merke:** Die Bordkarten lassen zwar keine Note zu, doch sollten die Auszubildenden sehr wohl ein Feedback darüber erhalten, inwieweit ihre Leistungen gut bzw. schlecht waren.

Diese **Rückmeldung bezüglich der Leistungsbemessung** wird mit Hilfe des in Abb. 38 dargestellten **Etiketts** erreicht.

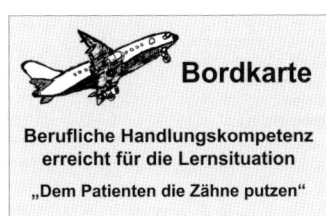

Abb. 38: Etikett „Bordkarte" zum Erweben der Handlungskompetenz

Das Lehrteam klebt das Etikett nach Korrektur der Bordkarte rechts oben auf den Bogen, wenn das erworbene Fachwissen den Ansprüchen des Teams genügt.
Die Auszubildenden werden also keine Note bzw. Punkteverteilung sehen. Ihnen soll nur verdeutlicht werden, ob sie das Lernziel erreicht haben. Dies erfahren sie durch das Etikett auf der Bordkarte. Es symbolisiert das „Fliegen", d. h., dass sich der Auszubildende Handlungskompetenz in der exemplarischen Lernsituation angeeignet hat.

Die **Vergabe des Etiketts** verläuft nicht willkürlich, sondern wird an **folgenden Kriterien** festgemacht:

Vergabekriterien

- **Stufenmodell** von Fiechter/Meier[7], das die Qualität der Pflege bestimmt:
  „Für jede Stufe müssen eigene Kriterien formuliert werden, die aussagen, was für Forderungen erfüllt sein müssen, damit die Pflege als sicher, angemessen oder optimal eingestuft werden kann."[8]
  – Gefährliche Pflege
  – Sichere Pflege
  – Angemessene Pflege
  – Optimale Pflege

Das Stufenmodell wird nun auf die Vergabe des Etikettes „Handlungskompetenz erworben" wie folgt angewendet.

_____

[7] Fiechter/Meier,1998, S.157
[8] Fiechter/Meier,1998, S.155

Übersicht 36: Auswertung
der Passagierbordkarte

Auswertung der Passagierbordkarte
Lernsituation „Dem Patienten die Zähne putzen"

Gefährliche Pflege	Sichere Pflege	Angemessene Pflege	Optimale Pflege
→ unter 20 Punkte	→ 21 -27 Punkte	→ 28- 32 Punkte	→ 33 – 35 Punkte
Die/der Auszubildende hat eine ausreichende bis mangelhafte Leistung erbracht. Die meisten Kompetenzen und die Handlungsfähigkeit bezüglich der Lernsituation wurden nicht erreicht. Das pflegerische Wissen wurde nicht vernetzt mit den Inhalten aus den Bezugswissen-schaften abgespeichert, bzw. die Sicherheit d. Pat. wurde gefährdet.	Die/der Auszubildende hat eine befriedigende Leistung erbracht. Einige der Kompetenzen wurden erreicht, doch eine gute Handlungsfähigkeit bezüglich der Lernsituation liegt nicht vor. Das pflegerische Wissen wurde nur teilweise vernetzt mit den Inhalten aus den Bezugswissen-schaften abgespeichert.	Die/der Auszubildende hat eine gute Leistung erbracht. Fast alle Kompetenzen und die Handlungs-fähigkeit bezüglich der Lernsituation wurden erreicht. Das pflegerische Wissen wurde zum größten Teil vernetzt mit den Inhalten aus den Bezugs-wissenschaften abgespeichert.	Die/der Auszubildende hat eine sehr gute Leistung erbracht. Alle Kompetenzen und die Handlungsfähigkeit bezüglich der Lernsituation wurden erreicht. Das pflegerische Wissen wurde vernetzt mit den Inhalten aus den Bezugswissen-schaften abgespeichert.

Bordkarte wird nicht ausgehändigt.   Bordkarte wird ausgehändigt.

Bewertung

Die **Berechnungsgrundlage** für die **Punkteverteilung** ist Folgende:
- Note 1 bis einschl. 95%   → 35 Punkte bis einschl. 33 Punkte
- Note 2 bis einschl. 80%   → 32 Punkte bis einschl. 28 Punkte
- Note 3 bis einschl. 60%   → 27 Punkte bis einschl. 21 Punkte
- Note 4 bis einschl. 50%   → 20 Punkte bis einschl. 18 Punkte
- Note 5 bis einschl. 20%   → 17 Punkte bis einschl. 7 Punkte

Vergabe Etikett

Die **Vergabe des Etiketts** „Handlungskompetenz erworben" findet **bis zum Erreichen einer Prozentzahl von 80%** (d. h. bis einschließlich 28 Punkte) statt, was der **„angemessenen Pflege"** entspricht. Eine befriedigende Leistung (27 bis einschl. 21 Punkte) ist unserer Meinung nach nicht ausreichend, um Handlungskompetenz in einer exemplarischen Lernsituation bescheinigt zu bekommen. Jede Berufsfachschule muss sich bei der Vergabe des Etikettes jedoch ihre eigenen Gedanken bezüglich der Vergabe machen und Kriterien festlegen.

Im Folgenden wird die Bordkarte mit der Leistung „sehr gut" (= 35 Punkte), d. h. optimale Pflegeleistung bezüglich der Lernsituation „Dem Patienten die Zähne putzen" dargestellt.

Bordkarte

Lernsituation „Dem Patienten die Zähne putzen"

> Das Milchgebiss besteht aus ... (1 Antwort ist richtig)

1 P ☐12 Zähnen.   ☒ 20 Zähnen.   ☐32 Zähnen.

> Jeder Zahn hat drei Bestandteile. Nennen Sie diese.

3 P Zahnkrone (Corona), Zahnhals (Collum), Zahnwurzel (Radix)

> Eine nachlässige Mund- und Zahnhygiene führt zu schweren
> Gesundheitsproblemen. Zeigen Sie diesen Zusammenhang am Beispiel „Karies" auf. (6 Nennungen)

6 P Speisereste werden dadurch nicht gründlich mechanisch entfernt -> bilden in Verbindung mit Mundhöhlenbakterien Zahnbelag
(Plaque) -> Vergärung der Speisereste führt zu Säureentstehung -> Säure löst Zahnschmelz auf -> es entsteht Karies (Zahnfäule)
-> Bakterien können bis zur Wurzel und in das Gefäßsystem vordringen und schwere Infektion verursachen

> Unter Parodontose versteht man ... (1 Antwort ist richtig)

1 P ☐Verkalkung d. Zahnbelags   ☒ Schwund d. Zahnhalteapparats   ☐ Zahnfleischentzündung

> Sie sollen einem bettlägerigen 14-jährigen Patienten die Zähne putzen. Welche 6 Materialien bereiten
> Sie vor?

6 P Zahnpasta, Zahnbürste, Zahnbecher mit lauwarmem Wasser, Zahnseide, zwei Handtücher, Nierenschale

> Erklären Sie einer Mutter den Sinn und Zweck von Kinderzahnpasta. (2 Nennungen)

2 P Milchzähne brauchen besonderen Schutz aufgrund des weichen, noch nicht vollständig ausgereiften Schmelzes;
Zahnpasta unterstützt die Wirkung des Bürstens.

> Die korrekte Zahnputztechnik beim Erwachsenen ist die .... (1 Antwort ist richtig)

1 P ☒Roll- u. Auswischtechnik.   ☐ Roll- u. Kreistechnik   ☐ Schrubbbewegungen.

> Erläutern Sie stichwortartig (6 Handlungsschritte) den Ablauf/die Durchführung einer korrekten
> Zahnpflege am Waschbecken bei einem Schulkind.

6 P Mund mit Wasser ausspülen; Zahnbürste anfeuchten; Zahnpasta erbsengroß auf Zahnbürste geben; Zähne mit Roll- und
Auswischtechnik putzen; Mund mit lauwarmem Wasser ausspülen (Wasser durch Zahnzwischenräume pressen); Mund
abtrocknen; Zahnbürste unter fließendem Wasser reinigen und in Zahnputzbecher stellen.

> Ihr Patient hat eine herausnehmbare Zahnspange. Was ist dabei zu beachten (2 Aspekte).

2 P Zahnspange nach dem Tragen mit Wasser abspülen; evtl. Reinigungsmittel verwenden und dann in speziellem
Behälter aufbewahren.

> Im Umgang mit der Zahnbürste müssen bestimmte hygienische Richtlinien eingehalten werden.
> Nennen Sie hierzu drei Hygienerichtlinien, die Sie im Krankenhaus unbedingt beachten müssen.

3 P Jeder Patient erhält seine eigene Zahnbürste; Zahnbürste alle 4 bis 6 Wochen erneuern; Zahnbürste mit Kopf nach oben in
Zahnputzbecher stellen.

> Geben Sie Ihrem Patienten auf Basis der neuesten (pflege-)wissenschaftlichen Erkenntnisse
> vier Informationen bezüglich Dauer, Druck, Zeitpunkt und Häufigkeit der Zahnpflege.

4 P 2-3 Minuten mit 150 Gramm Druck; dreimal täglich nach den Hauptmahlzeiten und nach dem Verzehr von Süßigkeiten; bei
säurehaltigen Lebensmitteln (Essen, Getränke) erst eine Stunde nach dem Verzehr Zähne putzen.

Name: _____   Datum: _____

Zum Abschluss der Lernsituation besteht die Möglichkeit, **Fragen** zu
stellen und einen **Erfahrungsaustausch** durchzuführen.

Das **Lehrteam** steht **Rede und Antwort** und notiert mögliche Fragen auf der Flipchart.

Wichtig ist, dass das Lehrteam keineswegs den Anspruch der „Allwissenheit" haben sollte. Die Fragen von Seiten der Auszubildenden können vom Lehrteam sofort beantwortet oder auf die nächste Unterrichtsstunde verschoben werden.

Das Team sollte hierbei **Souveränität** beweisen und den Auszubildenden ehrlich sagen, dass sie diese Frage momentan nicht beantworten können und den Rat von Experten einholen werden.

Offen gebliebene Fragen werden im Zusammenhang mit dem Aushändigen der Bordkarte (max. eine Woche nach Stattfinden der Lernsituation) beantwortet.

Neben der Beantwortung offen gebliebener Fragen muss auch Platz zum **Austausch von Gefühlen und Erfahrungen** sein.

Das Lehrteam motiviert die Auszubildenden, ihre Gedanken und Erfahrungen bezüglich der letzten Tage offen und ehrlich zu äußern. Hierbei dürfen von Seiten der Lehrer und Kollegen **keine Wertungen** vorgenommen werden.

Die **Aussagen** werden **wertschätzend entgegengenommen**.

Zudem erhalten die Auszubildenden die Mind map „Visualisieren der Lernsituation (Dem Patienten die Zähne putzen) Mikroebene" (siehe Abb. 32 auf S. 147), die ihnen eine abschließende Übersicht über die erworbenen Lerninhalte geben soll.

C4: Ausgestaltung der Unterrichtseinheiten bezüglich des pflegerelevanten Expertenwissens aus den Bezugswissenschaften

Relevanz

Vermittelt wird das **pflegerelevante Expertenwissen** unter der Fragestellung, welche Inhalte aus meiner Bezugswissenschaft für die Lernsituation „Dem Patienten die Zähne putzen" pflegerelevant sind. Im Rahmen der Unterrichtseinheiten werden nur die Informationen vermittelt, die für die spezielle thematische Lerneinheit relevant sind und dazu beitragen, die **Lernsituation ganzheitlich** zu **erfassen**.

Fachsystematische Einschübe

Der **Stundenplan** für die exemplarische Lernsituation „Dem Patienten die Zähne putzen" sieht folgende **fachsystematische Einschübe** vor:
- Pflegerelevantes Expertenwissen aus dem Bereich „Anatomie/Physiologie",
- pflegerelevantes Expertenwissen aus dem Bereich „Krankheitslehre",
- pflegerelevantes Expertenwissen aus dem Fachgebiet „Hygiene",
- pflegerelevantes Expertenwissen aus dem Bereich „(Pflege-)Wissenschaft".

Für die fachsystematischen Einschübe werden Experten (Dozenten/-innen) hinzugezogen, die im Rahmen einer Unterrichtseinheit das Fachwissen vermitteln, d. h. Orientierungsgrundlagen geben und sachliche Zusammenhänge veranschaulichen.

Im Anschluss wird verkürzt dargestellt, welche Inhalte aus den Bezugswissenschaften für eine ganzheitliche Betrachtung der Lernsituation „Dem Patienten die Zähne putzen" relevant sind.

Pflegerelevantes Expertenwissen aus dem Bereich „Anatomie/ Physiologie"

Tag: Mittwoch
Zeitrichtwert: 90 Minuten

Folgende Inhalte sollten besprochen werden:
- Anatomie der Mundhöhle   (Aufbau, Aufgaben)
- Anatomie der Zunge   (Aufbau, Aufgaben, Geschmacks-qualitäten)
- Anatomie der Zähne   (Aufbau, Aufgaben, Milchgebiss, Dauergebiss)
- Anatomie der Speicheldrüsen (Aufbau, Aufgaben, Funktion d. Speichels)
- Anatomie des Rachens   (Aufbau, Aufgaben, drei Etagen des Rachenraums)
- Physiologie der Verdauung   (Verdauung in der Mundhöhle, Enzyme, Speichelzusammensetzung)

Übersicht 38: Für die Lernsituation relevante Bezugswissenschaften

Pflegerelevantes Expertenwissen aus dem Bereich „Krankheitslehre"

Tag: Mittwoch, Donnerstag
Zeitrichtwert: 135 Minuten

Folgende Inhalte sollten besprochen werden:
- Plaque
- Karies
- Zahnstein
- Gingivitis
- Parodontitis
- Behandlung von Karies, Zahnstein, Gingivitis, Parodontitis
- Korrektur von Zahnfehlstellungen

Pflegerelevantes Expertenwissen aus dem Fachgebiet „Hygiene"

Tag: Donnerstag
Zeitrichtwert: 45 Minuten

Folgende Inhalte sollten besprochen werden:
- Hände waschen vor den Mahlzeiten (Sinn und Zweck; korrekte Durchführung)
- Eigenes Zahnpflegeset für jeden Patienten (Sinn und Zweck dieser Maßnahme; Erneuern der Bestandteile des Zahnpflegesets, z. B. Zahnbürste nach bestimmten zeitlichen Vorgaben)
- Desinfektion von Pflegeutensilien (Definition und Ziel der Desinfektion; Methoden der chemischen Desinfektion, z. B. Sprühen, Instrumentendesinfektion)
- Sterilisation von Pflegeutensilien (Definition und Ziel der Sterilisation; Vorbereitung des Sterilguts, z. B. Nierenschale; Umgang mit Sterilgut)

> **Pflegerelevantes Expertenwissen aus dem Bereich „(Pflege-)Wissenschaft"**
> Die Informationen werden via Internet vermittelt, indem sich die Auszubildenden die neuesten Erkenntnisse eigenständig mit einem Arbeitsblatt als Leitfaden und Internetrecherche aneignen.

7.2.3 Kompetenzerwerb in der exemplarischen Lernsituation

Die thematische Lerneinheit „Dem Patienten die Zähne putzen" diente dem Erwerb beruflicher Handlungskompetenz.

Ausgangspunkt für die handlungsorientierte, ganzheitliche und berufsorientierte Unterrichtsausgestaltung waren die von Seiten des Lehrteams ermittelten schulischen (materiellen und formalen) Handlungskompetenzen. (Siehe hierzu Gliederungspunkt „Handlungskompetenzen für den Lernort Schule ermitteln und darauf basierend die exemplarische Lernsituation aufstellen".)

Der Unterrichtseinstieg, die Passagiersitzplätze, der Unterrichtsausstieg und die Einschübe pflegerelevanten Expertenwissens aus den Bezugswissenschaften wurden auf Basis der schulischen Handlungskompetenz aufgestellt, so dass jede Essenz des gesamten Unterrichts ihren spezifischen Beitrag zum Erwerb der materiellen und formalen schulischen Handlungskompetenzen geliefert hat.

Die nachfolgende Abbildung zeigt auf, welche schulischen Kompetenzen an den einzelnen Etappen des Unterrichtsgeschehens erworben werden konnten.

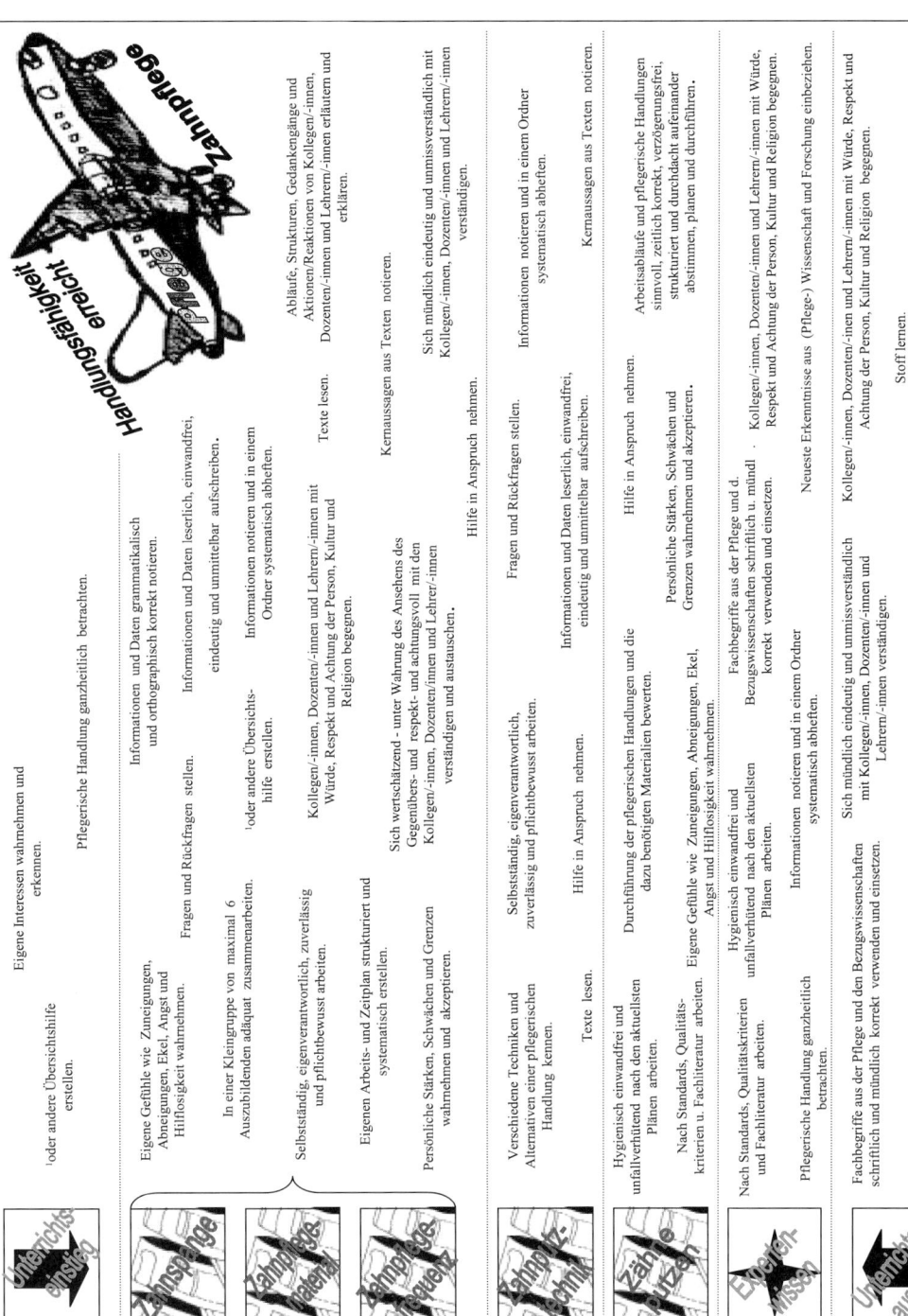

Abb. 39: Etappen beim Erwerb schulischer Kompetenzen

7.2.4 Schemata zur praktischen Umsetzung des Lernfeldkonzeptes nach Geppert/Geppert

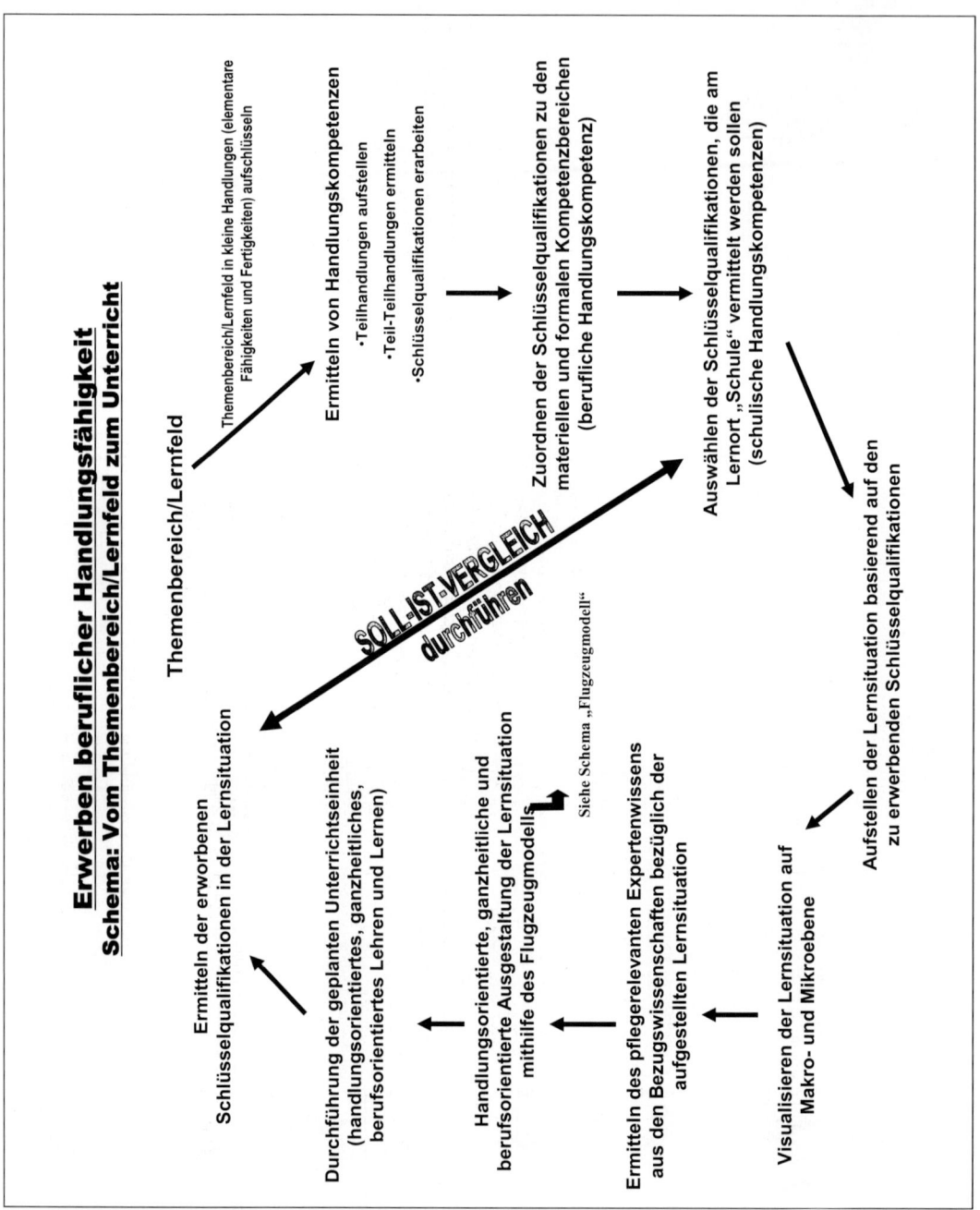

Abb. 40: Schema zum Erwerb beruflicher Handlungsfähigkeit

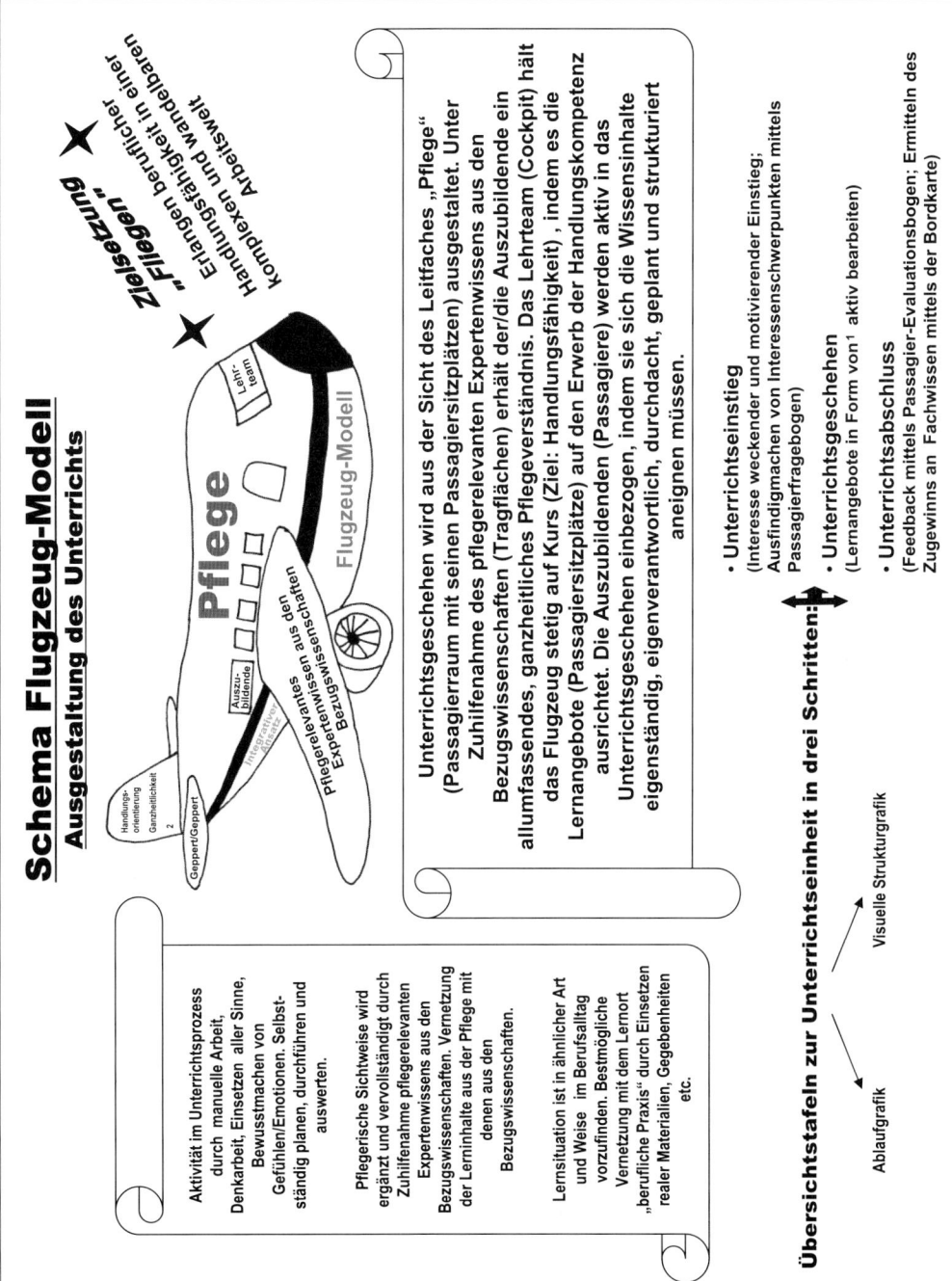

Abb. 41: Schema „Flugzeug-Modell" zur Ausgestaltung des Unterrichts

Nachwort

Dorothea Eidam

Voraussetzung und gleichzeitig eine mögliche Folge des Lernfeldkonzepts ist die Fähigkeit zur Teamarbeit. Diese ist sowohl auf Seiten des Teams der Lehrkräfte wie auch in der Gruppe der Auszubildenden notwendig, um das Konzept der Lernfelder erfolgreich umzusetzen. Dabei dient sie nicht einem Selbstzweck, Teamfähigkeit ist vielmehr eine von der Arbeitswelt geforderte Kompetenz.
Die Umsetzung des Lernfeldkonzepts setzt eine positive Zusammenarbeit der Lehrkräfte aus den unterschiedlichen Bezugswissenschaften voraus. Sie müssen sich absprechen und gegenseitig informieren, welche Inhalte sie den Auszubildenden zu welchem Zeitpunkt und auf welche Weise vermitteln. Die Forderung nach Teamfähigkeit besteht also nicht nur auf der Seite der Auszubildenden.

Die Qualifikation, gemeinsam mit anderen eine Aufgabe lösen zu können, ist seit vielen Jahren ein Dauerbrenner bei Stellenanzeigen und im Rahmen der Berufsausübung. Teamarbeit hat heutzutage einen hohen Stellenwert.
„Wir verstehen unter Teamarbeit eine Form reflektierter, partnerschaftlicher Zusammenarbeit, die im Rahmen gegenseitigen Sich- Akzeptierens die beruflichen Fähigkeiten und Kenntnisse jedes einzelnen Mitarbeiters konstruktiv nutzt und sich in ständiger spontaner Kooperationsbereitschaft einem gemeinsamen Ziel verpflichtet fühlt. Dabei muß durch bewusste Pflege der emotionalen Beziehungen am Arbeitsplatz so viel Solidarität zwischen den beteiligten Mitarbeitern entwickelt werden, daß die offene Bewältigung von Wert- und Zielkonflikten möglich ist. Teamarbeit ist demnach ein langer, zielgerichteter Lernprozess.„[1]

Die Fähigkeit, im Team arbeiten und kooperieren zu können, wird dabei als erforderliche personale und soziale Kompetenz betont. Wer sich bereits im Vorstellungsgespräch als Individualist darstellt, hat weniger Chancen auf dem Stellenmarkt. Im Pflegeberuf ist Teamfähigkeit für den beruflichen Alltag eine Grundvoraussetzung, ohne die ein reibungsloser Ablauf auf der Station kaum möglich ist.
Auf lange Sicht wird Leistungsbereitschaft nur von Menschen erbracht, wenn beim Erbringen von Leistung Vergnügen empfunden wird. Dazu dienen im Wesentlichen zwei Motivationsquellen: Freude und Sinnhaftigkeit an der Arbeit selbst (intrinsische Motivation) und ein gutes Miteinander mit den Kollegen/-innen. Der zweite Motivator erfordert v.a. Teamfähigkeit als Grundvoraussetzung. Gute Teamarbeit bedeutet auf Dauer eine höhere Produktivität, bessere Qualität und eine gesteigerte Effizienz der Arbeitsleistung. Gute Zusammenarbeit innerhalb eines Teams hat Freude, Motivation und Engagement im Arbeitsalltag zur

---

[1] Scherpner, Fink, Kowollik, 1976, S.12

Folge. Sie wirkt sich positiv auf das Betriebsklima aus. Die Fluktuations-
und Krankheitsrate im Team wird dadurch geringer. Neue Ideen können
in einem Klima der gegenseitigen Wertschätzung keimen und wachsen.
In einem guten Arbeitsklima werden Veränderungsprozesse leichter in-
itiiert, entwickelt und von den einzelnen Teammitgliedern mitgetragen.

Der Pflegeberuf besteht zu großen Teilen aus Teamarbeit. Dies umfasst
sowohl die Kooperation innerhalb der eigenen Berufsgruppe als auch die
Zusammenarbeit im interdisziplinären Team.
Die Kompetenz, mit anderen Menschen zu kooperieren, zu kommunizieren und Entscheidungen gemeinsam zu treffen und auch gemeinsam zu
tragen, ist hierzu Grundvoraussetzung. Dies bedeutet auch, dass bereits
während der Ausbildung der Pflegekräfte auf diesen Teil der Qualifikation besonderer Wert gelegt werden muss. Berufsfachschulen für Altenpflege, Krankenpflege und Kinderkrankenpflege stellen dabei einen wichtigen Lernort dar. Hier sollte darauf geachtet werden, dass Unterrichtsinhalte mit Methoden vermittelt werden, die neben der fachlichen auch
die soziale und personale Kompetenz entwickeln und fördern. Dazu kann
das Lernfeldkonzept mit seinen unterschiedlichen Methoden beitragen.

Teamfähigkeit ist eng mit Begriffen wie „Konfliktfähigkeit", „Sozialkompetenz", „emotionale Intelligenz" und „vernetztes Denken" ver-
wandt. Durch das Lernfeldkonzept wird das Schubladendenken in einzelnen Fächern aufgelöst und bereits beim Lernen eine Vernetzung der
verschiedenen Fachgebiete ermöglicht. Der Erwerb der fachlichen Inhalte soll dabei auf keinen Fall zu kurz kommen. Neben der fachlichen
Kompetenz wird auch die Fähigkeit zur Auseinandersetzung mit Fachliteratur vermittelt und dabei die eigenständige Aneignung von Wissen
gefördert.

Das Lernfeldkonzept ist sicher nicht die Antwort auf alle Fragen und
Probleme im Lerngeschehen. Es darf nicht als alleiniges Patentrezept zur
Aneignung der verschiedenen Kompetenzen verstanden werden, um im
Pflegeberuf handlungsfähig zu sein. Doch kann es seinen Beitrag dazu
leisten und will auch so verstanden werden.

Dorothea Eidam

Literaturverzeichnis

Arets, Jos/Obex, Franz/Ortmans, Lei/Wagner, Franz: Professionelle Pflege. Fähigkeiten und Fertigkeiten, Bern 1999

Arets, Jos/Obex, Franz/Vaessen, John/Wagner, Franz: Professionelle Pflege. Theoretische und praktische Grundlagen, Bochold Band 1 1996

Bartholomeyczik, Sabine: Agenten des Wandels. Warum die Pflegepraxis von Hochschulabsolventen profitieren kann, in: Nightingale. Beiträge aus der Pflegeforschung und Pflegepraxis, 3/2003 (2. Jg.)

Bähr, Wilhelm H.: Planung und Durchführung der Ausbildung. Teil 2. Lehr- und Lernmaterial zur Vorbereitung auf Prüfung und Praxis, Berlin Bonn 1997

Brockhaus Enzyklopädie: Achter Band, Wiesbaden 17. Auflage 1969

Dahmer, Hella/Dahmer, Jürgen: Gesprächsführung. Eine praktische Anleitung, Stuttgart, New York, 1989

Deutsches Jugendinstitut, Reinbeck 1987

Duden: Das Fremdwörterbuch. Notwendig für das Verstehen und den Gebrauch fremder Wörter, Mannheim Leipzig Wien Zürich, Band 5, 5. Auflage 1990

Dörschel, Alfons: Geschichte der Erziehung im Wandel von Wirtschaft und Gesellschaft, Berlin 1972

Edelmann, Walter: Lernpsychologie, Weinheim 2000

Entzian, Hildegart: Altenpflege zeigt Profil. Ein berufskundliches Lehrbuch, Basel 1999

Ermert, Melanie/Pollmüller, Andrea: Aus Fachsystematik wird im Lernfeldkonzept Handlungssystematik. In: Prodos-Verlag (Hrsg): Unterricht Pflege. Lernfeldkonzept Teil 2, Brake 2/2001

Feucht, Petra (Hrsg.): Ein Beruf mit Profil. Innere Mission München, München 1999

Frey, Karl: Die Projektmethode. Der Weg zum bildenden Tun. Weinheim Basel 2002

Glasersfeld, Ernst: Radikale Konstruktivismus. Ideen, Ergebnisse, Probleme. Frankfurt am Main 1996

Gudjons, Herbert: Handlungsorientiert lehren und lernen. Schüleraktivierung. Selbsttätigkeit. Projektarbeit, Bad Heilbrunn 1997

Gudjons, Herbert: Lernen. Denken. Handeln. Lern-, kognitions- und handlungspsychologische Aspekte zur Begründung des Projektunterrichts. In: Bastian, Johannes/Gudjons, Herbert/Schnack, Jochen/Speth, Martin (Hrg.): Theorie des Projektunterrichts, Hamburg 1997

Gudjons, Herbert: Gruppenunterricht. Vom Wunsch zur Wirklichkeit. In: Lehrer-Schüler-Unterricht. Handbuch für den Schulunterricht, Stuttgart 1993

Haeberlein, Norbert: Identitätskrisen, Bern und Stuttgart 1978

Hampel, Klaus: Professionalisierungstendenzen in den Krankenpflegeberufen – Ein theoretischer und empirischer Beitrag zu neuen Berufsbildern in den paramedizinischen Berufen, Münster 1983.

Herrmann, Gernot: Zum Lernfeldkonzept in Rahmenlehrplänen der Kultusministerkonferenz. In: Prodos-Verlag (Hrsg): Unterricht Pflege. Lernfeldkonzept Teil 1, Brake 1/2001

Hofmann, Roland: Worum geht es beim Lernfeldkonzept?. In: Heilberufe 6/2003

Innere Mission München: Staatlich anerkannte Fachschule für Altenpflege. Innere Mission München. Wege zur/zum Altenpflegerin, Altenpfleger. Informations-Faltblatt, München

Juchli, Liliane: Pflege. Praxis und Theorie der Gesundheits- und Krankenpflege, Stuttgart 1997

Kania, Christian: Situiertes Lernen. Ein Ansatz zur Gestaltung einer fächerintegrativen Lernumgebung. In: Prodos-Verlag (Hrsg): Unterricht Pflege. Fächerintegration und Lernsituationen, Brake 2/2003

Kirkamp, Grit Barbara: Schlüsselqualifikationen für die Pflegeausbildung. Brückenfunktion zwischen Theorie und Praxis. In: Prodos Verlag (Hrsg.): Unterricht Pflege. Theorie-Praxis-Vernetzung, Brake 3/1998

Klafki, Wolfgang: Neue Studien zur Bildungstheorie und Didaktik. Zeitgemäße Allgemeinbildung und kritisch-konstruktive Didaktik. Weinheim Basel 1996

Klein, Irene: Gruppenleiter ohne Angst, München 1995

Klie, Thomas/Brandenburg, Hermann (Hg.): Gerontologie und Pflege. Beiträge zur Professionalisierungsdiskussion in der Pflege alter Menschen, Hannover 2003

Knigge-Demal, Barbara: Mit Lernfeldern und Modulen zu mehr Qualität. In: PR-InterNet 7-8/2003

König, Silke: Lernlandkarte Projektunterricht in Anlehnung an die Projektmethode von Karl Frey. In: Prodos Verlag (Hrsg.): Unterricht Pflege. Projektunterricht, Brake 1/2003

Konopka, Gisela: Soziale Gruppenarbeit ein helfender Prozess, Weinheim 1971

Köther, Ilka/Gnamm, Else: Altenpflege in Ausbildung und Praxis, Stuttgart 2000

Landesinstitut für Schule und Weiterbildung: Fächerübergreifender und fächerverbindender Unterricht in der gymnasialen Oberstufe, Bönen 1999

Lang, Rudolf: Schlüsselqualifikationen. Handlungs- und Methodenkompetenz, Personale und Soziale Kompetenz, München 2000

Lauber, Annette (Hrsg.): Grundlagen beruflicher Pflege, Stuttgart 2001

Leister, Oliver (Hrsg.): Ausbildungskatalog für die praktische Ausbildung in der Krankenpflege in Bremen, Bremen 1996

Lindner, Lieselotte: Lernziel „guter Mensch"? – Ethik in der Aus- und Fortbildung pflegerischer Berufe, in: Städtler-Mach, Barbara (Hg.): Ethik im Gesundheitswesen, Berlin/Heidelberg 1999

Loskamp, Beate-Regina. Handlungsorientierter Unterricht mit einem Beispiel zum Thema Pflegeanamnese. In: Prodos Verlag (Hrsg.): Unterricht Pflege. Pflegeprozess im Unterricht, Brake 3/2003

Löwisch, Dieter-Jürgen: Einführung in pädagogische Ethik. Eine handlungsorientierte Durchführung von Verantwortungsdiskursen, Darmstadt 1995

Luckner, John/Nadler, Reldan: Processing the Experience (Strategies to enhance and generalize learning), New York 1997

Luding, Manuela: Gerecht beurteilen. Beurteilungskriterien für Krankenpflegeschüler in der Probezeit. In: Heilberufe 1/2003

März, Fritz: Personengeschichte der Pädagogik, Bad Heilbrunn 1998

Moegling, Klaus: Fächerübergreifender Unterricht. Wege ganzheitlichen Lernens in der Schule. Rieden 1998

Muster-Wäbs, Hannelore/Schneider, Kordula: Lernfeldumsetzung in der Ausbildungslandschaft. In: Prodos-Verlag (Hrsg): Unterricht Pflege. Lernfeldkonzept Teil 1, Brake 1/2001

Muster-Wäbs, Hannelore/Schneider Kordula: Vom Lernfeld zur Lernsituation. Strukturierungshilfe zur Analyse, Planung und Evaluation von Unterricht. Bad Homburg vor der Höhe 1999

Peterßen, Wilhelm H.: Fächerverbindender Unterricht. Begriff. Konzept. Planung. Beispiele. München 2000

Rabe-Kleberg, Ursula u. a. (Hg.): Dienstleistungsberufe in Krankenpflege, Altenpflege und Kindererziehung, Bielefeld 1991

Remmers, Hartmut: Die Eigenständigkeit einer Pflegeethik, in: Wiesemann, Claudia u. a. (Hg.): Pflege und Ethik. Leitfaden für Wissenschaft und Praxis, Stuttgart 2003

Rüller, Horst: Einstiegsvarianten und Bearbeitung von Lernsituationen. In. Prodos Verlag (Hrsg): Unterricht Pflege. Fächerintegration und Lernsituationen, Brake 2/2003

Rüller, Horst. Pflegeprozessorientiertes Denken in der Ausbildung. Kommentar zum Grundlagenheft „prozessorientiert pflegen". In: Prodos Verlag (Hrsg.): Unterricht Pflege. Pflegeprozess im Unterricht, Brake 3/2003

Richter-Bichler, Hannelore/FDericks, Benedita: Konzeptionen für handlungsorientierten Unterricht, München 1998

Sader, Manfred: Psychologie der Gruppe. Weinheim, München 1991

Scherpner, Martin; Fink, Gabriele; Kowollik, Winfried: Teamarbeit in der Sozialpädagogik, Tübingen, 1976

Schewior-Popp, Susanne: Handlungsorientiertes Lehren und Lernen in Pflege- und Rehabilitationsberufen, Stuttgart 1998

Schneider, Kordula: Fächerübergreifender und fächerverbindender Unterricht. Im Widerspruch zwischen Notwendigkeit und lästigem Übel/Von Pflegesituationen zu fächerverbindenden Lernsituationen. Eine curriculare Aufgabe von Lehrenden. In: Prodos-Verlag (Hrsg): Unterricht Pflege. Fächerintegration und Lernsituationen, Brake 2/2003

Schneider, Kordula: Das Lernfeldkonzept. Zwischen theoretischen Erwartungen und praktischen Realisierungsmöglichkeiten. In: Schneider, Kordula/Brinker-Meyendriesch, Elfriede/Schneider, Alfred (Hrsg): Pflegepädagogik für Studium und Praxis, Berlin Heidelberg 2003

Schneider, Kordula/Buhl, Regina/Gesell, Andrea/Stumpf-Parketny, Tanja: Vom Lernfeld zum konkreten Unterricht – ein Leitfaden. In: Prodos-Verlag (Hrsg): Unterricht Pflege. Lernfeldkonzept Teil 2, Brake 2/2001

Schwerdt, Ruth: Ethisch-moralische Kompetenzentwicklung als Indikator für Professionalisierung. Das Modellprojekt „Implementierung ethischen Denkens in den beruflichen Alltag Pflegender", Regensburg 2002

Sieger, Margot: Pflege im Spannungsfeld von Wissenschaftlichkeit und Beruflichkeit. In: Schneider, Kordula/Brinker-Meyendriesch, Elfriede/Schneider, Alfred (Hrsg): Pflegepädagogik für Studium und Praxis, Berlin Heidelberg 2003

Sprondel, Walter M.: „Emanzipation" und „Professionalisierung" des Krankenpflegeberufs – Soziologische Analyse einer Selbstbedeutung, in: Pinding, M. (Hg.): Krankenpflege in unserer Gesellschaft, Stuttgart 1972

Staatsinstitut für Schulpädagogik und Bildungsforschung München: Neue Unterrichtsstrukturen und Lernkonzepte durch berufliches Lernen in Lernfeldern (NELE). Abschlussbericht zum BLK-Verbundmodellversuch, München 2003

Stracke-Mertes, Ansgar: Qualifikationsanforderungen an Altenpflegekräfte in der stationären Altenarbeit. Eine Untersuchung in berufspädagogischer Absicht, Wesel Dissertationsarbeit 1996

Städtler-Mach, Barbara: Ethische Grundlagen für das berufliche Handeln im Pflegemanagement, in: Kerres, Andrea/Falk, Juliane/Seeberger, Bernd (Hg.): Lehrbuch Pflegemanagement, Berlin/Heidelberg 1999

Sturm, Bärbel: Das Konzept der Schlüsselqualifikationen, in: Sturm Bärbel/Füg Lydia (Hrg.), Interne Fortbildung in der Pflege. Schulungsunterlagen für Altenpflege, Ambulante Pflege und Krankenhaus, Balingen 2002

Tausch, Annemarie, Tausch, Reinhard: Gesprächspsychotherapie, Göttingen 1981

Internetquellen:

www.dansac.de

Ahrendt, Cordula: Relevanz des Lernfeldkonzepts für die Hebammenausbildung. Erfahrungsbericht zum Lernfeldprojekt: Betreuung der normalen Geburt. In: www.blbs.de/archiv/vzeitschrift/2003/2003-7-8-Ahrendt.pdf, 20.09.2003

Bader, Reinhard: Stand der wissenschaftlichen Forschung zum Lernfeld-Konzept. In: www.learn-line.nrw.de/angebote/seluba/publikationen/bader_reinhard.pdf, Magdeburg 30.11.2000

Fachhochschule Bielefeld: Mit Lernfeldern und Modulen zu mehr Qualität. In: www.anint.de/content/interdiziolinaer/pm/netzwerk_pflegeschgulen_-int.htm, Münster 04.08.2003

Feldhoff, Jürgen/Jacke, Norbert/Simoleit, Jürgen: Schlüsselqualifikationen für neue Anforderungen in Betrieb und Gesellschaft. Reformen der betrieblichen Ausbildung im Spannungsfeld von allgemeinbildender Schule und beruflicher Praxis. In www.uni-bielefeld.de, 08.09.2003, Düsseldorf 1995

Gewerkschaft Erziehung und Wissenschaft (GEW): Das Lernfeldkonzept an der Berufsfachschule. Pädagogische Revolution oder bildungspolitische und didaktische Reformoption? Frankfurt am Main 2001, 06.10.2003 www.gew.-de/standpunkt/positionen/a_w_bildung/texte/lernfeldkonzept.pdf

Hagel, Hannelore/Hagel, Heinz: Lernfelddidaktik – Materialsammlung, www.lo-net.de/Home/Hagel/Fachdidaktik/Lernfelddidaktik.pdf, 02.10.2003

Internet-Portal ‚Wissens Schule' für Bildungseinrichtungen (Schulen und Universitäten), www.wissenschule.de, 08.09.2003

Prim, Rolf: Schlüsselqualifikationen. Ein Programm der beruflichen Bildung erreicht die Pädagogischen Hochschulen. In www.uni-heidelberg.de, 08.09.2003, Heidelberg 2003

Schelten, Andreas/Zedler, Reinhard: Aktuelle Tendenzen der dualen Berufsausbildung. In: www.lrz-muenchen.de/~scheltenpublikationen/pdf/aktenberscheltenzedler2001.pdf, München 20.09.2003

Thaler, Marliese/Wölfel, Reiner: Keynotes „Lerninsel" Kurzbeschreibung. In: www.neue-lernmkultur.de, 08.09.2003, Schernfeld 2003

Anhang 1: Projektmethode von Karl Frey

Cornelia Geppert

Im Folgenden wird die Projektmethode von Karl Frey dargestellt.
Die Zusammenfassung enthält eigene Beispiele aus der Altenpflege, Gesundheits- und Krankenpflege und Gesundheits- und Kinderkrankenpflege.

1 Definition und Merkmale der Projektmethode

In der Literatur findet man zahlreiche Definitionen, um die Projektmethode zu beschreiben. Es fallen in diesem Zusammenhang Begriffe wie „Projekt", „Projektlerngebiet" und „Projektunterricht". Karl Frey wählt den Begriff „Projektmethode".

Offene Lernform Frey[1] definiert die Projektmethode wie folgt:
„Eine Gruppe von Lernenden bearbeitet ein Gebiet. Sie plant ihre Arbeit selbst und führt sie auch aus. Oft steht am Ende ein sichtbares Produkt... In der Projektmethode spielen die Bedürfnisse, Neigungen und Interessen der Teilnehmer/-innen eine Rolle."

> **Definition:** Die Lernenden beschäftigen sich bei der Projektmethode mit einem Thema, das sie eigenständig und nach ihren individuellen Interessen ausgewählt haben. Die Planung und Durchführung des Projektes wird von Seiten der Auszubildenden selbstständig vorgenommen, so dass sie eigenverantwortlich zu Bildung gelangen.

Die Projektmethode bzw. das projektorientierte Lernen nimmt im Zusammenhang mit dem Bundesaltenpflegegesetz und dem neuen Gesundheits- und Krankenpflegegesetz einen hohen Stellenwert ein.

Die Projektmethode ist eine **offene Lernform**. Sie lässt sich nicht durch eine präzise Definition beschreiben. Karl Frey[2] stellt dennoch **Merkmale der Projektmethode** auf.

Merkmale Die Teilnehmer/-innen an einem Projekt
- greifen eine Projektinitiative (z. B. Thema, Problem) auf,
- verständigen sich miteinander auf gewisse Umgangsformen,
- entwickeln die Projektinitiative zu einem sinnvollen Betätigungsgebiet,

---

[1] Karl Frey, 2002, S.13
[2] vgl. Karl Frey, 2002, S. 16

- organisieren sich in einem begrenzten zeitlichen Rahmen selbst,
- nutzen die veranschlagte Zeit für die verschiedenen Tätigkeiten,
- informieren sich gegenseitig in gewissen Abständen,
- beschäftigen sich mit einem relativ offenen Betätigungsgebiet,
- arbeiten soziale und individuelle Prozesse und Konstellationen auf, die während des Projektablaufs auftreten,
- setzen gewisse Arbeitsziele oder Arbeitsrahmen,
- entwickeln selbst Methoden für die Auseinandersetzung mit Aufgaben,
- versuchen die gesetzten Ziele zu erreichen,
- decken eigene persönliche und gruppenmäßige Interessen auf und entwickeln diese kritisch weiter,
- verstehen ihr Tun als Projekthandeln unter pädagogischen Bedingungen,
- spüren auftretende Spannungen und Konflikte auf, um sie zu lösen,
- helfen in verschiedenen Situationen aus, auch wenn das eigene Interesse nicht im Vordergrund steht,
- befassen sich mit realen Situationen und Gegenständen, die auch außerhalb der momentanen Lernsituation vorkommen,
- setzen sich mit aktuellen Fragen und sie selbst betreffenden Fragen auseinander.

Diese Merkmale der Projektmethode zeigen deutlich, dass nicht nur das bildende Tun, das Aufgreifen einer Projektinitiative, das Durchführen des Projektes, das Erstellen eines Produktes etc. einen wichtigen Stellenwert haben, sondern auch die sozialen Prozesse und der zwischenmenschliche Umgang. Begriffe wie „Gruppe", „Gruppendynamik" oder „Umgangsformen" spielen bei der Projektmethode eine große Rolle.

> **Merke:** Während der Bearbeitung eines Projektes erwerben die Auszubildenden zahlreiche Schlüsselqualifikationen.

Diese Fähigkeiten und Fertigkeiten können einerseits dem fachlichen und anderseits dem sozialen, humanen und ethischen Kompetenzbereich zugeordnet werden. So müssen **Fähigkeiten und Fertigkeiten** erworben werden wie z. B.   *Fähigkeiten/Fertigkeiten*
- das strukturierte, systematische und durchdachte Planen und Durchführen von Arbeitsabläufen,
- das Erkennen, Erfassen, Analysieren und Bewältigen komplexer Aufgabenstellungen,
- das selbstständige, eigenverantwortliche, zuverlässige und pflichtbewusste Arbeiten u.v.m.

Daneben fließen **Schlüsselqualifikationen** ein wie beispielsweise   *Schlüsselqualifikationen*
- das Führen wertschätzender Gespräche, Diskussionen und Auseinandersetzungen,
- die Entwicklung eines Zusammengehörigkeitsgefühls im Team,
- das Verfolgen gemeinsamer Ziele und Interessen und das Füreinander-Einstehen,
- das Wahrnehmen eigener Stärken, Schwächen und Grenzen,

- das würdevolle, respektvolle und achtungsvolle Miteinander-Umgehen auf Basis gesellschaftlich akzeptierter Werte und Normen etc.

2 Das Grundmuster der Projektmethode von Karl Frey

Selbstorganisation

Karl Frey spricht vom **Grundmuster der Projektmethode**, da die Projektmethode zum selbstständigen Arbeiten anleiten soll. Die Didaktik soll in der Projektmethode nicht die Oberhand gewinnen. **Selbstorganisation** steht im Vordergrund. Mit vorgefertigten Anleitungen sollte sparsam umgegangen werden.

> **Definition:** Die Projektmethode ist eine komplexe Lehr- und Lernform, die aus fünf Schritten besteht: Projektinitiative, Projektskizze, Projektplan, Projektdurchführung und Abschluss des Projektes. Sie beinhaltet zudem Fixpunkte sowie die Metainteraktion.

Die sieben Komponenten werden im Anschluss ausführlich erläutert.

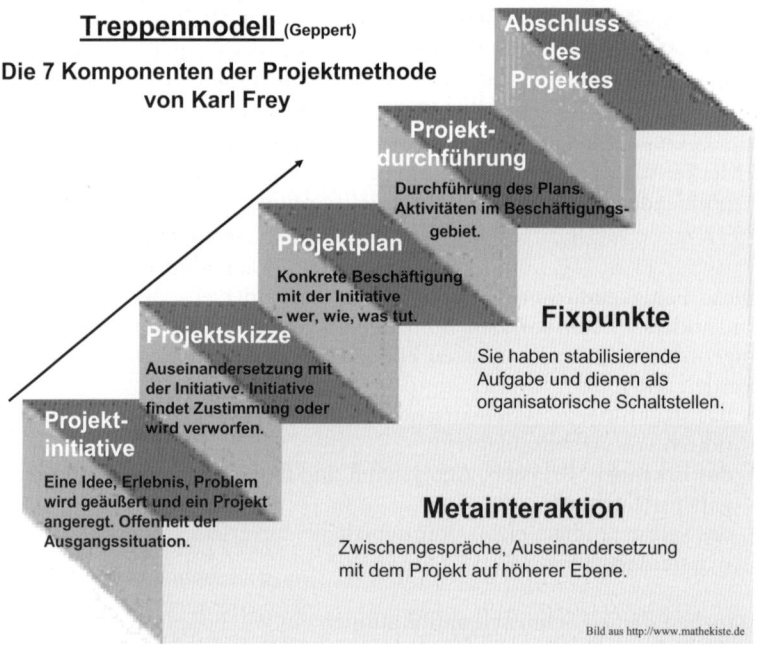

Abb. 42: Komponenten der Projektmethode

Schrittweiser Einstieg

Von den Auszubildenden ist kaum zu erwarten, dass sie diese fünf Schritte der Projektmethode sofort, ohne Vorkenntnisse und Vorerfahrungen eigenständig und eigenverantwortlich planen, durchführen und kontrollieren können. Die Methode ist hierfür zu komplex und würde die Auszubildenden überfordern. Deshalb sollte **Schritt für Schritt in die**

Projektmethode eingestiegen werden. Anfangs werden deshalb nur **ein oder zwei der Schritte** wie z. B. das Entwerfen der Projektskizze und/oder die Projektdurchführung selbstständig und eigenverantwortlich von den Auszubildenden durchgeführt. Die **restlichen Komponenten** (Projektinitiative, Projektplan, Abschluss des Projektes) sollten etwas **dirigistischer** verlaufen. Man könnte beispielsweise auf die offene Ausgangssituation (Projektinitiative) verzichten und dafür eine fest umrissene Aufgabe vorgeben.

Merke: Je mehr Projekte durchgeführt wurden, desto mehr Schritte können eigenverantwortlich und selbstständig von den Auszubildenden geplant, durchgeführt und evaluiert werden.

Das Lernfeldkonzept sieht ein fächerverbindendes Lehren und Lernen vor, in dem Handlungsorientierung, Ganzheitlichkeit und Berufsorientierung die Hauptrolle spielen. Es muss demnach eine **Lehrform** gefunden werden, die den **integrativen,** d. h. **fächerverbindenden Ansätzen** zugeschrieben werden kann. Nun stellt sich die Frage, inwieweit die Projektmethode von Karl Frey den integrativen Ansätzen zugeschrieben und als eine mögliche Umsetzungsform des Lernfeldkonzepts verstanden werden kann.

Umsetzung

Schneider[3] zählt den Projektunterricht und die Insellösung (Anlage 2) zu den integrativen Ansätzen. Demnach könnte die Projektmethode von Frey als eine mögliche Umsetzungsform des Lernfeldkonzepts verstanden und in den Berufsfachschulen des Gesundheitswesens umgesetzt werden. Bei Peterßen[4] hingegen ist zu lesen, dass Projektunterricht kein fächerverbindender Unterricht ist, da er die Fachgliederung nicht aufrechterhält und grundsätzlich auf ganzheitliche Erfahrungen ausgerichtet ist.

Merke: Der Projektunterricht in seiner Hochform stellt eine offene Lehrform dar, bei der sich die Lernenden mit einem Thema beschäftigen, das sie eigenständig und nach ihren individuellen Interessen ausgewählt haben.

Die Planung und Durchführung des Projektes wird von Seiten der Auszubildenden selbstständig vorgenommen. Das bedeutet, sie wählen eigenverantwortlich und nach ihren spezifischen Schwerpunkten, Vorlieben und Interessen die Bezugswissenschaften aus, die zur Bearbeitung des Themas relevant sind.

Sollte unter „Projektmethode" diese offene Art des Lehrens und Lernens gemeint sein, dann ist die **Projektmethode keine** mögliche **Umsetzungsform des Lernfeldkonzepts.** Diese Art des Unterrichtens, die weder eine thematische Einheit noch die Bezugwissenschaften vorab festlegt, stellt keinen integrativen Ansatz dar, denn das Wort „integrativ" steht für „fächerverbindend". Die **Projektmethode verbindet** aber **keine Fächer,**

---

[3] vgl. Schneider, 2003, S. 3
[4] vgl. Peterßen, 2000, S. 81

sondern **löst sie vollkommen auf.** Bei der Projektmethode dürfen den Auszubildenden weder eine exemplarische Lernsituation vorgesetzt noch die Bezugswissenschaften festgelegt werden.

Sollten unter dem Begriff „Projektmethode" oder „projektorientiertes Lehren und Lernen" auch **Ausgestaltungsformen** verstanden werden, bei denen das Lehrerteam die **Projektinitiative,** d. h. das Thema/die Lernsituation **vorgibt,** dann wiederum kann die **Projektmethode** sehr wohl als eine **mögliche Umsetzungsform des Lernfeldkonzepts** verstanden werden.

Projektdidaktiker streiten sich um genau diesen Punkt. Die einen lassen ausschließlich Initiativen zu, die ganz und gar durch die Teilnehmer/innen eingebracht werden, denn nur so sehen sie den Anspruch gewahrt, dass Projektlernen von Anfang an die Sichtweise der Lernenden einnimmt. Die andere Seite, d. h. die Gegenposition, lässt auch Initiativen aller Beteiligten zu.

Frey[5] verdeutlicht, dass beim Einführen des Projektunterrichtes nicht alle Komponenten und Schritte von den Auszubildenden beherrscht werden können. Die **Auszubildenden** müssen **langsam** an ein selbstständiges und eigenverantwortliches Lernen **herangeführt** werden, so dass es anfangs durchaus legitim ist, bestimmte Schritte der Projektmethode, z. B. die Projektinitiative von Seiten des Lehrerteams festzulegen.

> **Merke:** Um den Punkt, inwieweit Projektunterricht festgelegte Initiativen/Themen zulassen darf, kann gerungen werden. Dieser Diskussionspunkt entscheidet jedoch darüber, ob Projektunterricht als mögliche Umsetzungsform des Lernfeldkonzepts in Betracht kommen kann oder nicht. Die Antwort auf diese Frage muss jedes Lehrteam für sich finden.

Fest steht jedoch, dass die Lernfeldorientierung ein Unterrichten anhand exemplarischer Lernsituationen vorsieht, die von Seiten des Lehrteams aufgestellt und handlungsorientiert, ganzheitlich und berufsorientiert aufbereitet werden.

> **Empfehlung:** Um der Diskussion zu entgehen, ob die Projektmethode diese festgelegte Ausgangssituation des Lehrens und Lernens zulässt, sollte vielleicht eher der Begriff „projektorientiertes Lehren und Lernen" verwendet werden. Unter „projektorientiertem Unterrichten" können dann auch Projektinitiativen von Seiten anderer am Unterrichtsgeschehen Beteiligter verstanden werden.

Im Folgenden werden die sieben Komponenten der Projektmethode von Frey genauer vorgestellt und mit Beispielen aus den Berufen des Gesundheitswesens verdeutlicht. Das Beispiel „Medikamentenabhängigkeit bei Pflegepersonal" zieht sich durch alle sieben Komponenten.

---

[5] vgl. Frey 2002, S.62

2.1 Komponenten der Projektmethode

Komponente 1: Projektinitiative

Merke: Ein Mitglied der Lerngruppe oder ein Außenstehender regt das Projekt an.

Idealerweise ergreift nicht die Leitung die Initiative, sondern die Vorschläge kommen von anderen Mitgliedern der Gruppe. Dabei wird eine Idee, ein bemerkenswertes Erlebnis, ein Betätigungswunsch oder ein Problem geäußert.
In der Projektpraxis ist es nicht so wichtig, von wem die Projektinitiative kommt. Wichtig ist jedoch, dass sie die Bedürfnisse und Interessen der Beteiligten trifft. Grundsätzlich kann jeder Ausgangspunkt zu einem Projekt werden, entscheidend ist bei dieser Komponente die Offenheit der Ausgangssituation.

Merke: Die Projektinitiative versteht sich als Angebot und richtet sich an die Projektteilnehmer/-innen.

Ob aus der Initiative wirklich ein Projekt wird, entscheidet sich nach der Auseinandersetzung mit der Projektinitiative.[6]

Beispiele für Projektinitiativen aus dem Bereich des Gesundheitswesens

Offene Ausgangssituation der Projektinitiative

Beispiel: Bei einer Führung durch das Gesundheitsamt berichtet ein dortiger Mitarbeiter über häufig vorkommende Salmonelleninfektionen. Gerade in den letzten Wochen seien vermehrt Patienten mit schweren Salmonelleninfektionen in die Kliniken eingeliefert worden.

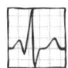

Diese Projektinitiative kommt von einem **Außenstehenden**, nämlich einem Mitarbeiter des Gesundheitsamtes. Es ist eine **offene Ausgangssituation**, da die **Teilnehmer/-innen nicht gezwungen** sind, dieses **Thema zu wählen**. Sie könnten auch andere Vorschläge und Ideen aus unterschiedlichsten Lebensbereichen wählen.
Interessieren sich die **Teilnehmer/-innen** der Projektgruppe für das Thema Salmonelleninfektion, trifft es ihr Informationsbedürfnis, so wird diese **Initiative von außen als** eine **Projektidee aufgenommen**.

Offene Situation

---

[6] vgl. Frey, 2002, S. 54–56, 64–65

Eine weitere offene Ausgangssituation ist das **Sammeln von Ideen, Wünschen und Problemen der Teilnehmer/-innen**.

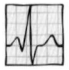

> **Beispiel:** Ein Gruppenteilnehmer äußert z. B. den Wunsch, sich näher mit dem Thema „Alkoholabhängigkeit" zu beschäftigen. Eine andere Person ergänzt: „Ich würde mich gerne mit der Medikamentenabhängigkeit beim medizinisch-pflegerischem Personal beschäftigen."

Weitere Vorschläge können Themen wie z. B. „Verbesserung des Arbeitsklimas unter dem Krankenpflegepersonal durch Teamarbeit" oder ein aktuelles Problem auf der Station sein. So berichtet eine Teilnehmerin von ihrer Station, auf der es Widersprüche bei der Instrumentendesinfektion gibt.

> **Merke:** Diese **Projektinitiativen** kommen **von den Mitgliedern der Gruppe selbst** und werden aus einer völlig **offenen Ausgangssituation** heraus formuliert.

Enge Ausgangssituation der Projektinitiative

Enge Situation   Oft **schreibt** der **Lehrplan ein bestimmtes Stoffgebiet vor,** in dem ein Projekt durchgeführt werden soll. Hier steht die Projektleitung vor einer **engen Ausgangssituation**, die man aber dennoch **schrittweise zu einer offeneren Ausgangssituation** überführen kann.

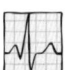

> **Beispiel:** Im Stoffgebiet „Umwelthygiene", einem Teilgebiet des Faches „Hygiene" muss ein Projekt durchgeführt werden.

Hier liegt eine enge Ausgangssituation vor, da das Projekt auf das Fach „Hygiene" bzw. „Umwelthygiene" beschränkt ist. Die **Initiative** kommt **von der Leitung**, da sie den Oberbegriff „Umwelthygiene" vorgeben musste.

Um nun eine **offenere Ausgangssituation** zu schaffen, kann die Projektleitung den Gruppenmitgliedern überlassen, welches Thema sie als Projekt bearbeiten wollen. Die Projektleitung fordert die Großgruppe auf, sich in Vierergruppen aufzuteilen und zu überlegen, welches Thema sie gerne innerhalb des Bereichs „Umwelthygiene" bearbeiten möchten. Durch die Kleingruppen erhält man in der Regel eine Vielfalt an Vorschlägen.

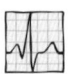

> **Beispiel:** Von der Projektgruppe kommen Initiativen wie z. B. „Wir wollen eine Infobroschüre zum Thema Umweltbelastung durch Krankenhausmüll entwerfen" oder „Wir wollen kreativer arbeiten und ein Müllmännchen-Projekt auf die Beine stellen, indem wir Figuren aus Krankenhausmüll der Kinderklinik basteln" etc.

Der Vorschlag mit den Müllmännchen trifft letztendlich die Interessen und Bedürfnisse aller Projektteilnehmer/-innen und wird umgesetzt.

Eine **enge Ausgangssituation** liegt vor, wenn **Projekte an ein bestimmtes Unterrichtsfach gebunden** sind. Es gibt aber auch hier die Möglichkeit, die enge **Ausgangssituation offener zu gestalte**n, indem beispielsweise **Wahllisten von Betätigungsgebieten** zur Verfügung gestellt werden, aus denen sich die Teilnehmer/-innen ein Thema, das ihren Interessen entspricht, auswählen dürfen.

> **Beispiel:** So soll z. B. ein Projekt im Unterrichtsfach „Krankenpflege" durchgeführt werden. Die Leitung gibt Initiativen in Form einer Wahlliste vor. Thema „Zahnpflege und Prothesenpflege", Thema „Stillen oder Nicht-Stillen", Thema „Mobilisation eines Patienten", Thema „Dekubitus und seine Behandlungsmethoden" etc.

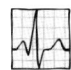

Die Projektteilnehmer/-innen können ein Thema aus der Liste wählen und sich selbst überlegen, wie sie es bearbeiten möchten.

> **Beispiel:** Das Thema „Zahnpflege und Prothesenpflege" könnte z. B. in Form einer Informationsbroschüre für Patienten bearbeitet werden, es kann aber auch durch Herstellen einer Tonbandaufnahme bearbeitet oder es kann ein Ablaufstandard für das Pflegepersonal entwickelt werden. Auch inhaltlich bietet das grob gesetzte Thema viele Ausgestaltungsvariationen. Die Teilnehmer/-innen könnten sich auf die korrekte Durchführung des Zähneputzens konzentrieren oder einen kleinen Teilbereich, z. B. die Prothesenpflege, zu ihrem zentralen Bearbeitungsauftrag machen. Hier können sich die Teilnehmer/-innen mit eigenen Ideen und Wünschen einbringen.

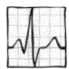

Komponente 2: Projektskizze

Im zweiten Schritt der Projektmethode von Frey greifen die Teilnehmer/-innen die Projektinitiative auf und erstellen eine **Projektskizze**.

> **Merke:** Liegt eine Projektinitiative auf dem Tisch, muss man sich mit ihr auseinandersetzen. Man muss sich darüber klar werden, ob die Initiative aufgegriffen und zu einem Projekt entwickelt werden soll oder nicht.

Es werden subjektive Äußerungen gemacht, weitere Betätigungsmöglichkeiten vorgeschlagen, Kontaktpersonen (z. B. Lehrer, Vorgesetzte) befragt und Informationen zur Initiative gesammelt.
Die **Auseinandersetzung mit der Projektinitiative** kann zu einem **negativen Ergebnis** führen, d. h. die Projektinitiative findet keine Zustimmung oder ist nicht umsetzbar. Das **Projekt** wird in diesem Fall **abgebrochen**.

Auseinandersetzung mit Projektinitiative

Wenn die Auseinandersetzung mit der Projektinitiative mit einem **positiven Ergebnis** endet, wird eine **Projektskizze** entworfen, d. h., die Teilnehmer/-innen halten ihr Vorhaben in wenigen Sätzen schriftlich fest, so dass ersichtlich wird, was getan werden soll.

> **Definition:** Die Projektskizze ist kein detaillierter Projektplan, sondern umreißt grob das Betätigungsgebiet, ohne auf Einzelheiten, die Schrittfolge oder ein detailliertes Bild vom Endprodukt einzugehen.

Die Teilnehmer/-innen stecken zudem einen **Rahmen** für die Auseinandersetzung mit der Projektinitiative ab, z. B. Vorgabe von Zeitlimits, Einigung auf höfliche Umgangsformen, Aufstellen von Kommunikationsregeln etc. Durch die Festlegung dieses Rahmens bzw. der Regeln schaffen die Teilnehmer/-innen eine Verständigungsbasis.[7]

Beispiele für die Projektskizze aus dem Bereich des Gesundheitswesens

Verhaltensregeln

Bevor über die einzelnen Initiativen diskutiert wird, stellt die Projektgruppe **Verhaltensregeln** auf:
* Ausreden lassen,
* zuhören,
* jeder darf seine Meinung äußern,
* Wertschätzung,
* keine Beleidigungen,
* in der Ich-Form sprechen.

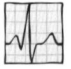

> **Beispiel für ein positives Ergebnis:**
> Teilnehmerin A stellt ihre Initiative „Medikamentenabhängigkeit" genauer vor. Sie berichtet von einer Bekannten, die Krankenschwester ist und medikamentenabhängig wurde.

Nun kommen alle Teilnehmer/-innen zu Wort und diskutieren über diese Initiative. Danach wird abgestimmt, ob aus der Initiative ein Projekt werden kann und soll. Hat man sich für die Initiative entschieden, entsteht als Ergebnis eine **Projektskizze**, die etwa wie folgt aussehen könnte:

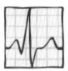

> **Beispiel Projektskizze:**
>
> Betätigungsgebiet „Medikamentenabhängigkeit beim Pflegepersonal":
> * Ursachen der Abhängigkeit,
> * Symptome und Therapiemöglichkeiten.

---

[7] vgl. Frey, 2002, S. 56–57, 74–76, 94

Treffen:
- alle 4 Wochen, stets am Montag von 10.00 Uhr bis 12.00 Uhr,
- erstmalig am Montag der übernächsten Woche.

Sonstiges:
- Jeder bringt Informationsmaterial zum Thema mit.

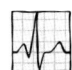

Beispiel für ein negatives Ergebnis:
Eine Teilnehmerin erörtert kurz ihre Projektidee. Sie berichtet von ihrer Station, auf der es Widersprüche bei der Instrumentendesinfektion gibt. Einige Pflegekräfte würden die benutzten Instrumente zuerst von Blut und Sekret reinigen und sie dann in ein Desinfektionsbad einlegen, während andere Kolleginnen/Kollegen zuerst das Instrumententauchbad durchführen und die desinfizierten Instrumente nach dem Tauchbad reinigen. Eine weitere Teilnehmerin verweist auf die Unfallverhütungsvorschrift des Gesundheitsdienstes, in der die Reihenfolge der Instrumentendesinfektion beschrieben ist.

Die Projektinitiative findet keine Zustimmung und das Projekt wird abgebrochen, nachdem eingeworfen wird, dass es bereits genaue Bestimmungen bezüglich des Ablaufes gibt.

Komponente 3: Projektplan

Merke: Im dritten Schritt der Projektmethode findet die gemeinsame Entwicklung des Betätigungsgebietes mit dem Ergebnis eines Projektplans statt, so dass die Projektinitiative Konturen erhält (wer, was, wie, wo etc.).

Die Teilnehmer/-innen legen dabei fest, was sie im Einzelnen tun möchten. Sie arbeiten die bildungsbedeutsamen Punkte heraus und machen **aus der Initiative** ihr **eigenes Projekt**, indem sie Gestaltungswünsche äußern, ihre kritische Sicht aufzeigen oder aber auch negative Erfahrungen von früher einbringen. Sie stellen fehlendes Vorwissen fest und eignen es sich ggf. an. Es werden **klare Vorstellungen** vom **möglichen Endpunkt** sichtbar, **Ablaufpläne** werden erstellt und die **Aufgaben** untereinander verteilt.

Vorgehensweise

Merke: Die Form und Qualität des Tuns sind ausschlaggebend.

Wichtig ist, dass die Projektidee erhalten bleibt und nicht einfach umfunktioniert wird. Die Teilnehmer/-innen halten sich an den vereinbarten **Verständigungsrahmen**. Die **gemeinsame Planung** ist ein wesentlicher Teil der Projektmethode.
Am **Ende** dieser Phase steht der Projektplan. Der **Projektplan** muss die **Qualität der Tätigkeit** herausheben, was folgendermaßen aussehen könnte:

Projektplan Die Projektgruppe nennt das anvisierte Endprodukt. Der Projektplan beschreibt ausführlich den Weg zu diesem Endprodukt. Die Art und Weise der Tätigkeit aller Projektmitglieder wird beschrieben, z. B. Teilnehmer A führt Aufgabe xy durch.

Die Projektplanung ist keine einmalige Phase im Projektablauf. Sie ist eine projektbegleitende Dauerbetätigung. Ein Projekt bis in alle Details vorzuplanen ist weder machbar noch wünschenswert.[8]

Beispiel für den Projektplan aus dem Bereich des Gesundheitswesens

Betätigungsgebiet „Medikamentenabhängigkeit bei Pflegepersonal". Es wurde bereits eine Projektskizze entwickelt. Endprodukt soll eine Informationsbroschüre für das Pflegepersonal des Klinikums sein, in der das Personal über Ursachen, Symptome und Therapiemöglichkeiten der Erkrankung informiert wird. In der Broschüre sollen aktuelle Zahlen (z. B. Prozentzahl der Medikamentenabhängigen) und Adressen enthalten sein, an die sich Betroffene wenden können.

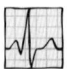

Beispiel für einen Projektplan „Medikamentenabhängigkeit beim Pflegepersonal":

- Teilnehmer A ermittelt die Ursachen/Risikofaktoren der Medikamentenabhängigkeit, da ihn dieser Aspekt sehr interessiert.
- Teilnehmerin B beschäftigt sich mit den Symptomen der Medikamentenabhängigkeit.
- Die Teilnehmerinnen C und D widmen sich zu zweit den Therapiemöglichkeiten.
- Teilnehmer E sucht Adressen von Selbsthilfegruppen und Anlaufstellen heraus. Der Teilnehmer wird Rückmeldung an die Teilnehmerin F geben.
- Teilnehmerin F hat die Aufgabe, im Internet nach aktuellen Zahlen der Medikamentenabhängigkeit zu suchen, da ihr diese Aufgabe leicht von der Hand geht.
- Alle sechs Projektmitglieder erstellen gemeinsam die Broschüre.

Komponente 4: Projektdurchführung

In dieser Phase finden verstärkte Aktivitäten im Betätigungsfeld statt. Gleichzeitig wird auf den vorangegangenen Schritten der Projektmethode aufgebaut.

Merke: Sie stellt die Durchführung des Plans dar und ist somit das **Kernstück** im praktischen Ablauf der Projektmethode, so dass sie i.d.R. den größten zeitlichen Bedarf im Rahmen des Projektes in Anspruch nimmt.

---

[8] vgl. Frey, 2002, S. 57–58, 97–99, 117

Die Teilnehmer/-innen befassen sich nun intensiv und vertieft mit einem Teilgebiet des Projektes:

- Sie fügen Ergebnisse von Recherchen zusammen,
- sie führen Angedachtes zu Ende,
- sie widmen sich einer vorgesehenen Beschäftigung länger.

In dieser Phase kann jede Form der Tätigkeitsorganisation vorkommen. Nicht jeder muss immer alles machen. **Arbeitsteilung** ist möglich, z. B. Einzeltätigkeiten, Arbeit in Kleingruppen oder größeren Gruppen. Einige Teilnehmer/-innen werden evtl. kontrollierende Tätigkeiten übernehmen, andere zuarbeitende oder ausführende Tätigkeiten.

> **Merke: Kernpunkt** in dieser Phase der Projektmethode ist und bleibt die **Gruppenarbeit**. Die Fähigkeit, in einer Gruppe weitgehend selbstständig und ohne kontrollierte Aufsicht zu arbeiten, ist eine **Schlüsselqualifikation** für Projekte. Scheitern Projekte, so liegt dies meistens an mangelhafter Erfahrung in der Gruppenarbeit.[9]

Beispiel für die Projektdurchführung aus dem Bereich des Gesundheitswesens

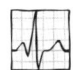

> **Beispiel:**
> Betätigungsgebiet „Medikamentenabhängigkeit beim Pflegepersonal":
>
> - Teilnehmer A beschäftigt sich mit den Ursachen/Risikofaktoren der Medikamentenabhängigkeit. Er beschafft sich verschiedene Bücher und hält die wichtigsten Informationen daraus fest.
> - Teilnehmerin B nimmt sich den Teilaspekt „Symptome der Medikamentenabhängigkeit" vor. Sie recherchiert in Büchern, Zeitschriften und dem Internet. Außerdem befragt sie Betroffene und notiert alle Informationen.
> - Die Teilnehmerinnen C und D beschäftigen sich zu zweit mit Therapiemöglichkeiten. Hierzu nehmen sie Kontakt zu einer Selbsthilfegruppe und einer Klinik auf. Sie sprechen mit Ärzten über Therapiemöglichkeiten und halten die Informationen schriftlich fest.
> - Teilnehmer E recherchiert Adressen von Selbsthilfegruppen und ersten Anlaufstellen. Hierzu telefoniert er mit diesen Stellen und lässt sich Informationsbroschüren zuschicken. Er fasst die Informationen in tabellarischer Form zusammen.
> - Teilnehmerin F hat die Aufgabe, im Internet nach aktuellen Zahlen bzgl. der Medikamentenabhängigkeit zu suchen. Sie recherchiert im Internet und druckt relevante Artikel und Zahlenangaben aus.

---

[9] vgl. Frey, 2002, S. 58–59, 116–118

Komponente 5: Abschluss des Projektes

Nach den gängigen Vorstellungen steht am Ende eines Projektes ein Produkt. Man ist gewohnt, ein sichtbares Ergebnis zu erhalten. Das sichtbare Produkt ist aber nur eine von drei Varianten, in die das Projekt münden kann.

> **Merke:** Die Teilnehmer/-innen können ihre Aktivitäten nach einer von drei möglichen Varianten abschließen (bewusster Abschluss, Rückkoppelung zur Projektinitiative, Auslaufen des Projektes).

Abschlussvarianten

Die drei Varianten:

• Bewusster Abschluss
Die Teilnehmer/-innen haben im Projektplan vereinbart, dass das Projekt ein Produkt hervorbringen soll. Das Projekt endet, wenn das Produkt erstellt wurde.
Dieser Abschluss findet seinen Ausdruck in einer Veröffentlichung des Ergebnisses, z. B. die Vorstellung des Produktes.

• Rückkoppelung zur Projektinitiative
Die Teilnehmer/-innen führen ihre Aktivitäten gegen Ende des Projektes in eine Rückschau über. Sie greifen die Projektinitiative wieder auf und vergleichen den Schlussstand mit den Anfängen. Sie vergleichen somit den Endstand mit der Projektinitiative und umgekehrt und schließen mit einer Retrospektive ab.
Wenn eine Diskussion über das abgelaufene Projekt im Gang ist, besteht meist kein Mangel an Beiträgen, es können positive Ereignisse und auch Kritikpunkte herausgearbeitet werden. Schwierig ist meist der Einstieg. Wie soll das Rückkoppeln beginnen? Es kann z. B. in Form eines Fragebogens rückgekoppelt werden, oder der Projektleiter gibt den Anstoß mit Hilfe einiger Fragen.

• Auslaufen des Projektes
Das Projekt mündet bereichernd in den Alltag. Die Teilnehmer/-innen haben im Projekt eine Tätigkeit erlernt, die sie nun ausüben, z. B. Kommunikationsformen, Seniorenbetreuung o.Ä.
Das Positive an diesem Abschluss ist, dass sich keine Leere einstellt, wenn das Projekt beendet wurde. Mitunter kann es passieren, dass nach dem Erstellen eines Produktes zunächst ein harter Bruch entsteht und es schwierig ist, den Übergang zum Alltag zu finden. Das Auslaufenlassen des Projektes beugt dieser Frustration und Leere vor, da die Ergebnisse in den Alltag übergehen.[10]

---

[10] vgl. Frey, 2002, S. 59–60, 119–125

Beispiele für den Abschluss des Projektes aus dem Bereich des Gesundheitswesens

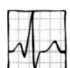

Beispiel für einen bewussten Abschluss:
Betätigungsgebiet „Medikamentenabhängigkeit beim Pflegepersonal": Endprodukt ist eine Informationsbroschüre für das Pflegepersonal des Klinikums, in der sich Bedienstete über Ursachen, Symptome und Therapiemöglichkeiten der Erkrankung informieren können.
Hier handelt es sich um einen bewussten Abschluss, da ein Produkt (Informationsbroschüre) erstellt wurde.

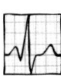

Beispiel für eine Rückkoppelung zur Projektinitiative:
Betätigungsgebiet „Ursachen von Salmonelleninfektionen":
Zum Schluss des Projektes entsteht in diesem Fall kein Produkt, die Teilnehmer/-innen schließen das Projekt mit einer Rückkoppelung ab. Jede/r Mitwirkende hat einen Bogen mit folgenden Fragen auszufüllen:

- In welcher Kleingruppe zum Thema Salmonelleninfektionen haben Sie mitgearbeitet?
- Was hat Ihnen an dem Projekt nicht so gut gefallen?
- Nennen Sie einige Bereiche, über die Sie im Rahmen des Projektes etwas gelernt haben.
- Hat die Arbeitsgruppe Ihr Ziel erreicht?
- Sind Sie mit dem Ergebnis der Arbeitsgruppe zufrieden?

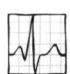

Beispiel für ein Auslaufen des Projektes:
Betätigungsgebiet „Verbesserung des Arbeitsklimas unter dem Krankenpflegepersonal durch Teamarbeit":
Die Projektteilnehmer/-innen haben sich mit der Teamarbeit auseinandergesetzt, haben Fachliteratur gesichtet und als Gruppe herausgearbeitet, wie Teamarbeit im Stationsalltag praktiziert werden kann.
Den Abschluss bildet kein Standard oder eine Informationsbroschüre, das Projekt geht in den Alltag über. Die Teilnehmer/-innen versuchen, Teamarbeit in ihrer täglichen Arbeit zu praktizieren. Es stellt sich also keine Frustration ein, sondern ein positives Gefühl, wenn das Projekt im Alltag umsetzbar ist und das Arbeitsklima deutlich verbessert werden kann.

Komponente 6: Fixpunkte

Definition: Fixpunkte sind „Ruhepunkte", die zum Austausch und zur gegenseitigen Information der Teammitglieder gedacht sind.

Zweck

An den Fixpunkten halten die Mitglieder inne und geben für einige Zeit ihre Aktivitäten auf. Der Fixpunkt hat **stabilisierende Funktion** und dient als **organisatorische Schaltstelle**. Fixpunkte treten im Verlauf des Projektes nach Bedarf auf. Der Fixpunkt ist das Mittel gegen blinde Betriebsamkeit, Orientierungslosigkeit und fehlende Abstimmung zwischen den einzelnen Teilnehmern. Fixpunkte können für folgende **Zwecke** genutzt werden:

- Die Teilnehmer-/innen informieren sich gegenseitig über die letzten Aktivitäten.
- Sie fertigen Notizen über die letzte Phase an und formulieren Anregungen für die nächste Phase.
- Sie organisieren die nächsten Schritte u. a.

Der Fixpunkt hat vor allem **organisatorische Bedeutung**. Er hilft, das Projekt am Laufen zu halten. Projekte verlangen ein **Minimum an Informationsaustausch** unter den Teilnehmern. So sollten Fixpunkte in einem bestimmten Rhythmus eingeschaltet werden. Kleinprojekte oder Miniprojekte kommen gegebenenfalls ohne Fixpunkte aus.[11]

Beispiel für Fixpunkte aus dem Bereich des Gesundheitswesens

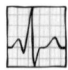

Beispiel aus dem Betätigungsgebiet „Medikamentenabhängigkeit beim Pflegepersonal":
Ein Fixpunkt wird nach einer Woche festgelegt, damit sich die Mitglieder gegenseitig über den aktuellen Stand des Projektes informieren können.

- Teilnehmer A berichtet, dass er ausreichend Fachliteratur zum Thema Ursachen/Risikofaktoren der Medikamentenabhängigkeit gefunden hat. Er zählt einige Ursachen auf.
- Teilnehmerin B beschäftigt sich mit den Symptomen der Medikamentenabhängigkeit und trägt vor, dass sie mit dieser Teilaufgabe schon sehr weit fortgeschritten sei. Sie hätte sich für die nächsten Tage vorgenommen, Betroffene ausfindig zu machen und persönlich zu befragen.
- Die Teilnehmerinnen C und D sind den Therapiemöglichkeiten nachgegangen. Hierzu wollten sie Kontakt zu einer Selbsthilfegruppe und einer Klinik aufnehmen. Sie stellen fest, dass sie bis jetzt erfolglos waren und noch keine Klinik bzw. Selbsthilfegruppe gefunden hätten, die für ein Gespräch bereit gewesen sei.
- Teilnehmer E bietet seine Hilfe an und gibt der Kleingruppe eine Adresse von einer sehr kooperativen Selbsthilfegruppe.
- Teilnehmerin F hat im Internet bereits aktuelle Zahlen der Medikamentenabhängigkeit gefunden.
- In fünf Tagen will sich die Projektgruppe zum nächsten Fixpunkt treffen.

---

[11] vgl. Frey, 2002, S. 60, 125–126

Komponente 7: Metainteraktion/Zwischengespräche

Das Fremdwort „Metainteraktion" könnte mit „Auseinandersetzung auf höherer Ebene" oder „Zwischengespräch" umschrieben werden. Es sollen dabei Fragen der Zusammenarbeit in der Gruppe thematisiert werden.

> **Merke:** Die Komponente „Metainteraktion" nimmt eine zentrale Rolle im Projekt ein, da hierbei das Tun pädagogisches Tun wird.

Die Teilnehmer/-innen beschäftigen sich mit dem Normalgeschehen in der Gruppe und mit Problemen, die im gegenseitigen Umgang aufgetreten sind (**Konfliktmanagement**):

Konfliktmanagement

- Sie sprechen darüber, wie weit der Verständigungsrahmen wirksam war und evtl. abzuändern ist.
- Sie unternehmen den Versuch, Beziehungsprobleme aufzuarbeiten.
- Sie vertiefen einen Strang der ablaufenden Aktivitäten. Sie gehen diesen Bereich durch und wenden dabei besonders intensiv zuvor vereinbarte Umgangsformen an.

Die erste Art „Metainteraktion", d. h. das Festlegen eines Verständigungsrahmens, hat im zweiten Schritt der Projektmethode, der sog. „Projektskizze" stattgefunden, in der erste Kommunikationsregeln erstellt worden sind. Danach können die Teilnehmer/-innen jederzeit eine weitere Metainteraktion einlegen.

> **Empfehlung:** Vorteilhaft ist, Metainteraktionen regelmäßig durchzuführen und zeitlich zu begrenzen.

Bei der Metainteraktion muss die **verbale und die nonverbale Interaktion** zum Vorschein kommen. Im Folgenden einige mögliche **Fragen zum Einstieg** in die Metainteraktion:

Einstiegsfragen

- Haben wir den vereinbarten Rahmen für die Auseinandersetzung berücksichtigt?
- Welche Regeln waren besonders gut?
- Welche Regeln wurden beim vereinbarten Rahmen für die Auseinandersetzung nicht berücksichtigt und warum?
- Welche Betätigungswünsche kamen nicht durch?
- Können wir das Gebiet aus der Distanz sehen und würdigen oder sind wir blind festgelegt und eingleisig?
- Gibt es Störungen in der Zusammenarbeit im Rahmen des Projektes?
- Entspricht das Tun in diesem Projekt den Vorstellungen von Bildung? Trägt es etwas zu meiner Bildung bei?[12]

_____

[12] vgl. Frey, 2002, S. 60–61, 131–136

Beispiel für eine Metainteraktion aus dem Bereich des Gesundheitswesens

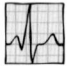

Beispiel aus dem Betätigungsgebiet „Medikamentenabhängigkeit beim Pflegepersonal":

Ene Metainteraktion, die nicht länger als 30 Minuten dauern soll, wird nach drei Tagen festgelegt.

- Die Teilnehmerinnen C und D beschäftigen sich mit den Therapiemöglichkeiten. Hierzu wollten sie Kontakt zu einer Selbsthilfegruppe und einer Klinik aufnehmen. Sie stellen fest, dass sie bis jetzt erfolglos waren. Teilnehmerin C fühlt sich von Teilnehmerin D im Stich gelassen. Teilnehmerin C hat das Gefühl, die ganze Arbeit alleine zu machen. Sie sagt: „Ich bin wütend, da ich das Gefühl habe, dass Du mir nicht hilfst." In der Metainteraktion wird versucht, diesen Konflikt aufzuarbeiten.

Anhang 2: Insellösung von Kordula Schneider

Cornelia Geppert

Im Folgenden wird die Insellösung von Kordula Schneider dargestellt.

Bei dem fächerverbindenden Unterricht geht es nicht darum, den Fachunterricht aufzuheben, sondern ihn durch solche Unterrichtsformen zu ergänzen, die eine komplexere Betrachtungsweise unter verschiedenen Fachdisziplinen zulässt und damit mehrperspektivische Zugänge zu Zielen, Themen und Inhalten ermöglicht. Fächerverbindendes Lernen legt den Schwerpunkt auf die Erkennung von komplexen Zusammenhängen und Handlungen.[13]
Bei fächerverbindendem Unterricht steht das vernetzte Denken im Vordergrund.

> **Merke:** Die Insellösung ist eine Variante des fächerverbindenden Unterrichts.

Unterricht, der sich jeweils auf ein einzelnes Fach bezieht, kann die Komplexität von Pflegesituationen und sich daraus ergebenden Aufgaben der Pflegenden nicht entsprechen. Daher ist der Fächerkanon in weiten Teilen zu verlassen und fächerübergreifender Unterricht zu planen.

Klafki hat bereits bei der Bearbeitung der Schlüsselprobleme die Insellösung als eine Möglichkeit gesehen, komplexe Wirkungszusammenhänge miteinander zu verknüpfen, um vernetztes Denken zu fördern.[14]

Man muss sich mit Schlüsselproblemen an exemplarischen Beispielen auseinandersetzen. Es geht dabei nicht um die Erarbeitung jeweils problemspezifischer, struktureller Erkenntnisse, sondern um die Aneignung von **Einstellungen und Fähigkeiten**, deren Bedeutung über den Bereich des jeweiligen Schlüsselproblems hinausgeht.
Klafki stellt vier grundlegende Einstellungen und Fähigkeiten vor, die bei der Erarbeitung des Schlüsselproblems an einem exemplarischen Beispiel erlernt werden sollen:

Einstellungen/Fähigkeiten

- Kritikbereitschaft und Kritikfähigkeit
- Argumentationsbereitschaft und Argumentationsfähigkeit
- Empathie
- vernetztes Denken bzw. Zusammenhangsdenken[15]

---

[13] vgl. Schneider, 2003, S. 2
[14] vgl. Schneider, 2003, S. 23
[15] vgl. Klafki, 1996, S. 63

Klafki spricht sich deutlich gegen ein Denken in einzelnen Funktionsbereichen, in einzelnen Wissenschaften und in einzelnen Unterrichtsfächern aus. Es müsse eine Neustrukturierung von fachspezifischen Kursen und Lehrgängen einerseits und fächerübergreifenden Problemstellungen – um solche handele es sich bei den Schlüsselproblemen durchgehend – andererseits vollzogen werden. Die Forderung nach einer Konzentration auf Schlüsselprobleme wird laut. Wichtig sei die Verknüpfung von praktischem und theoretischem Denken, sowie die Erlangung der Bedeutung des Berufes für die Ausbildung der personalen Identität und der Beziehung zwischen beruflicher Arbeit und Freizeit.[16]

Die Gedankengänge von Klafki sind in der **Insellösung** von Schneider wiederzufinden. Schneider stellt die Insellösung mit fachsystematischen Einschüben vor, so dass eine **Mischform von fächerverbindendem und fächerübergreifendem Unterricht** entsteht:

Unterrichtsform

- Fächer und damit verbunden ein konkreter Stundenplan sind für die Insellösung komplett aufgehoben. Lernen in Fächern entfällt.
- Der Ablauf des Unterrichts innerhalb der Insel unterliegt der Handlungssystematik. Im Mittelpunkt steht die berufliche Handlung, die verschiedene Kompetenzen erforderlich macht.
- Neben der Insellösung kann weiterhin ein fächerübergreifender Unterricht in den anderen Fächern erfolgen.
- Die verschiedenen Kompetenzen (nicht die Fächer) sind maßgeblich für die Insellösung und auch für den fächerübergreifenden Unterricht, da sie ein begründetes und sachgerechtes Handeln leiten.
- Die Inhalte der Bezugswissenschaften liefern Begründungen für das pflegerische Handeln bzw. liefern Erkenntnisse, die ein professionelles pflegerisches Handeln ermöglichen.
- Wichtig für die Insellösung sind die Rahmenbedingungen. Die Insellösung setzt eine gute Koordination und Kooperation der beteiligten Lehrer und Lehrerinnen voraus.[17]

Merke: Das Fach Pflege fungiert bei der Insellösung als Leitfach und bestimmt daher die Auswahl der inhaltlichen Schwerpunkte der Bezugswissenschaften.

Bezugswissenschaften

Die **Bezugswissenschaften** werden aufgefordert, aus ihrer eigenen Fachsystematik heraus **relevante Schlüsselprinzipien** zu kristallisieren, die handlungsleitend sind und Begründungswissen für die professionelle Pflegehandlung liefern.[18]

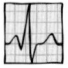

Ein **Beispiel** hierfür wäre „Das Messen der Körperkerntemperatur planen, durchführen und evaluieren." An das Fach „Anatomie/Physiologie" wird die Forderung gestellt, sich mit dem Wärmeregulationszentrum im Hypothalamus und den Stellgliedern (Muskulatur,

[16] vgl. Klafki, 1996, S. 72
[17] vgl. Schneider, 2003, S.4
[18] vgl. Schneider, 2003, S. 29

Gefäßsystem, Verhalten, Metabolismus, Schweißproduktion) zu beschäftigen. Diese Schlüsselprinzipien sind relevant für die pflegerische Handlung der Ermittlung der Körperkerntemperatur.

Die Leitfrage muss immer lauten: „Wie führe ich diese Pflegehandlung sach- und situationsgerecht durch?"
Der Schwerpunkt muss auf **sach- und situationsgerechte pflegerische Handlungen** gelegt werden. So wird eine Beliebigkeit der Fächer und Inhalte ausgeschlossen; die Auswahl der Inhalte der Bezugswissenschaften richtet sich ausschließlich nach den **zentral erforderlichen pflegerischen Schwerpunkten**. Jeder Dozent muss sich folgende Frage stellen: „Welches spezifische Bezugswissen benötigen die Auszubildenden, um diese konkrete pflegerische Handlung begründet durchführen zu können?" Die Fachkompetenz wird in den Dienst der didaktischen Intention gestellt.[19]
Das Schaubild von S. Geppert zeigt noch einmal die wesentlichen Inhalte der Insellösung von Schneider.

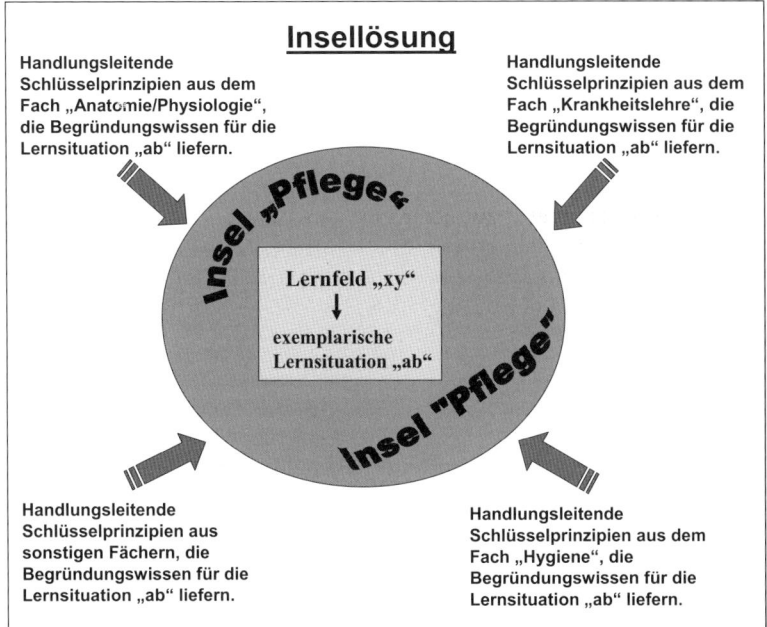

Abb. 43: Insellösung

Das Fach „Pflege" fungiert in dieser Grafik als Leitfach und bestimmt die Auswahl der inhaltlichen Schwerpunkte der Bezugswissenschaften.
Die Insel „Pflege" muss aus dem Lernfeld „xy" eine exemplarische Lernsituation „ab" ableiten, in die die erforderlichen fächerspezifischen Inhalte zu integrieren sind. Die Bezugswissenschaften werden aufgefordert, handlungsleitende Schlüsselprinzipien aus ihrem Fach herauszuarbeiten, die Begründungswissen für die Lernsituation „ab" liefern.

---

[19] vgl. Schneider, 2003, S. 31

Stichwortverzeichnis

Gruppendynamik 81
Gruppenentwicklung 85

H

Handeln
– adaptives 15 f.
– berufsethisches 15
– fachlich fundiertes 15
Handlung 27 f.
Handlungsarten 66
Handlungsfähigkeit 26, 28, 33,
 167
Handlungsfeld, berufliches 65
Handlungskompetenz 26, 28
– berufliche 18, 28, 44
– schulische 68, 143
Handlungsorientiertheit 20
Handlungsorientierung 48, 70,
 148
Handlungsrepertoire 13
Hörspiel 80
Humankompetenz 17, 29, 36, 46

I

Identität 83
Informationsquelle 54
Insellösung 76, 201
Instrument 165
Integrativer Ansatz 75
Interessenorientierung 60
Interessenschwerpunkt 160
Interview 80

K

Kania 71
Karl Frey 184
Klärungsphase 72
Komfortzonentheorie 105
Kompetenz 14, 27
– berufliche 26
– ethische 17, 29, 33, 36, 46
– Fachkompetenz 17, 29, 36, 45
– formale 34, 37
– Humankompetenz 17, 29, 36,
 46
– kommunikative 17, 37

– materielle 34
– Moralkompetenz 17, 29, 33,
 36, 46
– Personalkompetenz 17, 29, 36,
 46
– Sachkompetenz 33
– Selbstkompetenz 17, 36, 46
– Sozialkompetenz 17, 29, 33, 36,
 45, 86
– Sprachkompetenz 17, 37
Kompetenzbereiche 34
– formale 17, 111
– materielle 17, 36, 110
Komplexität 71
Kongruenz 101
Kordula Schneider 201

L

Lehr- und Lernsituation, hand-
 lungsorientierte 59
Lehren
– berufsorientiertes 19, 50
– ganzheitliches 19, 50
– handlungsorientiertes 19, 50,
 152
– vernetztes 75
Lehrkraft, Rolle 99
Lehrteam 151
Leistungsbemessung 169
Leitfach 150
Lernangebot 151
Lernarrangement 71
Lerneinheiten, thematische 51
Lernen
– berufsorientiertes 19
– ganzheitliches 19
– handlungsorientiertes 19, 20,
 152
– vernetztes 75
Lernfeld 55, 64
Lernfelder der Altenpflege 56
Lernfeldkonzept 19, 38, 51
Lerninsel 148, 152
Lernkompetenz 17, 37
Lernmethode 19
Lernsituation 19, 55, 58, 64, 68
– exemplarische 57
– fachsystematische 68
– handlungssystematische 68
– lernsubjektsystematische 68

Fachliteratur Pflege

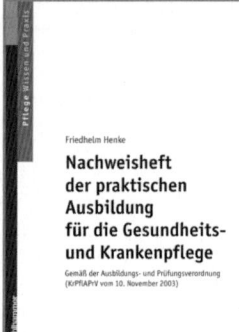

Friedhelm Henke

Nachweisheft der praktischen Ausbildung für die Gesundheits- und Krankenpflege

Gemäß der Ausbildungs- und Prüfungsverordnung (KrPflAPrV vom 10. November 2003)

2004. 113 Seiten. Kart.
€ 11,–
ISBN 3-17-018345-1

Dieses Nachweisheft ist speziell für die Berufe in der Gesundheits- und Krankenpflege konzipiert. Alle relevanten und zu leistenden Tätigkeiten, die seit dem 01.01.2004 im Rahmen des novellierten Krankenpflegegesetzes gefordert werden, sind hier übersichtlich aufgelistet. Anhand des Nachweisheftes über die praktische Ausbildung kann nachgewiesen werden, dass alle zum Examen erforderlichen Tätigkeiten erlernt und umgesetzt wurden. Durch die einzigartige und benutzerfreundliche Konzeption wird das Zusammenstellen einer individuellen Dokumentation ermöglicht.

- Gesetzliche Bestimmungen
- Objektive und konstruktive Beurteilung
- Benotung nach dem Schulnotensystem
- Einarbeitungscheckliste
- Nachweis der Lernzielkontrolle/Tätigkeitskatalog
- Auswertungsgespräche
- Beurteilungsbogen
- Protokollierung der Praxisanleitung und -begleitung
- Anwesenheitsnachweis und Zulagenberechnung
- Jahresplanung nach Kalenderwochen

Der Autor: Friedhelm Henke ist Krankenpfleger und Lehrer für Pflegeberufe und ist am IWK (Institut für Weiterbildung in der Kranken- und Altenpflege) der Deutschen Angestellten Akademie in Gütersloh tätig.

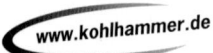
www.kohlhammer.de

W. Kohlhammer GmbH · Verlag für Krankenhaus und Pflege
70549 Stuttgart · Tel. 0711/7863 - 7280 · Fax 0711/7863 - 8430